北京大学医学实验系列教材

医学免疫学与病原生物学实验教程

主　编　王月丹

副主编　李　彤　吴　伟

编　委　（按姓氏笔画排序）

王月丹　王承志　邓路遥　李　彤
李　杰　李　爽　刘树林　闫　玲
朱蕴兰　吴　伟　陈慧红　周　琦
张秀春　孟佳子　贺　琼　贾默稚
徐　兰　曹　杰　彭宜红　程眉荪

北京大学医学出版社

图书在版编目（CIP）数据

医学免疫学与病原生物学实验教程/王月丹主编．—北京：北京大学医学出版社，2008.5（2018.2 重印）

（北京大学医学实验系列教材）

ISBN 978-7-81116-556-2

Ⅰ．医… Ⅱ．王… Ⅲ．①医药学：免疫学—实验—医学院校—教材②病原微生物—实验—医学院校—教材

Ⅳ．R473.71

中国版本图书馆 CIP 数据核字（2008）第 040143 号

医学免疫学与病原微生物学实验教程

主　　编：王月丹

出版发行：北京大学医学出版社

地　　址：（100191）北京市海淀区学院路 38 号 北京大学医学部院内

电　　话：发行部 010－82802230；图书邮购 010－82802495

网　　址：http：//www.pumpress.com.cn

E - mail：booksale@bjmu.edu.cn

印　　刷：北京东方圣雅印刷有限公司

经　　销：新华书店

责任编辑：朱文玉　周传敬　韩忠刚　　**责任校对**：金彤文　　**责任印制**：罗德刚

开　　本：787mm×1092mm　1/16　　**印张**：15.25　　**字数**：379 千字

版　　次：2008 年 5 月第 1 版　2018 年 2 月第 3 次印刷

书　　号：ISBN 978-7-81116-556-2

定　　价：26.00 元

北京大学医学实验系列教材编委会

序

现代医学是一门实验科学。医学院校在培养学生时一般都很重视实验教学，北京大学医学部也是如此。但在我的印象中，以前都是各学科单独设立实验课程，彼此多有重复。从内容上看，有相当部分只是理论课上某些结论的印证，学生们往往对着实验指导一步一步往下操作，实验结束、报告写完，脑子里并没有留下多少印象。近些年来，北京大学医学部基础医学院围绕培养创新人才的目标，在教学内容、教学方法、课程模式、考核体系等方面进行了新的探索和实践，其中也包括实验教学的改革。他们在 1998 年创建了生物医学实验教学中心，十年来对 12 门基础医学课程的实验教学进行了重组、整合和改革，打破了“单一课程”、“单一实验室”的原有模式，形成了以机能、形态、生物化学与分子生物学、病原与免疫、细胞生物与遗传五个模块和基础性实验、综合性实验、研究性实验三个层次所构成的基础医学实验教学体系，并且在实验内容方面注重培养学生科学思维，激发学生创新活力，提高学生解决实际问题的能力。我认为北京大学医学部在基础医学实验课程教学方面进行的改革是扎实的，是成功的。《北京大学医学实验系列教材》是他们十年改革成果的总结，值得各医学院校参考。我也衷心希望我国从事医学教育的同道们再接再励，在实践中不断摸索新的经验，思想再解放一些，改革的步伐再迈得大一些，为建立具有中国特色的先进医学教育体系做出新的贡献。

是为序。

韩启德

二零零八年四月二十九日

前　言

本教材是北京大学医学实验系列教材之一，主要包括医学微生物学、医学寄生虫学和医学免疫学的教学实验内容，是帮助医学生验证病原学与免疫学基本理论、理解病原微生物致病机制和掌握免疫学与病原学检验与诊断方法的基本原理和基本操作的指导用书。

本实验教材设计的实验包括三个层次，通过基本实验培养学生掌握病原学与免疫学基本操作技术（如显微观察技术、无菌操作技术、分离培养技术、免疫荧光技术、免疫酶标记和免疫细胞功能检测等）；通过综合实验使学生认识如何将病原学与免疫学的基本操作和分析技术应用于医学实践（如病原微生物的分离鉴定和细胞因子的检测等）；通过高级实验使学生了解本学科在技术上和认识上最新的发展动态，培养学生的创新意识和参与科学研究的能力（如病原体特异性T细胞识别的抗原表位分析与鉴定等）。在实验中，通过标本观察、实验操作、分析实验结果及计算机多媒体辅助教学等手段对学生进行基本理论、基本操作、基本诊断方法以及建立基本科研思路的训练。

在本教材的编写过程中，不仅有北京大学生物医学实验教学中心病原与免疫综合实验室教师的参与，同时也得到了北京大学基础医学院免疫学系和病原生物学系广大教师与研究生的支持。其中，病原生物学系刘树林教授、吴伟副教授、彭宜红副教授、李彤副教授和免疫学系王月丹博士等一批相关专业的专家担任本书的编委，这不仅保证了本教材中的实验能满足医学本专科学生掌握免疫学与病原学基本实验技能和原理的需要，而且也使本教材介绍的实验（尤其是高级实验部分）更能与时俱进，具有一定的先进性，更有利于培养学生的创新意识与创新能力。

本教材可供基础医学、临床医学、口腔医学、预防医学、医学检验、护理学、药学及卫生事业管理等专业的医学生实验课使用，针对不同专业的学生可根据实际情况对实验内容进行适当调整与删减。由于本教材在编写形式和实验内容方面进行了新的尝试，经验不足，而且时间仓促，难免存在各种各样的错误与不足，希望各位使用本教材的老师与同学批评指正。

编　者

2008年4月5日

目　录

总　论

基本实验

综合实验

高级实验

总论

一、实习课的基本要求

病原生物学实验室是分离、培养、鉴定和保藏病原微生物之处，为避免感染和污染的发生，在实验中必须注意树立无菌观念，掌握无菌操作技术。为使同学们通过实习课加深和巩固基础理论知识，学习并掌握病原生物学的基本实验操作技能，并保证自身和他人的安全，特制定以下规则，希望同学们严格遵守。

（一）课前预习，明确实验目的、原理、内容、操作步骤及注意事项，并做好必要准备工作。

（二）课上认真听讲并仔细观察示教内容；对自己操作的实验要严格按实验步骤进行操作，注意分工协作，合理分配和利用时间；有问题随时提问解决。

（三）客观真实地记录结果，及时完成实验报告。

（四）确实遵守实验室规则，避免各种事故发生。

二、实验室规则

（一）实验前穿好白大衣，除实习讲义外，其他个人物品不要放在实验台上。实验室内严禁吸烟、饮食及大声喧哗。

（二）实验中严格按无菌操作技术要求操作。当出现污染时，应立即报告老师以便及时处理。

（三）沾有微生物的用品，如吸管和玻片等，用后应立即放入装有消毒液的专用容器内。

（四）爱护示教标本、仪器和室内设施。注意易燃物品的使用，防止火灾发生。

（五）节约水电、燃气、酒精、试剂及一切实验材料。损坏公物和实验器材，需视情节进行批评及赔偿。

（六）实验完毕后，将标本和材料按原样摆好送还老师，要消毒处理的物品，应送到指定地点。须将显微镜按要求维护好，登记并对号放入柜中。

（七）每次实验课后，按小组值日。值日要求如下：实验物品还原，台面、地面和白板面干净，凳子放齐，检查水、电、门、窗、培养箱温度、水浴锅等，该关闭的关闭，该保温的保温。

（八）离开实验室前，脱去白大衣并反折叠好，用肥皂洗手后再离开。

三、实验室生物安全简介

医学病原微生物学实验室是分离、培养、鉴定和保藏病原微生物之处，确保操作人员和环境安全至关重要。

（一）病原微生物分类

2004 年 11 月 12 日国务院发布了 424 号令，开始实施《病原微生物实验室生物安全管理条例》。根据《条例》病原微生物分为 4 类。第一类病原微生物，是指能够引起人类或动物非常严重疾病的微生物，以及我国尚未发现或者已经宣布消灭的微生物，例如马尔堡病毒和天花病毒。第二类病原微生物，是指能够引起人类或者动物严重疾病，比较容易直接或间接在人与人、动物与人、动物与动物间传播的微生物，如 SARS 冠状病毒、HIV Ⅰ型和Ⅱ型、炭疽芽孢杆菌和结核分枝杆菌。第三类病原微生物，是指能够引起人类或者动物疾病，但一般情况下对人、动物或者环境不构成严重危害，传播风险有限，实验室感染后很少引起严重疾病，并且具备有效治疗和预防措施的微生物，如 HBV、登革病毒、破伤风梭菌、金黄色葡萄球菌和铜绿假单胞菌。第四类病原微生物，是指在通常情况下不会引起人类或者动物疾病的微生物，如小鼠白血病病毒。其中，第一类和第二类称为高致病性病原微生物。医学微生物学教学实验中使用的微生物主要为第三类和第四类病原微生物。

（二）生物安全实验室分类

生物安全实验室（Biosafety Laboratory），简称“BSL 实验室”，在结构上由一级防护屏障（安全设备）和二级防护屏障（设施）这两部分硬件构成，实验室生物安全防护的安全设备和设施的不同组合，构成了四级生物安全防护水平，一级最低，四级最高。其中，BSL－1和 BSL－2 实验室被称为基础实验室，BSL－3 被称为生物安全防护实验室，BSL－4 被称为高度生物防护实验室。医学微生物学教学实验通常要求在 BSL－1 和 BSL－2 实验室开展。

（三）实验室生物安全操作规程的要点

在医学微生物学教学实验中，虽然所用微生物一般危害较轻，但学生应该注意树立预防为主的观点。实验室生物安全操作规程的要点是：①把所有的微生物培养物当成有潜在危害的生物对待；②把所有的操作当成有潜在危险的操作对待。之所以有必要把所有的微生物培养物当成有潜在危害的生物对待，原因有三。首先，已知对人无害的微生物有可能经变异而对人产生危害；其次，某种微生物在自然情况下其总量和单位体积（或单位重量）样品中的量（即浓度）较之实验室纯培养物要低很多，不能据其在量小、浓度低时对人体无害就推断其在量大、浓度高时对人体就一定无害；最后，要考虑人群中存在个体免疫力的差异，某种微生物可能对大多数个体无害，但对少数个体可能就能致病。

（四）减少实验室感染实用指南

1. 学会洗手

实验室中规范的洗手流程参见图总－1。洗手时间为 20～30s，即将“祝你生日快乐”歌唱 1～1.5 遍。

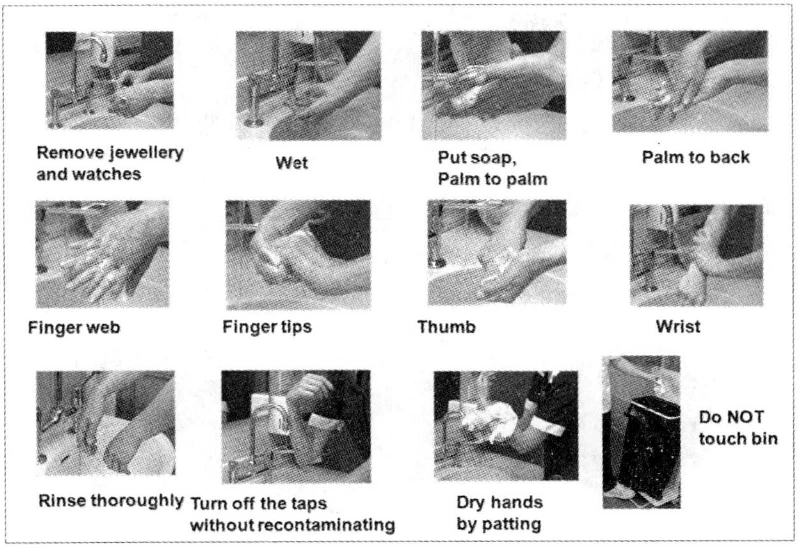

图总-1　规范的洗手流程图

2. 学会安全使用注射器和利器

(1) 必须用时（如取血和注射）才使用；

(2) 只使用一次；

(3) 使用后不得将针头帽重新套上或折弯针头；

(4) 使用者即丢弃者原则：使用者不要将用过的注射器或利器交给别人丢弃；

(5) 使用后丢弃在专用的防穿透的容器内；

(6) 最后的处理要按国家、地方或单位的规定。

3. 学会危害评估

对实验材料和实验活动的危险性评估主要考虑的因素见表总-1。

表总-1　潜在危险性大的实验材料和实验活动

潜在危险性大的实验材料	潜在危险性大的实验活动
1. 致病性强 2. 经呼吸道传播 3. 稳定性强，去除污染难 4. 感染剂量 LD_{50} 低 5. 单位体积内感染性微生物量大 6. 样品总体积大 7. 对其致病性了解不详的变异株、我国没有的菌毒株、转基因生物 8. 没有有效疫苗预防的 9. 没有有效治疗方法的 10. 本实验室人员从未操作过的	1. 产生气溶胶的操作（如离心、组织研磨、混合培养液、真空抽滤、打开装有冻干物的安瓿管、收集微生物培养物、使用匀浆器、摇床和超声处理器、热的接种环放在菌液或菌苔上、在玻璃片上做触酶试验、液体从吸管滴落到工作台面上、从吸管中将最后一滴液体吹出、用移液管反复吹吸混合液体、磨口瓶子打开瓶塞时、快速地脱实验服） 2. 使用针头和利器的操作 3. 操作纯培养物或浓缩的培养液 4. 操作大体积样品（如 10 L）

4. 掌握减少污染和降低感染风险的实用措施

实用措施很多，这里仅举几例，起到抛砖引玉的作用。大家可以在实践中不断总结。

（1）将普通废弃物丢弃在普通垃圾箱（袋）内；将有生物危害的废弃物丢弃在专用垃圾箱（袋）内，并妥善处理；

（2）尽量减少有生物危害的废弃物直接暴露于环境中的机会；

（3）规范使用手套、防护服和口罩等个人防护用品，真正保护好自己；

（4）注意实验室中张贴的警示标志及提示标志（图总-2），在开始实验前对工作环境有清楚的认识。

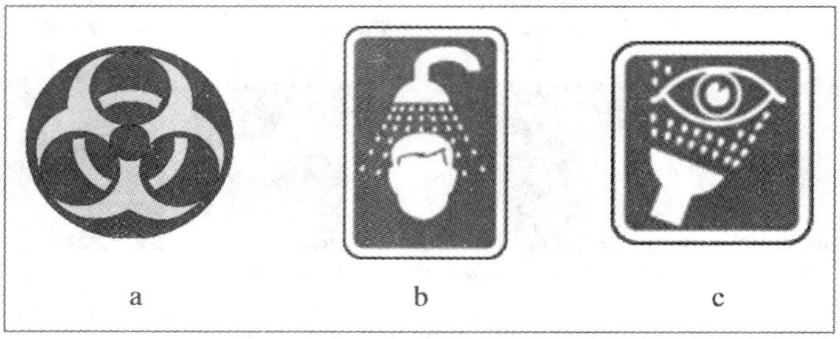

图总-2　实验室中警示标志及提示标志举例。a. 生物危害警告标志；b. 紧急淋浴标志；c. 洗眼器标志。

5. 掌握污染事故处理的实用原则

（1）做好个人防护；

（2）立刻处理；

（3）不扩大污染；

（4）视情况隔离观察；

（5）根据条件进行适当预防治疗；

（6）向实验室负责人汇报；

（7）有事故及处理记录。

（五）有关实验室生物安全规章制度的详细内容可参见“中国生物安全信息网”（http：//www. biosafety. com. cn/Html/Article/Index. html）。

四、医学寄生虫学实验中光学显微镜的使用

寄生虫标本大多为完整的虫体，在使用显微镜观察标本时，要经常旋转粗、细调节器，依次观察标本各层的结构和关系，以获得整体结构的概念。

光线的调节：将寄生虫学标本置于载物台上，将光栅完全打开，提升聚光器，调节反光镜至最大亮度。

根据观察标本的厚薄与颜色，通过光栅和聚光器把光线调至适宜强度，用低倍镜（×10物镜）粗调调至能看清物像后，再用细调调至最清晰。通常高倍、油镜和比较厚的标本需要较强的光；低倍、无色标本光线宜弱。

观察标本时，要详细观察每一个视野。为了减少遗漏，可按一定方向，如自上而下、自左而右推进。如有可疑物像，可放大倍数观察。

将待观察部位移至视野中央，转高倍镜（×40物镜）。若高倍与低倍焦点不一致，则须先摸索好高倍和低倍的位置和焦距的关系，并熟悉二者相应的关系，以便自如转换高、低

倍镜。

用油镜（×100 物镜）时，先进行高倍观察，将待观察部位移至视野中央，在载玻片上加一滴显微镜油，转换至油镜，然后用细调上下旋转至清晰后观察。注意不要将高倍镜浸入显微镜油。

显微镜使用完毕，按要求清洁后，将亮度调至最小，关闭电源，将显微镜罩上防尘罩。

基本实验

实验一　细菌形态学观察基本技术

（Bacterial Morphology Observation：Basic Techniques）

实验 1.1　显微镜油镜头的使用（Use of oil immersion lens）

【实验目的】

微生物的显微观察是微生物学的基本实验技术之一。光学显微镜油镜头则是观察细菌的重要工具。通过本实验了解光学显微镜油镜头工作原理和使用范围，掌握使用油镜头的技术。

【实验原理】

细菌很小，一般最大不超过几微米（μm）。而人肉眼分辨力约为 0.25 毫米（mm）。因此，需把细菌放大 1000 倍左右才能看到。在微生物学实验室常用普通光学显微镜（light microscope）的油镜头观察细菌的形态，它可将物体放大 800～1000 倍。

正常人眼能看清相距 0.25mm 的两个物点，不会误看为一个点。这个 0.25mm 的数值，即正常人眼的分辨距离。假如两个物点之间的距离小于这个数值，人眼就分辨不出，会误看为一个点。所以分辨距离就是所能分辨开的两个物点之间的最小距离。分辨力与分辨距离呈反比，其大小由分辨距离的数值来表示。显微镜的分辨力由物镜的分辨力决定，以 D 表示，D 值越小表示分辨力越高。

$D = 0.61\lambda/NA$；$NA = n \cdot \sin\alpha/2$

公式中 λ 为入射光波长，NA 为物镜数值孔径；n 为物镜与标本之间介质的折光率，α 为光线进入物镜的最大夹角（最大镜口角）。由于 λ 与 α 一般不会改变，因此 n 对显微镜分辨力影响很大。

当光线由标本（玻片）经空气进入物镜头时，由于空气的折光率（n=1.0）与玻片折光率（n=1.52）不同，便发生散射现象，降低了显微镜的分辨力。油镜与其他物镜的不同是标本片与物镜之间不是隔一层空气，而是隔一层镜油。因镜油的折光率为 1.52，与玻璃的折光率相近。当光线通过载玻片后，可直接通过镜油进入物镜而不发生折射，因此减少了光的散射，提高了显微镜的分辨力，使物像明亮清晰可见（图 1－1－1a）。

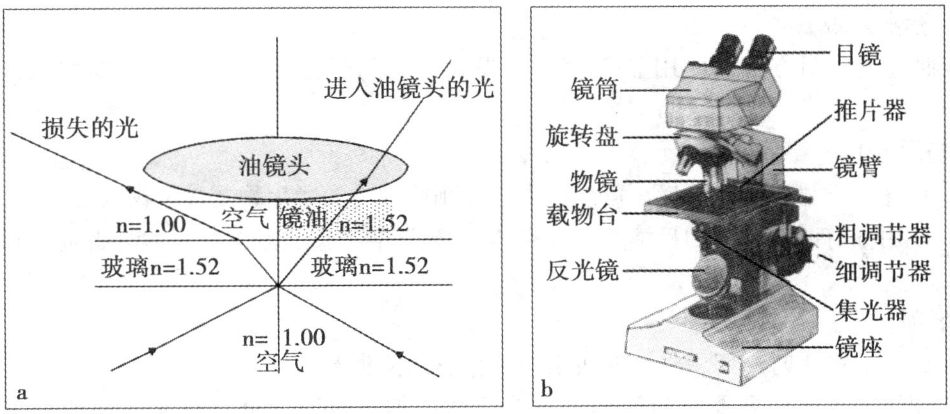

图 1－1－1　光学显微镜。a. 油镜头提高分辨力的原理；b. 构造。

【实验材料】

1. 试剂：镜油。

2. 器械（仪器）：普通光学显微镜、擦片纸、镜头纸。

3. 标本：葡萄球菌（*Staphylococcus*）革兰氏染色标本片。

【实验步骤】

1. 油镜头的识别

普通光学显微镜构造见图 1－1－1b。油镜头是普通光学显微镜上放大倍数最高的物镜头。镜头上标有“90×”或“100×”；镜头前端有白圈，白圈上缘刻有“HI”或“Oil”等标记，其孔径较其他物镜略小。

2. 油镜头使用方法

用显微镜油镜头观察细菌标本一般应按：对光→滴油→调焦→选视野→用毕处理等步骤进行。

(1) 对光：显微镜平放于实验台上，不能使载物台倾斜（避免镜油外流）。将集光器升至最高，光圈全部打开，同时将反光镜的光对准集光器。

(2) 滴油：升高物镜。将细菌标本片固定在载物台上，使菌膜处于集光器中央位置，滴加镜油于标本片上，并将油镜头正对于油滴。

(3) 调焦：眼睛从显微镜侧面注视油镜头，同时调节粗调节器移动镜头，使油镜头浸于油内，但勿使镜头与玻片碰触，然后眼睛移到目镜处观察标本物像。此时应边观察、边调整细调节器，直到物像清晰为准。如未能找到物像，应重复上述操作。

(4) 选视野：进行标本观察时，双眼应同时睁开（便于边观察、边绘图）。调换镜下视野要遵循先由左向右，再由右向左；先由上至下，再由下至上按顺序观察原则，避免疏漏。

(5) 用毕处理：显微镜使用完毕，应将目镜上移，用镜头纸沿镜头垂直方向擦去镜油（不能转圈擦）。取下标本片，用擦片纸擦去标本片上镜油，将标本片归还原处。最后将物镜镜头转成“八”字形并降下物镜，用罩子套好，对号放入柜中并登记。

3. 显微镜保护

(1) 不得随意拆卸和碰撞显微镜零件。搬运时，应右手持镜臂，左手托镜座。平端于胸前。

(2) 防止强酸、强碱、乙醚、氯仿和酒精等有机物腐蚀镜头。

(3) 显微镜长期不用时，应避免受潮和阳光直射。

4. 标本片观察

按照上述介绍方法，使用显微镜油镜头观察葡萄球菌革兰氏染色的标本片，并画图记录。

【分析与思考】

1. 普通光学显微镜的油镜头可以用来观察哪些种类的微生物及微生物的结构？

2. 使用标有“10×”的目镜头和标有“100×”的物镜头观察标本片，此时显微镜的放大倍数是多少？

【注意事项】

1. 使用油镜头时，切忌将镜油污染到其它非油镜头上。

2. 使用完显微镜后要清洁油镜头；按显微镜编号放回原处；在显微镜使用登记表上签名。

3. 观察标本片后，要用擦片纸擦去片子上的镜油。示教片应放回标本盒，学生自己制作的片子应放入石炭酸消毒缸。

实验 1.2　细菌的基本形态和特殊结构观察（含异染颗粒和串珠试验）
(Observation of bacterial basic shapes andspecial structures)

【实验目的】

细菌的形态和特殊结构是细菌的重要特征，也是细菌分类鉴定的依据之一。本实验通过细菌形态和特殊结构系列标本片的观察，使学生加深对细菌基本形态和特殊结构的认识，并通过光学显微镜油镜头的反复使用，使学生熟练掌握这一显微观察技术。

【实验原理】

单个细菌细胞有 3 种典型形态，即球菌（coccus）、杆菌（bacillus）及螺形菌（spiral - shaped bacterium)，采用适当染色方法在油镜下便可观察到。细菌除了具有细胞壁、细胞膜、细胞质和核质等基本结构外，某些细菌还有芽孢、荚膜、鞭毛和菌毛等特殊结构。前三种特殊结构经用特殊染色法染色在普通光学显微镜下就能观察到，而菌毛则要用电子显微镜进行观察。

此外，有些细菌具有独特的形态学特征，具有鉴别意义。其一是白喉棒状杆菌培养物用美蓝或奈瑟氏染色（Neisser's stain）时，在菌体一端或两端可见着色较深的异染颗粒(metachromatic granules)，其主要成分是多磷酸盐和核糖核酸，是该菌的形态特征之一，有鉴定意义。其二是炭疽芽孢杆菌在含有 0.05U/ml 青霉素的液体培养基中，37℃培养数小时后，菌体可肿大成圆珠形，呈链状排列似串珠状，称为“串珠试验”（string of pearls test)。在芽孢杆菌属中，惟有炭疽芽孢杆菌呈阳性结果，故有鉴别意义。

【实验材料】

1. 试剂　镜油。

2. 器械（仪器）　普通光学显微镜、擦片纸、镜头纸。

3. 标本

（1）细菌基本形态标本片

1）球菌：链球菌（*Streptococcus*)，淋病奈瑟氏菌（*Neisseria gonorrhoeae*)、脑膜炎奈瑟氏菌（*N. meningitidis*)。

2）杆菌：痢疾志贺氏菌（*Shigella dysenteriae*)、炭疽芽孢杆菌（*Bacillus anthracis*)、白喉棒状杆菌（*Corynebacterium diphtheriae*)。

3）螺形菌：水弧菌（*marine vibrio*)。

（2）细菌特殊结构标本片

1）荚膜：肺炎链球菌（*Streptococcus pneumoniae*)、产气荚膜梭菌（*Clostridium perfringens*)。

2）芽孢：枯草芽孢杆菌（*Bacillus subtilis*)、破伤风梭菌（*Clostridium tetani*)。

3）鞭毛：伤寒沙门氏菌（*Salmonella typhi*）鞭毛、变形杆菌（*Proteus*）鞭毛。

4）异染颗粒：白喉棒状杆菌（*C. diphtheriae*)。

5）串珠试验：炭疽芽孢杆菌（*B. anthracis*)。

【实验步骤】

1. 观察方法　按显微镜油镜头使用程序进行。

2. 观察细菌基本形态　注意形态区别、菌体大小和排列方式以及染色性。

3. 观察细菌特殊结构

（1）荚膜：应寻找染色较浅部位的单个菌体进行观察，并注意菌体形态及染色特点。

（2）芽孢：观察应注意芽孢在菌体中的位置、形态、大小、着色情况及有无游离芽孢等。

（3）鞭毛：应注意观察其形态、位置、长短和数量等。

（4）异染颗粒：注意观察细长菌体内的小圆点状异染颗粒，数量不等，一般 1～3 个，分布于菌体两端。

（5）串珠试验：注意与炭疽芽孢杆菌“竹节状”标本片相比较，串珠试验阳性的标本在镜下可见圆球形的菌体呈链状排列，恰似一段珍珠项链。

4. 绘图说明所观察的内容。

【分析与思考】

1. 举例说明了解某种细菌的基本形态和特殊结构有什么实际意义？

2. 如果你在观察某个标本片时，总是找不到所要观察目标，试分析可能原因是什么？

【注意事项】

1. 避免损坏油镜头和标本片。如果发生损坏事故，应及时向指导教师汇报。

2. 观察结束后，清洁油镜头和标本片，并将标本片按编号放回标本盒内。

实验 1.3　革兰氏染色法（Gram stain）

【实验目的】

使学生加深对细菌染色法重要性的认识，掌握细菌染色标本的制备方法，掌握革兰氏染色法的原理、操作技术及染色结果的诊断和临床意义。

【实验原理】

细菌染色法是细菌形态学检查的一项基本技术。由于细菌微小且半透明，在普通光学显微镜下不易识别，因此须用染色增加反差以便于观察。

革兰氏染色法是最常用的细菌染色法之一。该法是 1884 年丹麦病理学家 Hans Christian Gram 建立的。细菌涂片依次经结晶紫初染、碘液媒染、酒精脱色及复红复染，结果凡不被酒精脱色而保留结晶紫染色的称为革兰氏阳性菌（Gram positive bacteria，G^+ bacteria），能被酒精脱色而被复红染成红色的，称为革兰氏阴性菌（Gram negative bacteria，G^- bacteria）。造成这两类菌染色性差异的详细机制尚未完全阐明，目前公认的主要原因是细菌细胞壁化学组成和空间结构等方面的显著差异，此外还有另外两种学说，见表 1-1-1。

表 1-1-1　关于革兰氏染色性差别的三种学说

菌体结构和成分	G^+ 菌	G^- 菌	染色过程中差别
细胞壁	脂质少、肽聚糖层厚且交联度大	脂质多、肽聚糖薄且交联度小	乙醇脱色时，G^+ 菌肽聚糖孔径变小，通透性下降，保留初染颜色；G^- 菌脂质溶解，胞壁通透性增加，结晶紫-碘复合物易于从菌体中洗脱

菌体结构和成分	G^+菌	G^-菌	染色过程中差别
菌体 pI 值	2～3	4～5	pH 相同时，G^+菌带负电荷比G^-菌多，易与带正电荷碱性染色剂（结晶紫）发生牢固结合
核糖核酸镁盐	有	无	此物可与结晶紫-碘复合物结合，不易被脱色
染色结果	紫色	红色	

革兰氏染色在细菌分类鉴定、抗菌药物选择和细菌致病性分析方面均具有重要意义。

【实验材料】

1. 试剂

（1）革兰氏染液

第一液（初染液）：结晶紫染液；

第二液（媒染液）：卢戈氏（Lugol' s）碘液；

第三液（脱色液）：95%酒精；

第四液（复染液）：石炭酸复红液。

（2）镜油。

2. 器械（仪器）　载玻片、生理盐水（N. S）、接种环、酒精灯、自来水、染色架、普通光学显微镜、擦片纸、镜头纸和石炭酸消毒缸。

3. 菌种　表皮葡萄球菌（*Staphylococcus epidermidis*）和大肠埃希氏菌（*Escherichia coli*）18～24*h* 营养琼脂平板培养物。

【实验步骤】

1. 染色标本制备　细菌染色前要先制备标本片，分为涂片、干燥和固定三步。

（1）涂片：细菌涂片的制备方法见图 1-1-2。在载玻片上标记菌名，之后在其上加 1～2 接种环生理盐水。用接种环以无菌操作技术从营养琼脂平板培养物上取少量细菌，将接种环上细菌在玻片上的液滴旁干燥处研磨一下，再将细菌与液滴均匀混合并涂成 0.5～1cm 大小菌膜。接种环用火焰灭菌后放回原处。

（2）干燥：涂好的菌膜在室温下自然干燥。如急用可放 37℃温箱烘干，或将玻片远离火焰烤干。

（3）固定：采用火焰加热固定。加热时，手执玻片一端，菌膜朝上将涂片在火焰最热部分迅速通过 3 次，每次 2～3s，待玻片冷却后方可染色。

2. 革兰氏染色　制备好的细菌涂片按下列顺序染色。

（1）初染：滴加结晶紫覆盖菌膜，染 1min，自来水缓缓冲洗。

（2）媒染：滴加卢戈氏碘液数滴，染 1min，水洗。

（3）脱色：滴加 95%酒精数滴，并缓缓倾动玻片约 1/2 min，见紫色脱下时立刻用水冲洗。

（4）复染：加数滴石炭酸复红液染 1 min，水冲洗，用滤纸吸干水分。

3. 镜检　待染色片充分干燥后，用油镜观察。

4. 观察结束后，清洁油镜头，并将所制备染色标本片在清除镜油后浸泡在石炭酸消毒缸中。

5. 预期结果

（1）表皮葡萄球菌染成紫色为 G^+ 菌。

（2）大肠埃希氏菌染成红色为 G^- 菌。

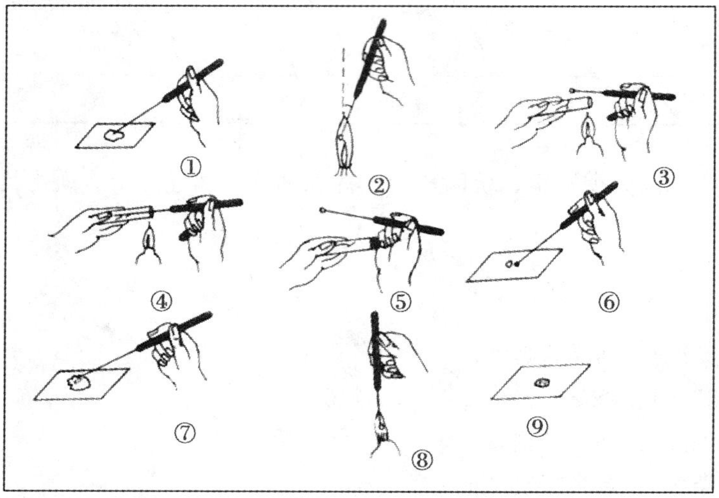

图 1-1-2　细菌涂片制备方法示意图

【分析与思考】

1. 为什么要了解某种细菌的革兰氏染色特性？
2. 革兰氏染色过程中脱色时间过长对实验结果有什么影响？
3. 你的染色是否成功？如果没有成功，试分析可能的原因。

【注意事项】

1. 玻片要尽量洁净。
2. 菌龄要适当，一般在对数生长期取材，菌龄过长染色性容易改变。
3. 菌量要适当，菌膜不宜涂得太厚。
4. 涂菌动作要轻，防止菌液迸溅。
5. 行火焰固定时，既要杀死细菌，又不能破坏细菌原有形态。
6. 粘有细菌的接种环要及时火焰灭菌。
7. 注意检查染液质量，染液中不应有沉淀物。另外，在染色中染液不能干涸。
8. 掌握好脱色时间，脱色时间过长或过短均会造成染色性改变。

实验 1.4　结核分枝杆菌抗酸染色法（Acid - fast stain，Ziehl - Neelsen method）

【实验目的】

了解抗酸染色法的原理和适用对象，掌握该法的操作技术及对染色结果的判读原则。

【实验原理】

分枝杆菌属细菌的细菌，如结核分枝杆菌（*Mycobacterium tuberculosis*）和麻风分枝杆菌（*M. leprae*），细胞壁中含有大量类脂（如分枝菌酸），使菌体不易着色。一般不用革兰氏染色。抗酸染色法是特异性地针对分枝杆菌属细菌的鉴别染色法。抗酸染色阳性的细菌称为抗酸杆菌（acid-fast bacilli）

抗酸染色法分石炭酸复红初染、盐酸乙醇脱色和美蓝复染3个步骤进行。初染在加热和石炭酸存在的强烈条件下，有助于复红染料进入菌体；盐酸乙醇可脱去样品中杂菌或组织细胞中的颜色，但分枝杆菌所含大量分枝菌酸能抵抗盐酸乙醇的脱色作用，使菌体仍保持红色，复染时杂菌或组织细胞被染为蓝色作为背景，衬托出红色的分枝杆菌。

这一染色方法是诊断活动性肺结核的金标准。除分枝杆菌外，还有极少数菌属（如诺卡氏菌属）的致病菌具有抗酸染色性，但为弱阳性，染色结果仅供初步鉴定参考。

【实验材料】

1. 试剂　石炭酸复红染液、盐酸乙醇脱色液及美蓝染液。

2. 器械（仪器）　载玻片、接种环、酒精灯、自来水、染色架、普通光学显微镜，擦片纸，镜头纸，石炭酸消毒缸。

3. 样品　肺结核病人痰标本（清晨第一口痰，必要时做集菌处理）。

【实验步骤】

1. 痰涂片制备　用接种环以无菌操作技术从装有病人标本的试管中取1～2环样品，将接种环上样品在玻片上涂成直径为0.5～1cm大小菌膜。接种环用火焰灭菌后放回原处。涂片的干燥和固定方法参考“革兰氏染色实验”。

2. 抗酸染色　制备好的涂片按下列顺序染色。

（1）初染：将石炭酸复红染液滴加于涂片上，在涂片下用火焰加热，见染液有蒸气冒出时，使涂片稍远离火焰继续加热5min，此间注意既要保持染液有蒸气冒出，又要防止染液沸腾和干涸。

（2）脱色：水冲洗玻片后，用盐酸乙醇脱色。脱色时摇动玻片至无颜色脱下为止，约0.5min。

（3）复染：水冲洗玻片后，用美蓝液染1min，水冲，待干。

3. 镜检　待染色片充分干燥后，用油镜观察。

4. 观察结束后，清洁油镜头，并将所制备的染色标本片在清除镜油后浸泡在石炭酸消毒缸中。

5. 预期结果　杂菌或组织细胞被染为蓝色，结核分枝杆菌菌体细长且有成簇存在倾向，被染成红色，此为阳性结果。如只可见被染为蓝色的杂菌或组织细胞，而无染成红色的结核分枝杆菌，即为阴性结果。

【分析与思考】

1. 在做抗酸染色时，临床样品有时需要进行集菌处理，其目的和方法为何？

2. 为什么抗酸染色法是诊断活动性肺结核的金标准？

【注意事项】

1. 初染加热时，一定避免加热过度，否则会使染液干涸或载玻片炸裂。

2. 镜检时应按一定方向和顺序检查全部视野，发现结核分枝杆菌便可报告结果。如检查为阴性结果，应复查3次以上方能报告结果。

（李彤　曹杰）

实验二　细菌分离培养相关技术及应用

（Bacterial Isolation and Culture：Some Techniques and Applications）

实验 2.1　培养基的种类和制备（Types and preparation of culture media）

【实验目的】

熟悉培养基的分类及用途，熟悉培养基制备的一般原则，了解常见的几种培养基及其特性。

【实验原理】

培养基是含有细菌生长所需的各种营养成分，并且酸碱度适宜细菌生长繁殖的混合物，是人工分离和培养细菌必备的物质。按其成分可分为天然培养基和人工培养基；按物理性状可分为液体、半固体（含 0.3%～0.5%琼脂粉）和固体培养基（含 1.5%～2.0%琼脂粉）；根据培养基的用途一般可将其分为基础培养基、营养培养基、选择培养基、鉴别培养基及特殊培养基。

1. 基础培养基（basal medium）　是含有一般细菌生长繁殖所需基本营养成分的培养基，它也是配制其它特殊用途培养基的基础。例如营养肉汤和营养琼脂等。

2. 营养培养基（enriched medium）　是在基础培养基中加入血液、血清、酵母浸膏或生长因子等物质，专供营养要求高的或有特殊要求的细菌生长。如常用的营养培养基有血琼脂平板，可供甲型和乙型溶血性链球菌、肺炎链球菌、白喉棒状杆菌、鼠疫耶尔森菌、布氏杆菌及百日咳鲍特菌等生长；结核分枝杆菌需在培养基中添加鸡蛋、马铃薯和甘油等。

3. 选择培养基（selective medium）　是利用不同细菌对某些化学物质敏感性不同的性质，在培养基中加入一定量该化学物质，抑制某些细菌的生长，利于另一些细菌的生长，从而从混杂众多细菌的样品中特异分离出目的菌。如分离肠道杆菌的 SS 培养基，其成分中的胆盐、煌绿和硫代硫酸钠可抑制肠道部分非致病菌生长，而胆盐等可促进致病的沙门氏菌和志贺氏菌生长。

4. 鉴别培养基（differential medium）　利用细菌对糖类及蛋白质类分解能力差异和代谢产物不同，在培养基中加入特定作用底物和指示剂，以细菌生长时的底物分解和指示剂变化来鉴别细菌，这种培养基称鉴别培养基。如单糖发酵管、双糖管、尿素管、蛋白胨水、葡-磷胨水、醋酸铅及枸橼酸盐培养基等。

5. 特殊培养基（special medium）　特殊培养基在不同的范畴有不同的含义。如针对厌氧菌培养设计的培养基为厌氧培养基，疱肉培养基和硫乙醇酸盐培养基均属此类。又如培养细菌 L 型的高渗透压培养基。

【实验材料】

1. 试剂　NaCl、KCl、NaOH、HCl、葡萄糖、乳糖、酵母浸膏和牛肉膏等制备培养基常用的化学试剂；LB 培养基、血琼脂平板、巧克力琼脂平板、SS 培养基、双糖培养基、蛋白胨水培养基、葡萄糖磷酸盐蛋白胨水培养基、枸橼酸盐培养基、糖发酵管、紫乳培养基和沙保氏培养基等常用培养基。

2. 器械（仪器）　天平、pH 试纸、玻璃滤器和针头滤器等配制培养基的常用工具。

【实验步骤】

1. 介绍培养基的分类和用途。

2. 在示教室结合陈列的制备培养基常用物品，介绍培养基制备的一般程序，即成分混合→矫正 pH 值→过滤澄清→分装和标记→灭菌或除菌。

(1) 成分混合：按培养基配方准确称取各营养成分，在容器中与蒸馏水混合后置于100℃水浴中煮溶。注意配制固体或半固体培养基时，待调节完培养基的 pH 值后，再行加入琼脂。

(2) 矫正 pH 值：当各成分充分溶解后，用 10% NaOH 或 1N HCl 调节培养基的 pH 值。注意不同细菌对 pH 值要求不同；另外，高压灭菌会使培养基的 pH 值略微下降，因此应将待高压灭菌的培养基的 pH 值调节到比所要求 pH 值高 0.1～0.2。

(3) 过滤澄清：调节好 pH 值后，应继续煮一段时间使沉渣析出，然后用滤纸将沉渣滤除。滤过后的液体培养基如加入琼脂粉便可制成固体或半固体培养基。

(4) 分装和标记：按使用要求将制好的培养基分装于不同大小的容器内，分装量一般为容器体积的 1/3 或 2/3，若装得过满，高压灭菌时液体会溢出。另外使用的瓶塞应透气，并在瓶塞上加裹牛皮纸包好，注上标记后灭菌。

(5) 灭菌或除菌：耐高压培养基可用高压蒸汽灭菌器进行常规灭菌。不耐高压的培养基如含有血清、尿素或某些糖类的培养基，可用灭菌滤器除菌。含牛奶和鸡蛋的培养基可用间歇灭菌法消毒。

常用培养基的具体制备方法详见附录Ⅰ。

3. 在示教室结合已制备好的培养基陈列品，介绍医学微生物学实验中常见的培养基，了解各自的特点和用途。

【分析与思考】

1. 我们在后面的实验中要制备 SS 培养基，请你通过查阅教科书和参考文献，写出配制 SS 培养基的具体步骤，所需工具和器皿，注意事项。要求实验方案详细具体，具有可行性。

2. 1 名 31 岁的男性，在印度旅行了 3 周。回国后的第二天突然发生严重腹泻，后又开始出现呕吐，没有里急后重现象，大便呈米泔水样。检验科拟从该患者粪便样品中分离致病微生物，你认为应使用何种培养基？

【注意事项】

1. 在示教过程中，不要随便挪动示教用品。

2. 在经教师许可后，可以拿起培养基陈列品仔细观看，但不得打开培养皿盖和试管盖。

实验 2.2 无菌操作技术（Aseptic technique）

【实验目的】

认识无菌操作的重要意义，学习基本的无菌操作方法。

【实验原理】

1. 无论在研究实验室、临床实验室还是教学实验室，保证实验用或检测用微生物材料不被其他微生物污染是非常重要的；此外，保证实验人员不被这些微生物感染也非常重要。因此，在接种细菌时，要求所用物品如培养基、玻璃器皿和器械等必须灭菌；空间应进行紫外线消毒；操作者应穿隔离衣，必要时应戴口罩、帽子和医用手套。除此之外，对接种操作技术本身也要求做到防止污染和感染的发生，这种防止污染和感染发生的接种技术称为无菌操作技术。

2. 培养细菌常用的接种工具有接种环、接种针、涂布棒、吸管和酒精灯。

(1) 接种工具：接种环（针）是由白金丝或镍合金丝制成。接种环是在金属丝前端卷成一直径 2～3mm 小环，又称白金耳，用于细菌分离接种或纯培养接种。接种针多用于半固体培养基穿刺接种。涂布棒一般为前端成三角形的玻璃小棒，用于细菌在固体培养基上进行大面积均匀涂布。吸管可用于菌液的大量和定量接种。

(2) 无菌操作技术（图 1-2-1）：用接种环（针）取菌时，先将接种环以 15°～45°角插入酒精灯火焰的内焰（黄色火苗处，温度最低，防止过热造成的迸溅）处烧灼片刻，再移至外焰（蓝色火苗处，温度最高）烧灼片刻，之后将接种环横过来水平移动，烧灼全部镍铬丝部分。以无菌操作手法打开培养物，将烧灼灭菌的接种环（针）在琼脂表面或试管壁上冷却 6～8秒，取少许菌苔或菌液，同样以无菌操作的手法接种至新鲜培养基内（单菌落划线分离或密集接种等）。取菌时如果接种环过热，接触菌液或菌苔时易产生感染性气溶胶，引起自身感染或污染环境，也会杀死菌种。接种应在火焰附近进行，蘸有细菌的接种环（针）不能碰触衣物和操作台等其他物品。接种结束要立即将染菌金属丝用火焰灭菌，并将接种柄置于接种架上（不得随手乱放）。用吸管接种时，吸管吸取的菌液在离开标本管液面时，吸管尖端应存有一段空气，以防止在吸管移动时菌液滴在台面上。用涂布棒或吸管接种时，接种完毕的器具应放于消毒液中。所有无菌操作完毕，应将带有细菌的物品妥善处理，并将操作空间进行紫外线消毒。

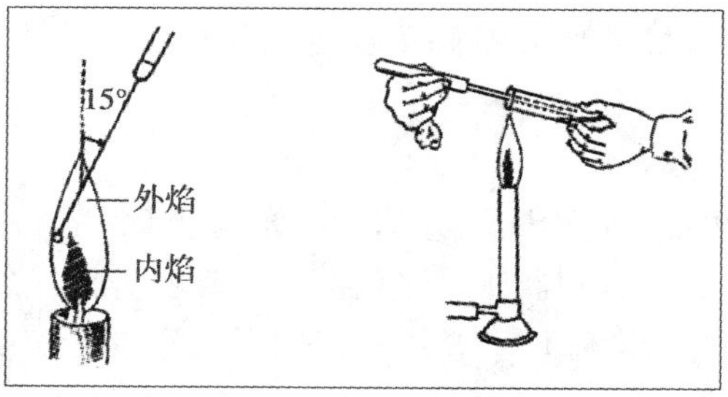

图 1-2-1　无菌操作技术示意图

【实验材料】

1. 试剂　LB 琼脂培养基。
2. 器械（仪器）　接种环、酒精灯、恒温培养箱。
3. 菌种　大肠埃希氏菌（*Escherichia coli*）菌液。

【实验步骤】

1. 按无菌操作手法，用接种环从大肠埃希氏菌菌液中取一环细菌。
2. 用无菌操作手法，将接种环上的细菌接种到 LB 琼脂培养基上。
3. 将接好种的培养皿倒置放在 37℃恒温培养箱中，培养 24h。
4. 从培养箱中取出培养皿，观察其上细菌生长情况，从菌苔（落）特点判断是否有杂菌污染，以判断无菌操作是否合格。

【分析与思考】

如何从接种平板上的菌苔（落）特点判断是否有杂菌污染？

【注意事项】

1. 热的接种环应在培养基无菌生长区稍加降温后，再刮取细菌。否则易损伤细菌，且易产生微生物气溶胶引起感染。

2. 细菌培养时，培养皿应底部朝上倒置放在培养箱中。因为皿盖朝上正向放置时，37℃条件下培养基中水分挥发可凝集在皿盖上，形成液滴，液滴滴落在琼脂表面，易引起培养物污染或单菌落连接在一起成片生长。

实验 2.3　细菌的分离和纯培养法
(Methods of bacterial isolation and pure culture)

【实验目的】

了解细菌分离和纯培养的常用方法，掌握用三划线法分离获得单菌落的操作技术。

【实验原理】

细菌分离培养法也叫细菌分离接种技术，即应用接种环将细菌在固体培养基平板上划线（streak plate technique）接种，将混杂细菌逐一分散成单个，经培养后各自形成单个菌落，将单个菌落移种增殖后可得到纯种细菌。图 1-2-2 中介绍了几种划线分离方法，其目的都是把细菌分散越开越好。但应注意每划完一个区域，都要将接种环灭菌后再从菌稀的地方划另外部分。

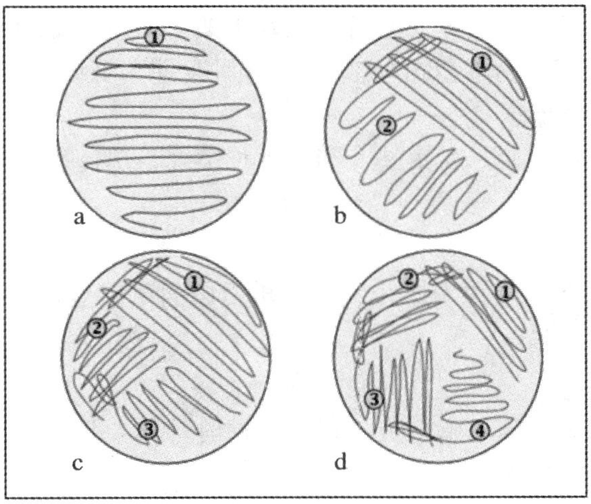

图 1-2-2　在培养基平板上划线分离细菌的不同划线接种法示意图

选择图中 a～d 哪种划线接种模式，取决于样品中微生物浓度的情况。微生物浓度越高，划线次数越多。但是，不论划几次线，切记在不同划线之间，一定要将接种环火焰灭菌。

在分离出单个菌落的基础上，将某纯种细菌移种增殖称细菌纯培养。细菌纯培养接种技术按使用培养基的固体、半固体和液体状态，可分为平板接种法、斜面接种法、半固体接种法和液体接种法。

纯培养的平板接种法与平板分离划线接种法接种手法相同，只是不必分出单个菌落。

斜面接种法是在固体培养基斜面上移种纯种细菌，常作为菌种传代和观察细菌某些生化反应用，如尿素分解试验和枸橼酸盐利用试验。

半固体培养基接种法，也称穿刺接种法，是使用接种针在半固体培养基表面中心位置，沿中轴方向垂直刺入培养基至3/4深度进行接种。用于细菌动力观察、保存菌种及观察某些细菌生化反应（醋酸铅试验和明胶液化试验等）。

液体培养基如消化肉汤、蛋白胨水、单糖发酵管等，可应用于细菌的增菌或细菌生化反应。不同的细菌在液体培养基内可呈现不同生长现象，主要有混浊生长、沉淀生长和菌膜（状）生长。

【实验材料】

1. 试剂　LB琼脂培养基
2. 器械（仪器）　接种环、酒精灯、恒温培养箱。
3. 菌种　大肠埃希氏菌（*Escherichia coli*）菌液。

【实验步骤】

1. 左手执装有大肠埃希氏菌菌液的试管，右手执接种环，将接种环用火焰灭菌后，以右手小指打开试管盖，并用冷却后的接种环沾取细菌，将试管口烧一下，盖上盖，放回试管架。

2. 按图1-2-2c所示三划线方法进行单菌落分离。具体操作如下：左手将装有LB琼脂培养基的培养皿平托于手掌上，用手指将平皿盖呈15°角打开，并靠近火焰无菌区（火焰半径5cm范围内），用蘸有细菌的接种环于平皿一侧之上端进行第一次划线；盖上皿盖，将接种环用火焰灭菌后，将培养皿旋转一定角度后，如图1-2-2c所示进行第二次划线；同样火焰灭菌接种环后进行第三次划线。

3. 接种完毕，将右手的接种环灭菌后插在专用架上，左手盖上平皿盖并翻转平皿使其底部朝上。在平皿底部注明标本名称、接种人、接种日期、班级和实验室号，然后倒置放入37℃恒温培养箱中，培养24h。

4. 从培养箱中取出培养皿，观察其上细菌生长情况，单菌落一般出现在第二次或第三次划线的接种线上。

【分析与思考】

要从粪便标本中用SS培养基分离出大肠埃希氏菌的单菌落，应该采取图1-2-2中的哪种划线方式接种？

【注意事项】

1. 为防止空气中杂菌污染琼脂平板，划线接种时动作要迅速、准确，打开平皿盖的时间要尽量缩短。

2. 划线接种时，接种环与培养板表面呈15°～20°斜角，划线动作要轻，用力过大会划破琼脂面。

3. 沾有细菌的接种环不得碰触其他物品。

实验2.4　观察常见病原菌的典型菌落特点
(Observation of the characteristics of typical colonies of commonly found pathogenic bacteria)

【实验目的】

细菌分离培养技术的最常见应用是利用各种固体培养基及单菌落分离技术，获得某种细菌的单菌落，用于进一步的鉴定和研究。

本实验的目的是使学生熟悉常见病原菌分离培养的常用培养基，并认识这些病原菌在这些培养基上产生的典型菌落的形态特点。

【实验原理】

在固体培养基上，由一个细菌经生长繁殖形成肉眼可见的细菌集落称菌落（colony）。不同细菌在一定条件下形成的菌落其特征有一定的稳定性和专一性，有初步鉴别价值。但要注意细菌生长受到理化因素及遗传变异影响，可改变菌落形态或出现不典型菌落。

以下是描述菌落特征的常用术语：

1. 颜色（colour） 细菌产生的色素一般有水溶性色素和脂溶性色素。肉眼观察可见，水溶性色素使培养基染上颜色，脂溶性色素只造成菌落本身出现颜色，培养基还是原来颜色。

2. 边缘（edge） 整齐、波状锯齿状、丝状和羽毛状等。

3. 溶血性（hemolysis） 当用新鲜的血平板培养某些细菌时，会看到菌落周围出现溶血现象。根据溶血能力的不同，可将其分为 α-溶血（不完全溶血，草绿色半溶血环）、β-溶血（完全溶血，透明溶血环）和 γ-溶血（不溶血）三种类型。

4. 形状（shape） 圆形、针尖状（直径小于 1mm）、不规则。

5. 大小（size） 以 mm 计。

6. 表面（surface） 光滑、粗糙、同心圆、放射状和乳突状等。

7. 质地（texture） 粘性、蜡质、膜样和奶油样等。

8. 厚度（thickness） 扁平、凸起和脐形。

9. 透明度（transparency） 不透明、半透明和透明。

10. 菌落类型 光滑型菌落（smooth colony），粗糙型菌落（rough colony）和黏液型（mucous colony）。

【实验材料】

菌种：在特定培养基上生长的常见病原菌（表 1-2-1），均已分离出单菌落。

【实验步骤】

依次观察以下各种细菌在特定培养基上的菌落特点（表 1-2-1）。

表 1-2-1　常见病原菌在特定培养基上的菌落特点

菌种	培养基	重要的菌落特征
金黄色葡萄球菌	普通肉汤琼脂	圆、隆起、光滑、湿润、边缘整齐、不透明、1～2mm，金黄色
	血琼脂平板	有β-溶血
表皮葡萄球菌	普通肉汤琼脂	与金黄色葡萄球菌类似，但为白色或柠檬色，较大
	血琼脂平板	一般无溶血环
甲型溶血性链球菌	血琼脂平板	细小、暗灰色、周围有窄半透明溶血环
乙型溶血性链球菌		菌落中等偏小、灰白发乳光、周围有宽透明溶血环
肺炎链球菌菌落		开始较小，经48h以上时间培养逐渐增大，菌落中央可出现自溶现象，呈“肚脐”状，周围有半透明溶血环
脑膜炎奈瑟氏菌	巧克力培养基	圆形隆起、表面有光泽、无色透明或浅蓝半透明、0.1～0.5mm、黏液型、早期培养似露滴故称露滴状菌落
淋病奈瑟氏菌		圆形隆起、表面有光泽、无色透明或灰色半透明、0.1～0.5mm、边缘整齐、光滑型
大肠埃希氏菌	普通肉汤琼脂	2～3mm圆形凸起、灰白色、光滑型菌落、湿润、边缘整齐
	血琼脂平板	有些菌株有β-溶血
痢疾志贺氏菌	普通肉汤琼脂	半透明、光滑型、约2mm
伤寒沙门氏菌	普通肉汤琼脂	圆形、湿润、边缘整齐、无色、半透明、光滑、2～3mm
白喉棒状杆菌	吕氏培养基	细小、约1mm、灰白色、不透明、湿润、边缘整齐、圆形突起、光滑型
	亚碲酸钾血琼脂	还原亚碲酸钾为元素碲，菌落为黑色，有鉴别意义
炭疽芽孢杆菌	普通肉汤琼脂	灰白色、无光泽、不透明、扁平、个大、干燥、边缘不整齐、粗糙型
	含 $NaHCO_3$ 血琼脂平板	有毒株可产生荚膜，呈黏液型菌落，菌落周围一般不溶血或轻微溶血
铜绿假单胞菌	普通肉汤琼脂	大小不一、平均2～3mm，扁平、边缘不整齐、常呈互相融合状态、培养基变蓝绿或黄绿色
	血琼脂平板	有金属光泽、有生姜气味、较大、有透明溶血环
破伤风梭菌	血琼脂平板	薄、扁平、中心细密而四周疏松似羽毛状不规则菌落。短时间培养有半透明溶血环；长时间培养有透明溶血环。培养时间过长菌落可遍布整个平板无法辨认
产气荚膜梭菌		中等大、灰白色、湿润、凸起、边缘整齐、光滑型菌落；有双层溶血环、内环（θ毒素完全溶血）、外环较宽（α毒素不完全溶血）
结核分枝杆菌	罗氏培养基	米黄色或乳白色、不透明菌落，表面粗糙呈颗粒、结节或菜花状

【分析与思考】

理解菌落的概念，并思考认识和获得某种细菌的单菌落有什么实际意义?

【注意事项】

1. 观察时不要打开培养皿盖子，防止污染和感染的发生。

2. 对某种细菌菌落特征的描述不能脱离所用的培养基，所以在观察时除关注菌落特征外，一定要清楚所用培养基为何。

实验 2.5　产气荚膜梭菌汹涌发酵试验
(Stormy fermentation test of *Clostridium perfringens*)

【实验目的】

本实验通过产气荚膜梭菌汹涌发酵试验，使学生熟悉该试验的原理和用途；并体会利用特定的鉴别培养基有助于某些病原菌的鉴定。

【实验原理】

破伤风梭菌（*C. tetani*)、产气荚膜梭菌（*C. perfringens*）和肉毒梭菌（*Cl. botulinum*）是 G^+ 厌氧芽孢菌中的主要致病菌。这组细菌由于芽孢位置、形态大小、是否有荚膜、菌落特征及临床表现各有不同，因此区分并不困难。汹涌发酵试验是鉴别产气荚膜梭菌方法之一。

产气荚膜梭菌代谢旺盛，能分解多种营养成分。该菌在牛奶溴甲酚紫培养基（紫乳培养基）中繁殖，能分解乳糖产酸，使牛奶中酪蛋白凝固，使溴甲酚紫变黄；发酵糖类产生大量气体，冲碎凝固的酪蛋白，可使液面上的凡士林封固层向上推挤，甚至冲开管口上的棉塞。此现象称为汹涌发酵。是本菌的特点之一，有鉴别意义。

【实验材料】

1. 试剂　紫乳培养基。

2. 器械（仪器）　恒温培养箱、酒精灯和接种环。

3. 菌种　破伤风梭菌菌液和产气荚膜梭菌菌液。

【实验步骤】

1. 取破伤风梭菌菌液和产气荚膜梭菌菌液分别接种紫乳培养基各 1 管，于 37℃恒温培养箱中培养 24～48h。

2. 预期结果　产气荚膜梭菌培养管见汹涌发酵现象，破伤风梭菌培养管无此反应。

【分析与思考】

1. 有时做汹涌发酵试验时会发生培养物冲出管外的情况，造成污染。如何避免这一问题发生?

2. 你还知道哪些鉴别培养基? 其用途为何?

【注意事项】

培养基管的塞子一定要透气，采用的试管要稍长，装入的培养基不要太多，防止培养物冲出管外。

（李彤　曹杰）

实验三　微生物的控制

（Control of Microorganisms）

实验3.1　消毒与灭菌（Disinfection and sterilization）

【实验目的】

熟悉常用的消毒与灭菌方法的原理、仪器设备的使用及各方法的适用范围。

【实验原理】

在微生物学实验和科学研究工作中，需要进行微生物纯培养，不能有任何外来杂菌。因此，对所用器材、培养基要进行严格灭菌，对工作场所进行消毒，以保证实验样品不被污染及操作者不被感染。

杀灭物体上包括细菌芽孢和病毒在内的所有微生物的方法称之为灭菌（sterilization）。消毒（disinfection）则是指杀灭物体上病原微生物的方法，但不一定杀死细菌芽孢、病毒或非病原微生物。

消毒、灭菌及除菌可采用物理方法或化学方法。物理方法多用于医疗器械、玻璃器皿、某些试剂、药品、生物制品、培养基、食品及饮料的灭菌或消毒。化学方法多用于皮肤、物体表面及水源的消毒。空气消毒可采用紫外线照射法，也可采用化学药品熏蒸法。

【实验材料】

器械（仪器）：高压蒸汽灭菌器、干烤箱、各种滤器。

【实验步骤】

1. 教师结合实物介绍常用的物理灭菌与消毒方法、原理和设备使用等。

物理方法包括热力、紫外线、高能射线、超声波灭菌及滤过除菌，其中热力灭菌最为常用，它包括湿热法（高压蒸汽、煮沸及间歇灭菌）和干热法（焚烧及干热灭菌器）。本实验仅介绍微生物学实验室常用的物理灭菌与消毒方法。

（1）高压蒸汽灭菌器（Autoclave）

1）原理：高压蒸汽灭菌法是湿热灭菌方法。此法是在密闭的高压蒸汽灭菌器（锅）中进行的。其原理是：将待灭菌的物体放置在盛有适量水的高压蒸汽灭菌锅内。把锅内的水加热煮沸，并把其中原有的冷空气彻底驱尽后将锅密闭。再继续加热就会使锅内的蒸汽压逐渐上升，从而温度也随之上升到100℃以上。

此法适用于培养基、溶液（如生理盐水）、玻璃器皿、金属器械、实验服等许多物品的灭菌，是微生物学实验室和医院中应用最广泛的灭菌方法之一。

2）设备：高压蒸汽灭菌器分卧式、立式和手提式，卧式和立式结构基本相同。图1－3－1所示为卧式高压蒸汽灭菌器的构造示意图。

手提式高压蒸汽灭菌器由内锅、外锅和锅盖组成。锅盖上有安全阀、放气阀和压力表（带温度指示）。内锅可存放待消毒物品，外锅与内锅之间加水。外锅与锅盖壁均坚厚并可用螺扣旋紧，防止蒸汽外漏（图1－3－2）。

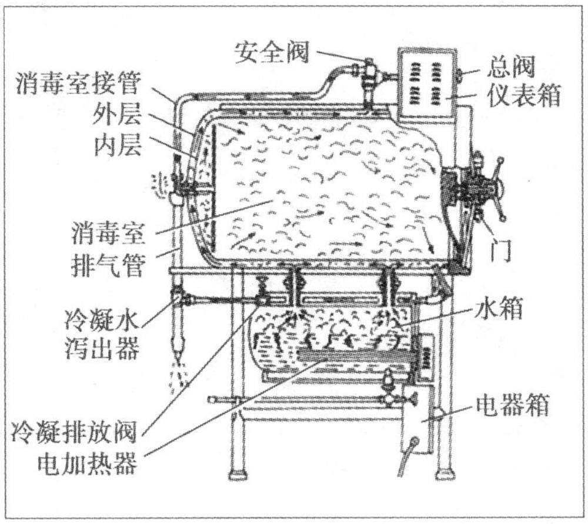

图 1-3-1　卧式高压蒸汽灭菌器构造示意图

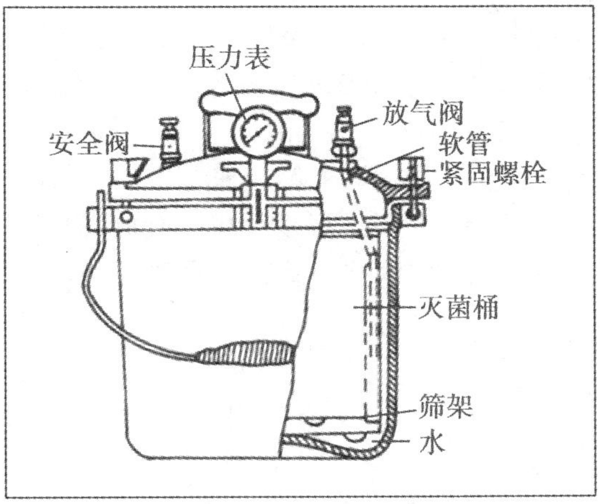

图 1-3-2　手提式高压蒸汽灭菌器构造示意图

3）使用方法：锅内加适量水→装好待灭菌物品→关严锅盖→打开排气阀及电源→排出全部冷空气→关上排气阀继续加热→至所需压力和温度→保持一定时间→关闭电源→自然冷却至压力指示归零→取出物品。

实验室常用物品灭菌要求：通常普通培养基、生理盐水、磷酸盐缓冲液（PBS）、玻璃器皿、耐高压试剂、手术器械、手术衣或敷料等，经 103.43kPa 相当于 121.3℃灭菌 15～20min；含糖培养基、某些细胞培养液如 Hank 液或橡胶制品，经 55.16kPa 相当于 112℃灭菌 30min，或经 68.95kPa 相当于 115℃灭菌 20～30min。

4）注意事项

a. 水量要足，锅内物品不应摆放太挤。灭菌过程中密切注意压力和温度变化，如出现异常，应立即关闭加热器。

b. 对瓶装液体灭菌时，液体量应≤瓶内容积的 4/5，瓶塞应有透气性，橡皮瓶塞应插入透气针头，达到灭菌时间后，关闭电源待压力自然降至零后方可打开锅盖，以防高压下瓶塞迸开。

c. 灭菌过程中应将冷空气全部排除，否则相同压力下灭菌温度达不到要求，影响灭菌效果（表 1-3-1）。

表 1-3-1　空气排出程度与温度的关系

压力（kPa）	温度（℃）				
	空气排出（%）				
	100%	66%	50%	33%	0%
68.95	115	109	105	100	90
103.43	121	115	112	109	100

（2）干热灭菌器

1）原理：用干燥热空气杀死微生物的方法称为干热灭菌。干热灭菌器（干烤箱）是通过电热丝造成空间高温使微生物蛋白质凝固、核酸及多糖类生物分子破坏，达到灭菌目的。由于干热对物体的穿透力差，所以往往需要用较高温度和较长时间才能达到灭菌要求。杀灭细菌芽孢需要≥160℃ 2h，而热原质则需高温≥250℃ 2h，方能去除。

此法适用于玻璃器皿（如吸管、培养皿等）和金属用具等能耐高温的物品，但不适用于培养基、橡胶制品和塑料制品等。

2）设备：干烤箱是具有双金属层的保温箱，外层装有石棉保温，内部装有电控恒温系统、电热丝和热环流装置，箱上有温度计（温度计周围有放气孔）。使用时，接通电源使箱内热空气在夹层中环流，当温度达到所需要的高温时自动断电，达不到设定温度又可自行启动，以保持温度恒定（图 1-3-3）。

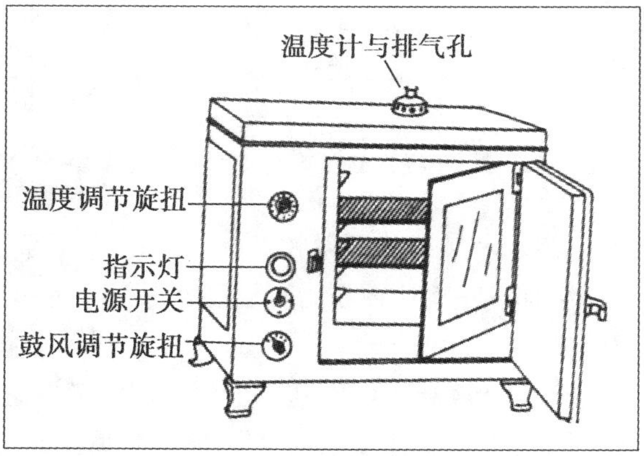

图 1-3-3　干热灭菌器

3）使用方法：放入物品→关严烤箱门→将温度计排气孔打开→将温度控制钮调至所需温度→打开电源→当箱内冷空气排尽、温度达到 100℃时，关上温度计排气孔→继续升温至 160～170℃时计时→恒温 2h→关闭电源→自然降温至 60℃以下→开箱取出灭菌物品。

4）注意事项

a. 玻璃器皿不可有水。有水的玻璃器皿在干热灭菌中容易炸裂。

b. 物品不能堆得太满、太紧，以免影响灭菌效果。

c. 禁放易燃、易焦物品，不得充当温箱使用。

d. 玻璃吸管和玻璃平皿等应放入金属筒内，再放入干烤箱内灭菌。

（3）间歇灭菌

对某些不耐高温的物品，如牛奶及某些糖类培养基等，可用此法达到灭菌目的。原理是先将物品经 100℃ 30min 蒸浴后，37℃ 24h 孵育。再将物品经 100℃ 30min 蒸浴后，置 37℃ 24h 孵育。如此反复 3 次，使物品中的细菌营养体和芽孢逐步被杀灭。

（4）煮沸消毒

煮沸可用于解剖器材、注射器、针头及胶塞等物品的消毒。消毒时间为 20～30min。应用此法可杀灭除细菌芽孢以外的一般细菌营养体，其操作简单，无需特殊设备。

（5）滤过除菌

去除液体中的微生物可以通过将微生物从液体中移走而不是用杀死的方法来实现。通常所采用的做法就是滤过除菌，即将液体通过某种微孔的材料，使微生物与液体分离。此法主要用于不适合高温灭菌的液态物品的除菌，如血清、某些毒素、外毒素、可溶性抗原及部分药液等的除菌，但一般不能用于滤除病毒、枝原体、衣原体、Q 热立克次体和 L 型菌。

早年曾采用石棉板、硅藻土和陶土作为滤材，但现今已基本为膜滤器（membrane filter）所替代（图 1-3-4）。膜滤器采用微孔滤膜作材料，它通常由硝酸纤维素制成，孔径大小范围为 0.025～25 μm。当含有微生物的液体通过孔径 为 0.22 μm 的微孔滤膜时，大于滤膜孔径的细菌等微生物不能穿过滤膜而被阻拦。

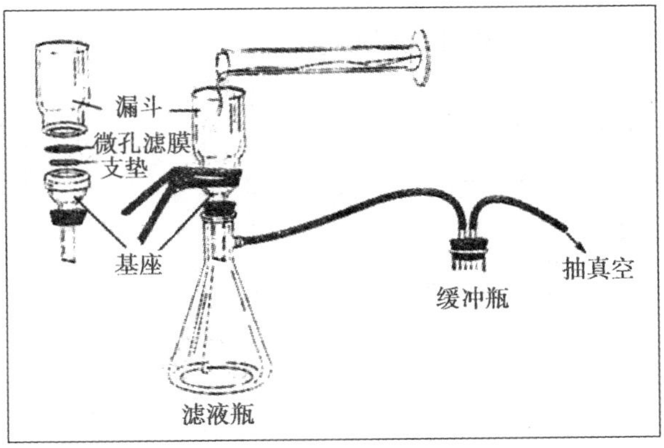

图 1-3-4 膜滤器结构及工作示意图

2. 化学消毒灭菌法

化学消毒灭菌方法很多，主要作用是通过使细菌蛋白质变性，破坏其酶系统，干扰细菌代谢及改变细胞膜通透性来实现。某些化学剂浓度高时杀死细菌称化学消毒剂；浓度低时抑制细菌繁殖称防腐剂。消毒剂对人体毒性较大，只能外用。化学治疗剂能选择性地影响微生物代谢，对人体毒性较小，故可内服或注射。

请学生通过查阅有关书籍，选择三种常用消毒剂，介绍其作用机制、使用方法、适用范围及使用注意事项。

【分析与思考】

1. 对于不耐高压物品，如牛奶、某些糖类、蛋卵液等，如何进行灭菌（除菌）？

2. 对大肠埃希氏菌和枯草芽孢杆菌设计一个热力杀菌试验，以比较两菌的耐热性。

3. 去除玻璃器皿中细菌内毒素方法为何？去除注射用液体中细菌内毒素方法为何？

4. 石炭酸消毒灭菌的机制、应用浓度及作用时间为何？

5. 列出本实验室中可用于消毒与灭菌的设备、设施或物品的清单。

【注意事项】

1. 观察高压蒸汽灭菌器和干烤箱时，不要随便触摸仪器上的各种开关和调节钮等。

2. 在今后的工作中，如需要独立操作高压蒸汽灭菌器和干烤箱，在第一次操作时，仍需向实验室管理人员请教该实验室中仪器的具体操作步骤。

实验 3.2　环境中的微生物（Microorganisms in the environment）

【实验目的】

验证我们生活环境周围微生物无处不在。进一步理解在微生物学教学、科研和医疗实践中消毒与灭菌处理的必要性。

【实验原理】

虽然我们身处充满微生物的环境，但微生物非常小，肉眼无法看到。所以，有时我们会忘记微生物的存在。其实，在空气、实验室台面、仪器表面、个人物品（如手机、铅笔盒和饭卡等）、你自己的皮肤及体内与外界相通的腔道中存在着各种各样的微生物。通过将人工培养基暴露于上述物品或材料，可以培养出细菌或真菌。

【实验材料】

1. 试剂　营养琼脂平板。

2. 器械（仪器）　接种环、酒精灯和记号笔、恒温培养箱。

【实验步骤】

1. 第一块营养琼脂平板标记为 A。用记号笔在皿底划分 3 个面积相等的区域，分别标记为 A－1，A－2 和 A－3。按图 1－3－5 所示，在酒精灯火焰旁按无菌操作手法打开皿盖，用手指在各区琼脂表面涂抹。

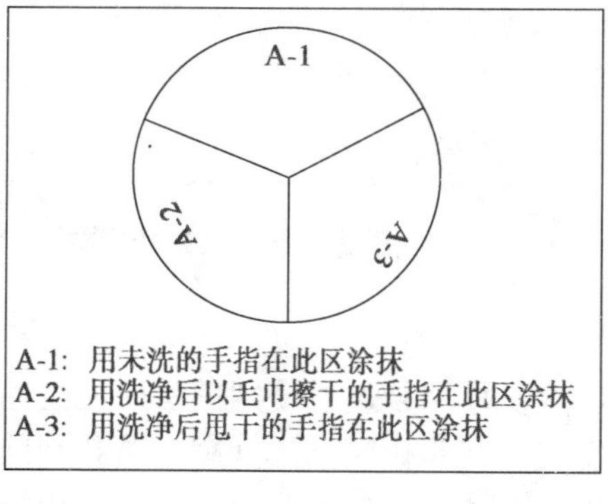

图 1－3－5　从手指上分离微生物示意图

2. 第二块营养琼脂平板标记为 B。将皿盖打开，使营养琼脂暴露于空气中。可将平皿放置在实验室的不同位置，各实验小组放置不同时间，如 10min、20min 和 40min 等。到预定时间后，盖上皿盖。

3. 第三块营养琼脂平板标记为 C。请学生自主设计将使用它检测什么物品或材料上的微生物。

4. 将 A、B 和 C 三块平板倒置放在 37℃恒温培养箱中，24h 后取出观察结果。

【分析与思考】

1. 在第一块平板上你期待看到的结果是什么？实验结果是否与你的预期结果一致？如果不一致，可能的原因是什么？

2. 各实验小组第二块平板上的结果是否相同？如果不同，可能的原因是什么？

3. 你用第三块平板设计了什么实验？目的和结昊是什么？

4. 在这三块平板上你发现了几种菌落类型？请详细描述这些菌落的特点。如果要进一步鉴定这些微生物，你应该如何做？

5. 空气、人体皮肤表面常见微生物有哪些？

【注意事项】

1. 请在各平皿底部标注接种日期、实验者姓名和班级等信息。

2. 用手指在琼脂表面涂抹时，注意不要用力太大按破琼脂。

实验 3.3　环境中微生物的控制——紫外线杀菌试验

(Control of microorganisms in the environment——ultraviolet irradiation test)

【实验目的】

掌握紫外线杀菌的原理、使用方法、适用范围和注意事项。

【实验原理】

紫外线杀菌属射线杀菌的一种。其杀菌波长在 240～280nm 之间，以 265～266nm 范围最强，此范围与 DNA 吸收光谱范围一致，它可引起胸腺嘧啶形成二聚体，干扰 DNA 复制，导致细菌死亡。

紫外线杀细菌作用较强，但对物体的穿透力很弱。它适用于手术室、烧伤病房、传染病房和无菌间的空间消毒及不耐热物品和台面的表面消毒。微生物学实验室中的洁净工作台和生物安全柜中均安装有紫外灯，用于控制台面及操作小空间中的微生物，以避免实验材料被环境中的微生物污染，也可防止实验用病原菌感染操作人员。

【实验材料】

1. 试剂　营养琼脂平板。

2. 器械（仪器）　接种环、酒精灯和紫外灯。

3. 菌种　金黄色葡萄球菌（*Staphylococcus aureus*）在 37℃培养 24h 的营养琼脂培养物。

【实验步骤】

1. 用接种环取金黄色葡萄球菌营养琼脂培养物，密集接种于 1 个营养琼脂平板上。

2. 接种后，打开皿盖，用一张纸盖住细菌涂布面的 1/2，置紫外灯下约 20cm 处照射，照射时间为 1～30min，每个实验小组可选择不同时间。

3. 照射结束后，关闭紫外灯电源。盖上皿盖，将培养皿倒置于 37℃培养箱中，培养 18～24h 后观察结果。

4. 预期结果　纸张盖住的琼脂表面，可见金黄色葡萄球形成黄色菌苔；直接暴露于紫外线下的琼脂表面无细菌生长或只有少量细菌生长。

【分析与思考】

换用大肠埃希氏菌做实验，你期待看到什么样的结果？

【注意事项】

1. 紫外灯杀菌力随灯管老化而逐渐减弱，可通过减小照射距离和增加时间来弥补，直至更换新灯管。

2. 紫外线对皮肤和眼睛有损伤作用，应注意防护。

（李彤　曹杰）

实验四　细菌代谢产物检查

（Identification of Bacterial Metabolites）

实验 4.1　糖代谢产物检查

(Examination of carbohydrate metabolites)

【实验目的】

掌握细菌糖代谢产物检查的基本方法和意义。

【实验原理】

单糖发酵试验（sugar fermentation test）是细菌鉴定常用的检查方法。一般使用的单糖有葡萄糖（glucose）、乳糖（lactose）、麦芽糖（maltose）、甘露糖（mannose）、蔗糖（sucrose）、木胶糖（xylems）、鼠李糖（rhamnose）、阿拉伯胶糖（arabinose）等。

每种细菌可能具有不同的糖分解酶，细菌对各种糖的分解能力不同，所产生的分解产物也不同。对同一种单糖而言，有的细菌能分解，有的则不能，有的分解糖以后产酸产气，有的只产酸不产气。根据这些特征，在培养液试管内加入某一种单糖并加入某种指示剂如溴甲酚紫（bromocresol purple），该指示剂在碱性液中呈紫色，在酸性液中呈黄色。另外培养液试管内还倒置一小试管，以观察糖分解时是否产气。记录结果以下述符号表示单糖的分解情况：产酸记以"＋"；产酸产气记以"⊕"；不产酸产气记以"－"。

【实验材料】

1. 试剂　葡萄糖和乳糖单糖发酵培养管（配制见附录）。
2. 器械与用品　接种环、酒精灯。
3. 菌种　大肠埃希氏菌和伤寒沙门氏菌 18～24h 斜面培养物。

【实验步骤】

1. 将大肠埃希氏菌和伤寒沙门氏菌分别各接种 1 支葡萄糖和乳糖的单糖发酵培养管。
2. 置 37℃24h 后观察结果。
3. 预期结果

	葡萄糖	乳糖
大肠埃希氏菌	⊕	⊕
伤寒沙门氏菌	＋	－

【分析与思考】

1. 为什么单糖发酵试验可用于鉴别细菌？其临床意义为何？
2. 做系列单糖发酵试验时应考虑哪些问题？

【注意事项】

1. 注意细菌变异对单糖发酵实验结果的影响。
2. 制备单糖发酵培养管时应注意灭菌温度、压力和时间。

实验 4.2　破伤风梭菌外毒素致病作用及抗毒素保护试验
(Determination of pathogenicity of tetanospasmin and protective effect of tetanus antitoxin)

【实验目的】

学习破伤风梭菌外毒素的致病作用和机体获得被动免疫抵抗外毒素致病作用的过程。

【实验原理】

破伤风梭菌在土壤、水、动物肠道及腐败物中广泛存在，其芽孢在自然界可存活多年。该菌在侵犯深部伤口无氧条件下生长繁殖，并产生外毒素引起机体一系列痉挛抽搐症状，该毒素又叫痉挛毒素（tetanospasmin）。破伤风抗毒素（tetanus antitoxin，TAT）可与痉挛毒素中和，使人获得被动免疫。

本试验用 TAT 注射动物，使被外毒素攻击的动物免于发病，而未注射 TAT 的动物，受外毒素攻击后出现痉挛症状，甚至死亡。

【实验材料】

1. 试剂　500IU/ml 破伤风抗毒素液；破伤风梭菌厌氧培养物滤液（外毒素），并进行 1∶40、1∶80 及 1∶160 倍比稀释。

2. 器械与用品　1ml 注射器 2 支和 75%酒精棉球。

3. 动物　18～22g 左右小鼠 4 只。

【实验步骤】

1. 取 1 只小鼠于腹腔注射 0.2ml 破伤风抗毒素，30min 后在该鼠的后腿内侧肌肉注射 0.1ml 的 1∶40 外毒素。另取 3 只小鼠分别于一只后腿内侧肌肉注射 0.1ml 的 1∶40、1∶80、1∶160 外毒素，做上标记放入笼中喂养并每日观察发病情况。

2. 预期结果

抗毒素保护组健康生存，未保护组小鼠随着注入的外毒素浓度增高，可出现后肢及尾巴痉挛，肌肉强直，角弓反张，甚至死亡。

【分析与思考】

1. 受破伤风外毒素攻击的小鼠，在刚出现发病症状时，可否应用大剂量抗毒素进行治疗?

2. 破伤风外毒素是如何转变成破伤风类毒素的?

【注意事项】

1. 实验操作时应避免被小鼠咬伤。

2. 每只小鼠要分笼喂养。

实验 4.3　白喉棒状杆菌毒力测定
(Determination of toxigenic properties of Corynebacterium diphtheriae)

【实验目的】

学习白喉棒状杆菌毒力测定的意义及方法。

【实验原理】

棒状杆菌属细菌很多，对人有致病性的主要是白喉棒状杆菌，并非所有白喉杆菌都能引起疾病，只有携带有 β 棒状杆菌噬菌体的溶原性白喉杆菌，由于其产生白喉毒素（diphtheria toxin）才致病。毒力测定有助于将白喉杆菌产毒株与非产毒株鉴别。利用毒素与适量抗毒素在琼脂内扩散相遇形成的白色沉淀线，可测出所分离白喉杆菌的产毒性。

【实验材料】

1. 试剂　1000IU/ml 白喉抗毒素、Elek 琼脂、无菌兔血清。

2. 器械与用品　56℃水浴箱、无菌平皿、1cm×5cm 无菌滤纸条。

3. 菌种　已知产毒白喉棒状杆菌、无毒白喉棒状杆菌和待检白喉棒状杆菌的吕氏血平板 37℃24h 培养物。

【实验步骤】

1. 将 10ml Elek 琼脂融化后，冷至 56℃加入兔血清 2ml，混匀、倾注入平皿，在琼脂未凝固前，用无菌镊子将浸有 1000IU/ml 抗毒素滤纸条放入平皿中央。

2. 将有毒、无毒和待检白喉棒状杆菌分别沿纸条垂直方向拉线接种，每个平板可接种 5～6个待检标本，接种后于 37℃24h、48h、72h 逐日观察结果。

3. 预期结果

产生白色沉淀线者为“＋”反应，无沉淀线者为“－”反应。预期结果参见图 1－4－1

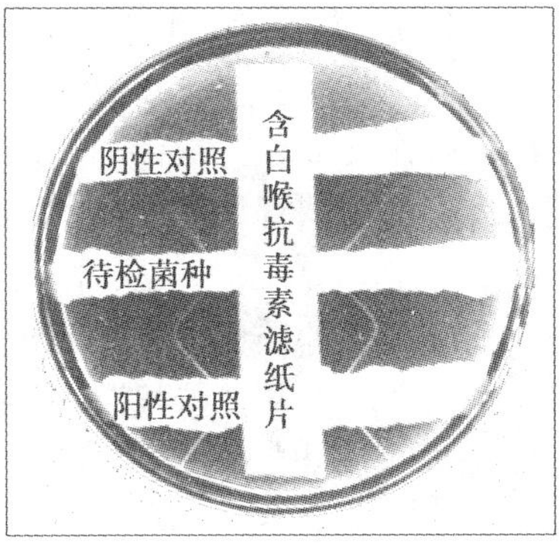

图 1－4－1　白喉棒状杆菌毒力实验示意图

【分析与思考】

1. 请思考细菌的溶原性转换过程。

2. 预防白喉棒状杆菌感染的措施是什么？

【注意事项】

1. 实验操作时，细菌接种线要尽量拉直。

2. 含抗毒素滤纸条应在有效期内使用。

实验 4.4　细菌内毒素检测——鲎试验（Limulus test）

【实验目的】

掌握内毒素的体外检测方法，了解内毒素的致病性。

【实验原理】

内毒素是 G^- 菌细胞壁的脂多糖，具有广泛的生物学活性，可引起机体发热、休克、弥漫性血管内凝血、补体系统的激活和血管活性物质释放等。鲎试验是检查内毒素的一种快速而灵敏的方法。

用海洋生物鲎的变形细胞水解物所制备的鲎试剂，含有凝固酶原、凝固蛋白原、Ca^{2+}及 Mg^{2+}，当鲎试剂与微量内毒素作用时，可发生一系列酶催化反应，形成肉眼可见的胶状凝固物质（凝固蛋白）。鲎试验的原理如图 1－4－2 所示。

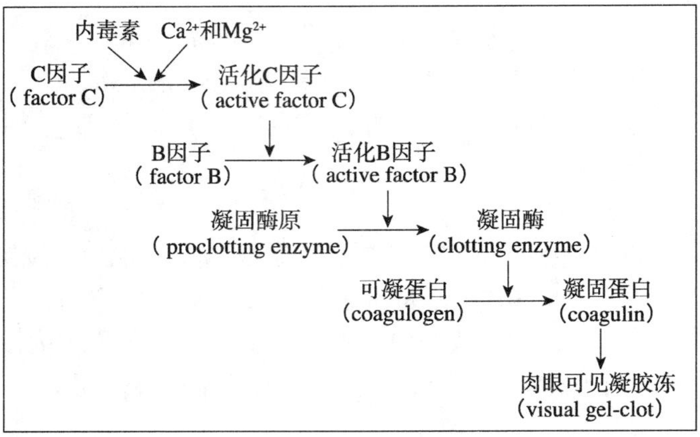

图 1－4－2　鲎试验原理示意图

鲎试验既可进行定性又可进行定量试验，以下介绍定性试验。

【实验材料】

1. 试剂　鲎试剂、细菌内毒素工作标准、待检样品、无热原质的注射用水或生理盐水。

2. 器械与用品　无热原质的吸管和小试管（经 250℃30min 或 180℃2h 处理）。

【实验步骤】

1. 将鲎试剂瓶打开，加入 0.5ml 无热原质的注射用水或生理盐水。

2. 取 3 支小试管分别标明“＋”、“－”和“待检”，并于各管中加入 0.1ml 鲎试剂。

3. 于“＋”管内加入 0.1ml 标准内毒素，为阳性对照组；于“－”管中加入生理盐水 0.1ml 为阴性对照组。

4. 于“待检”管中加入 0.1ml“待检”样品为试验组，将上述 3 只管放入 30℃水浴 60min，观察结果。

5. 预期结果

阳性对照组管内容物呈不流动凝胶状，阴性对照组管的内容物呈流动液状，待检组管内的内容物呈不流动凝胶状为“＋”；反之为“－”。

【分析与思考】

1. 注射液或生物制品内若含有残存的脂多糖，会对病人造成哪些后果？

2. 玻璃器皿去除内毒素的方法是什么？

3. 请设计对内毒素定量检测的方案。

【注意事项】

1. 使用的试管、吸管和生理盐水要经过严格处理，使用前应进行内毒素含量测试。

2. 由于出结果的时间较长，应早作出实验安排。

（曹杰　李彤）

实验五　细菌变异现象的观察

（Observation of Bacterial Variations）

实验 5.1　细菌 L 型变异（L－form variation）

【实验目的】

学会应用细菌 L 变异现象解释某些细菌感染类型和指导用药。

【实验原理】

细菌在某些因素如溶菌酶、抗生素、紫外线、亚硝基胍、氯化锂、葡萄球菌溶菌素、去氧胆酸钠、胆汁、溶酶体、噬菌体、抗体及补体等作用下，可失去细胞壁成为细胞壁缺陷型细菌，即细菌 L 型。本试验应用抗生素对葡萄球菌作用，使之失去或改变细胞壁，引起细菌形态和菌落形态变异（细菌 L 型）。

【实验材料】

1. 试剂　细菌 L 型培养基（见附录）平板。
2. 器械与用品　接种棒、酒精灯、显微镜及含青霉素的药敏纸片。
3. 菌种　0.05ml 金黄色葡萄球菌肉汤培养物。

【实验步骤】

1. 于细菌 L 型培养基平板内，涂布接种 0.05ml 金黄色葡萄球菌肉汤培养物。取一张含青霉素的药敏纸片贴于平板中央，37℃培养。
2. 逐日在低倍镜下观察抑菌圈内是否有油煎蛋样小菌落（L 型菌落）出现，取 L 型菌落涂片染色，用油镜观察是否为多形性细菌。
3. 预期结果

随培养时间延长，L 型菌落逐渐出现，将其涂片染色可见多形性菌体。

【分析与思考】

1. 如何检查细菌 L 型？
2. 从患者分离的 L 型菌，能否恢复其完整的细胞壁结构？
3. 对于细菌 L 型感染的治疗原则是什么？

【注意事项】

1. 观察菌落应注意光线的角度。
2. 观察 L 细菌应注意与标本中的杂质相区别。

实验 5.2　鞭毛变异（Flagella variation）

【实验目的】

鞭毛变异属于 H－O 变异。通过观察鞭毛变异现象理解细菌抗原性的某些改变。

【实验原理】

石炭酸具有作为表面活性剂和使蛋白质变性的双重作用，当低浓度时，可使胞浆膜损伤，引起鞭毛发育受阻。

【实验材料】

1. 试剂　0.1%石炭酸琼脂平板和普通营养琼脂平板。

2. 器械与用品　接种环、酒精灯。

3. 变形杆菌 18～24h 培养物。

【实验步骤】

1. 取变形杆菌 18～24h 培养物，分别点种于含 0.1%石炭酸琼脂平板和普通营养琼脂平板，37℃培养 24h 后观察结果。

2. 预期结果

石炭酸平板上可见变形杆菌只在点种处生长（说明失去鞭毛运动功能），而普通平板上见变形杆菌成迁徙性生长。

【分析与思考】

1. 请解释 H－O 变异的机制。

2. 失去鞭毛的细菌抗原性有何改变?

【注意事项】

1. 培养基不能太硬。

2. 培养时间不宜过长。

实验 5.3　菌落光滑型与粗糙型变异（S－R variation）

【实验目的】

掌握菌落变异类型及对临床工作的影响。

【实验原理】

某些细菌长期传代后会出现 S－R 菌落变异，当加入某些低浓度药物时，可促进其 S－R 菌落变异。将大肠埃希氏菌接种在 0.05%～0.1%石炭酸琼脂平板上，连续传几代则可变为 R 型菌落。S－R 型变异是一种广泛性变异，即除菌落变异外，其细菌的形态、生化反应、毒力和抗原性往往也发生改变。

【实验材料】

1. 试剂　0.1%石炭酸琼脂平板、普通琼脂平板。

2. 器械与用品　接种环、温箱、酒精灯。

3. 菌种　S 型大肠埃希氏菌。

【实验步骤】

1. 将 S 型大肠埃希氏菌划线接种于普通琼脂平板 37℃培养 24h，取单个菌落接种于 0.1%石炭酸琼脂平板上连续传 6 代，可获得 R 型菌落。

2. 将 S 型与 R 型菌落分别接种于 2 个普通琼脂平板，37℃培养 24h 后观察结果，用以比较两型菌落之不同。

3. 预期结果

S 型大肠埃希氏菌菌落表面光滑、边缘整齐、色泽湿润；而该菌的 R 型菌落则表面粗糙、边缘不整齐、干皱、欠光泽。

【分析与思考】

1. S－R 变异的本质是什么?

2. S－R 变异是非遗传性变异吗?

【注意事项】

1. 长期传代细菌时要防止污染发生。

2. 应使用新鲜的普通琼脂平板。

（曹杰）

实验六　螺旋体实验

实验 6.1　暗视野法检查钩端螺旋体

螺旋体（Spirochaetes）是介于细菌与原虫之间的一类细长弯曲、具有轴丝、运动活泼呈螺旋状的原核细胞型微生物。螺旋体多数为非致病性，对人类致病的主要有问号钩端螺旋体、梅毒螺旋体、回归热疏螺旋体，以及条件致病的奋森疏螺旋体等。除问号钩端螺旋体能人工培养外，其他致病性螺旋体多不易人工培养。临床微生物学检查通常是采集标本直接镜检，亦可做血清学试验。

【实验目的】

了解暗视野显微镜的基本构造和原理，并熟悉其使用方法。掌握问号钩端螺旋体的形态及运动特征。

【实验原理】

暗视野显微镜（图 1－6－1）与普通显微镜不同之处在于聚光器，暗视野聚光器中央有一个黑色挡光板，使光线不能直接进入镜筒，而只能从挡光板周边缝隙折射到载玻片的标本上。当光线斜射到螺旋体上，由于螺旋体的折光率比周围液体强，从而使菌体发出亮光并反射到接物镜上，于是在黑色背景中可见闪烁发光、细长、一端或两端弯曲呈钩状、运动活泼的钩端螺旋体。

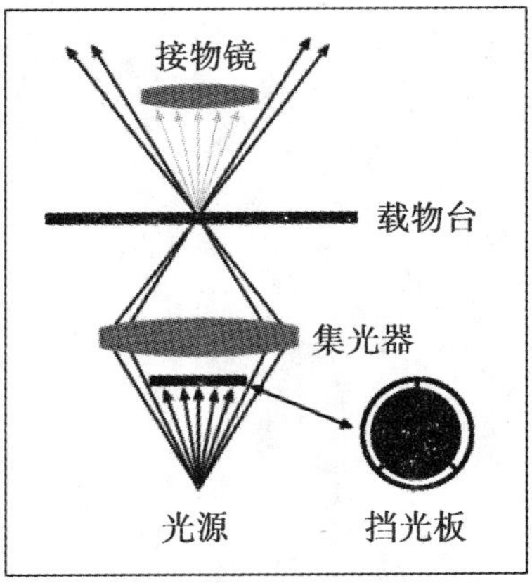

图 1－6－1　暗视野显微镜原理示意图

【实验材料】

1. 试剂　液体石蜡。
2. 器械　暗视野显微镜，无菌尖吸管，玻片及盖玻片。
3. 标本　钩端螺旋体 7～10 日液体培养物。

【实验步骤】

1. 取洁净的载玻片，用尖吸管吸取钩端螺旋体液体培养物 1 滴于载玻片上，加盖玻片。

2. 调节聚光器的高度至最高，转动反光镜，使光线集中投入到聚光器上（此时可见原来是黑暗的聚光器中央有微弱的光线）。

3. 在聚光器上加 1 滴石蜡油，然后将标本片放于其上。注意勿产生气泡，以减少光线的分散与折射。

4. 将高倍镜摆正，对准标本，调节粗调或微调。如用油镜检查时，则在盖片上加 1 滴石蜡油，换油镜头进行观察。

5. 检查完毕，先下降聚光器，取下标本片，用擦镜纸擦净聚光器上的油渍。

6. 预期结果　背景为黑色，螺旋体为闪光发亮、呈丝状，运动活泼。

实验 6.2　快速血浆反应素试验（Rapid plasma reagin test，RPR test）

RPR 试验是快速血浆反应素环状卡片试验的简称，它是筛查梅毒的一种非特异性血清学试验。由于操作简便、快速，有较好的敏感性和特异性，临床常将其用做梅毒的初步诊断试验及临床疗效的参考。凡 RPR 阳性者，应再做梅毒特异性血清学试验进行确证。

【实验目的】

熟悉和掌握 RPR 试验的原理和方法，了解 RPR 试验以及梅毒特异性血清学试验在临床诊断中的意义。

【实验原理】

梅毒患者血清中存在着能与类脂抗原发生凝集反应的反应素，即抗类脂抗体。利用这一原理，将正常牛心肌类脂作为抗原，并吸附于活性炭颗粒表面，当待检血清中存在反应素时，即与其发生凝集反应，出现肉眼可见的黑色颗粒状或絮状凝块。

【实验材料】

1. 试剂　RPR 抗原（即吸附于炭粒上的类脂质抗原）悬液。

2. 器械　专用滴管、RPR 卡片。

3. 标本　梅毒阳性血清及阴性血清、待检血清。

【实验步骤】

1. 分别吸取梅毒阳性对照血清和阴性对照血清各 50μl，均匀铺加在纸卡的两个圆圈中。

2. 另吸取 50μl 待检血清，均匀铺加在纸卡的另一圆圈中。

3. 摇匀 RPR 抗原，用专用针头、滴管吸取 RPR 抗原，分别垂直滴加 1 滴于上述血清和对照中。

4. 用手摇均匀或用 RPR 旋转仪水平转动纸卡 8 分钟，100 转/分钟，然后 3 分钟内在光线充足处肉眼判断结果。

5. 判断结果

（1）阴性反应（－）：可见均匀的抗原颗粒并集中在中央，而无凝集物。

（2）弱阳性反应（＋～＋＋）：可见较小的黑色凝集物。

（3）阳性反应（＋＋＋～＋＋＋＋）：可见中等或较大黑色凝块，溶液清亮。出现絮片状凝集者为强阳性。

【分析与思考】

1. 简要说明问号钩端螺旋体的形态特征及鉴别要点。

2. 螺旋体常用的检查方法有哪些？

3. 梅毒血清学试验的方法有几种？临床意义分别是什么？

【注意事项】

1. 梅毒血清学定性试验为阳性的患者血清，可将血清做（1∶2）～（1∶32）稀释，进行阳性滴度的半定量试验。

2. 梅毒血清学定性试验呈弱阳性或阳性反应者，需结合临床进行综合分析判断，同时再做特异性血清学试验加以确诊。

（闫玲）

实验七　真菌形态学观察

真菌是一大类不含叶绿素，不分根、茎、叶，由单细胞或多细胞组成，行有性或无性繁殖的真核细胞型微生物。真菌的种类繁多，分布极广，其中许多对人类有利，仅少数对人和动物致病，称为病原性真菌，包括浅部真菌和深部真菌两大类。真菌引起的疾病多种多样，以皮肤、毛发和指甲等浅部疾患较多。临床真菌的微生物学检查，通常采用直接镜检和培养检查，根据真菌菌落特征以及特殊的菌丝和孢子形态来确定真菌的种类。

实验 7.1　观察真菌菌落形态（真菌大培养）

【实验目的】

初步掌握真菌的培养方法（大培养），观察真菌三种典型菌落的形态特征。

【实验原理】

真菌（fungi）菌落的形态特征及颜色有助于病原性真菌的鉴定。一般观察真菌的菌落特征可将真菌培养于沙保弱（Sabouraud）氏培养基，经数日培养后肉眼可看到典型菌落，俗称大培养。

【实验材料】

1. 试剂　沙保弱氏固体培养基。
2. 器械　恒温培养箱、接种环、试管、酒精灯。
3. 标本　待检菌种。

【实验步骤】

1. 制备沙保弱氏固体培养基，然后将培养基装入大试管中，使其成为斜面。

2. 将酵母及类酵母真菌以划线法接种于沙保弱氏培养基上；丝状菌以接种钩钩取材料，点种在沙保弱氏培养基上。

3. 置 22℃至 28℃恒温培养箱培养（深部真菌可培养于 37℃环境），一周后观察菌落生长情况。

4. 观察结果

（1）酵母型菌落（yeast type colony）：多数单细胞真菌的菌落为酵母型菌落，代表菌为新型隐球菌，其菌落较大，呈浅棕色至褐色，表面湿润、光滑，边缘整齐。有荚膜真菌的菌落外观粘稠，无荚膜者不黏稠。

（2）酵母样（类酵母型）菌落（yeast - like type colony）：代表菌为白色念珠菌，菌落较大，呈白色奶油状，表面湿润、光滑。陈旧培养物颜色变深，菌落逐渐变硬或皱褶。因有伸长的芽生孢子与母细胞连接所形成的假菌丝长入培养基内，故称作类酵母型菌落。

（3）丝状菌落（filamentous type colony），为多细胞真菌的菌落特征，又可分为 3 种：①棉絮状菌落，如絮状表皮癣菌的菌落；②绒毛状及粉末状菌落，如石膏样小孢子菌；③颗粒状菌落，如毛癣菌属真菌菌落。丝状菌落的共同特点是带有颜色，呈棉絮状、绒毛状、粉末状或颗粒状等，可看到伸向空间的菌丝及深入到培养基深部的营养菌丝。

实验 7.2 观察真菌菌丝和孢子形态（真菌小培养）

【实验目的】

熟悉真菌小培养的方法。了解病原性真菌显微镜下的形态结构特点，熟悉青霉菌和白色念珠菌菌丝及孢子的特征。

【实验原理】

用小培养的方法培养真菌后，置普通光镜下可对各种菌丝和孢子进行形态观察。

【实验材料】

1. 试剂　沙保弱固体培养基。

2. 器械　恒温培养箱、特制小培养钢圈、接种针、玻片、盖片、酒精灯、蜡碗、注射器。

3. 标本　待检菌种。

【实验步骤】

1. 制备由特制钢圈与玻片、盖片组成的培养小室（图 1-7-1）。
2. 用注射器由侧孔将沙保弱固体培养基装入培养小室内。
3. 待琼脂凝固后，用接种针由接种孔接种菌种于培养基表面。
4. 置 26℃恒温培养箱培养 3～7d。
5. 将培养物直接放显微镜下观察。
6. 观察结果

白色念珠菌：可见较大、圆形、壁厚的厚膜孢子及假菌丝。

青霉菌：可见小分生孢子及气中菌丝。

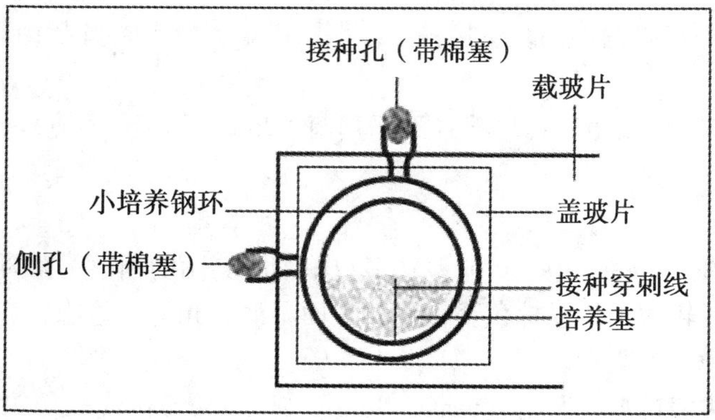

图 1-7-1　真菌小培养示意图

实验 7.3 浅部真菌感染临床标本的检查

浅部真菌病在临床上极为常见，包括各种毛发、指甲及皮肤癣病。临床上采用的诊断方法主要有直接镜检和分离培养。取感染部位的样品进行直接压片镜检，是临床最为简单而重要的常规检查方法。

【实验目的】

了解和熟悉临床浅部真菌感染不染色标本的直接检查方法。掌握显微镜下菌丝和孢子的形态特征。

【实验原理】

取真菌感染病损处标本，溶于氢氧化钠溶液中并微加热，以使标本组织和角质溶解，标本清晰透明，易于镜下观察。

【实验材料】

1. 试剂　10%NaOH 溶液。

2. 器械　小镊子、载玻片、盖片、酒精灯。

3. 标本　毛发癣或足癣患者的皮屑。

【实验步骤】

1. 用小镊子拔取病损部位毛发，对皮癣患者可用小刀刮取皮损部位边缘处皮屑，或用小刀刮取甲癣患者病指（趾）甲。

2. 将标本置于清洁载玻片上，加 10%NaOH 1～2 滴，稍等片刻，盖上盖片，于火焰上微微加热，静置 3～5min，轻压盖片，使组织分散并除去气泡。

3. 观察结果

先用低倍镜检查有无菌丝和孢子，再换高倍镜观察菌丝和孢子的特征。如镜下看到典型的菌丝和孢子即可诊断为真菌感染。

【分析与思考】

1. 什么是真菌大培养和小培养？

2. 真菌菌落有几种类型？各有何特征？

3. 什么是厚膜孢子和假菌丝？在临床诊断上有何意义？

【注意事项】

1. 临床直接压片镜检有菌丝和孢子，可确诊为真菌感染，但不能确定是哪一种真菌，必要时可做培养进一步鉴定。

2. 临床制作直接镜检标本时，加热要适度，以免角质细胞溶解过度或造成氢氧化钠结晶而影响结果观察。

（闫玲）

实验八　病毒学基本技术

实验 8.1　病毒的形态学检查（Morphological examination of viruses）

（一）透射电子显微镜检查病毒颗粒

电子显微镜技术可直接观察病毒的大小、形态、结构以及病毒在细胞内增殖的动态过程。制作电镜标本的方法主要有超薄切片（厚度为 100nm 左右），磷钨酸负染色技术等。

【实验目的】

了解透射电子显微镜的基本原理及磷钨酸负染色方法。通过观察病毒的电镜照片，熟悉病毒的五种基本形态和结构特征。

【实验原理】

透射电子显微镜的基本原理与普通光学显微镜相似，所不同的是用高速电子束代替光波，用电磁场代替凸透镜。电镜下放大物体成像的反差，取决于物体各部分的电子密度，电子密度越大，所通过的电子就越少，看到的图像就越暗；反之，电子密度小，通过的电子多，图像就亮。当样品的电子密度很小或样品各部分电子密度相差不大时，观察图像往往不清晰。

电镜检查有两种方法，即直接电镜法和免疫电镜法。本试验介绍直接电镜法检测标本的负染色技术。负染色技术是将病毒标本用磷钨酸盐（重金属染液）染色，使病毒周围背景着色，电子光束能通过低电子密度的病毒颗粒，而不能通过高电子密度的重金属染液，从而使病毒颗粒在黑色背景中呈现出明亮清晰的结构。

【实验材料】

1. 试剂　琼脂、2%磷钨酸盐水溶液。
2. 器械　电子显微镜用铜网、载玻片、电子显微镜。
3. 标本　待检标本的 5 种病毒形态电镜照片。

【实验步骤】

1. 负染色技术

（1）将 2%的琼脂块放在载玻片上，加一滴病毒悬液于琼脂块表面。

（2）取 1 片电子显微镜用铜网（包被面朝下），放在病毒悬液上，使水溶液和盐分扩散到琼脂中，直至悬液变干，而浓缩了的病毒颗粒粘附在铜网上。

（3）夹起铜网并放在 2%磷钨酸水溶液中，染色 1～2min。

（4）取出铜网，用滤纸吸掉剩余的磷钨酸水溶液。

（5）将铜网置电子显微镜下观察。

（6）观察结果：

1）病毒颗粒的大小：病毒颗粒的大小对鉴别病毒非常重要，大型病毒直径为 200～300nm 如痘病毒；中型病毒直径为 100～200nm，如腺病毒；小型病毒直径<50nm，如脊髓灰质炎病毒等。

2）有无包膜：有些病毒在衣壳外包有囊膜即包膜。

3）衣壳的对称性：大多数病毒是立体对称型，粘病毒和副粘病毒是螺旋对称型，痘类病毒是复合对称型。

2. 观察5种病毒形态照片

(1) 球形体 (spherical)，大多数脊椎动物病毒为球形体，如脊髓灰质炎病毒、疱疹病毒及腺病毒等。

(2) 丝状体 (filamentous)，多见于植物病毒，如烟草花叶病病毒等，也可见于新分离的流感病毒。

(3) 砖状体 (brick - shaped)，多见于痘病毒属，如痘病毒。

(4) 弹状体 (bullet - shaped)，见于弹状病毒属和某些植物病毒，如狂犬病病毒。

(5) 蝌蚪状体 (tadpole - shaped)，见于噬菌体，如λ噬菌体。

(二) 普通光学显微镜检查病毒包涵体

某些受病毒感染的细胞，可在细胞核或浆内形成一个或数个、呈圆形或不规则、大小不一、嗜酸性或嗜碱性、与正常细胞结构和着色不同的斑块，称为包涵体。应用光学显微镜检查包涵体，根据不同病毒包涵体的形态、染色、存在部位的差异，可辅助诊断某些病毒性疾病。

【实验目的】

了解和熟悉狂犬病病毒包涵体的形态特征以及染色方法。

【实验原理】

狂犬病病毒感染犬或人后，可在其脑细胞胞浆内形成圆形或椭圆形的嗜酸性包涵体，称内基小体 (Negri's body)。取狂犬海马部位神经组织做病理切片，经染色后置普通光学显微镜下观察，根据包涵体的特征可用于临床辅助诊断。

【实验材料】

1. 试剂　苏木精-伊红染液。
2. 器械　普通光学显微镜、载玻片。
3. 标本　犬脑切片。

【实验步骤】

1. 取狂犬病犬的海马部位神经组织做病理切片。
2. 切片经苏木精-伊红染色，置普通光学显微镜下观察。
3. 观察结果：

先用低倍镜找到含大量星形细胞的海马回，再换高倍镜，仔细寻找胞浆内有无染色均匀、圆形或椭圆形、红色或暗红色、边缘整齐的小圆体，即内基氏小体。

镜下特点：神经细胞染成蓝色，间质为粉红色，在神经细胞浆内可见一个或数个、圆形或椭圆形、染成红色的内基氏小体。注意包涵体形态、存在部位及染色特点。内基氏小体为狂犬病所特有。因此，一旦检出内基氏小体，即可确诊。

【分析与思考】

1. 电镜法检查病毒的方法有几种?
2. 说明负染色技术的原理和方法?
3. 什么是内基氏小体?

【注意事项】

1. 电镜检查一般不作为实验室常规技术，当样品中病毒颗粒浓度大于10^7/ml时可用电镜进行快速鉴定。

2. 包涵体对病毒感染有一定意义，但有些包涵体的形成并不是特异的，应加以区别。

实验 8.2　病毒的细胞培养（Cell culture of virus）

从生物体中取出某种组织或细胞，模拟体内生理条件，在人工培养条件下使其生存、生长、繁殖或传代，这一过程称为组织培养。组织培养技术最大的优点是可以在体外直接观察活细胞，避免了体内实验时的许多复杂因素的干扰，经济实用、观察指标客观、敏感且适用范围广。目前被普遍应用于分离鉴定病毒、制备疫苗及病毒抗原等。多种器官组织，包括鸡胚、多种动物的肾组织、人胚羊膜组织、人胚肺组织等，均可作为组织培养的材料。培养用细胞的选择主要根据细胞对病毒的敏感性，即细胞是否存在供病毒吸附的受体及病毒复制酶等。组织培养方法很多，最常用的是分散的活细胞即单层细胞培养法，根据细胞染色体特性及传代次数的不同，单层细胞培养又分为原代细胞培养、二倍体细胞培养和传代细胞培养。本实验主要介绍原代细胞培养法和传代细胞培养法。

（一）原代细胞培养（Primary cell culture）

直接将从体内获取的组织细胞进行首次培养为原代细胞培养。原代细胞培养的特征是对病毒敏感，但不能传代。

【实验目的】

掌握鸡胚原代细胞培养操作的基本程序，掌握无菌操作技术，观察鸡胚成纤维细胞的生长情况。

【实验原理】

将机体内新鲜器官组织取出，分散成单细胞，在人工条件下模拟机体内生理条件培养，使其生长繁殖。

【实验材料】

1. 试剂　0.25％胰酶、灭活小牛血清、Hank 液、MEM、3.5％碳酸氢钠、10 000U/ml青霉素和 10 000μg/ml 链霉素。

2. 器械　平皿、尖吸管、吸管、25ml 培养瓶、胶塞、三角瓶、眼科剪、小镊子、纱布漏斗等。

3. 动物　9～10 日龄鸡胚。

【实验步骤】

1. 将鸡胚置于蛋板上，气室向上，消毒气室卵壳，用镊子轻轻敲开气室，并去掉卵壳及壳膜，用镊子取出胚体，放于无菌平皿中。

2. 用两把小镊子去鸡头、爪和内脏，用 Hank 液洗一遍。

3. 用眼科剪刀将鸡胚剪成 0.1～1mm^3碎块，加入 Hank 液 10ml，静置数分钟，吸出上清弃去，用 Hank 液反复洗组织块 3 次，将组织块吸入 50ml 三角瓶中。

4. 静置数分钟后弃去 Hank 液，加入 0.25％胰酶 10ml，37℃水浴 30min，并不断振荡。

5. 静置片刻后轻轻吸去胰酶，加入 10ml Hank 液，反复吹打组织块，使之成为不含肉眼可见大组织块的匀浆液。

6. 用装有 3 层纱布的小漏斗过滤细胞液，在细胞悬液中加入 10ml 细胞生长液。

7. 细胞计数　取小试管 1 支，加入无血清 Hank 液 0.38ml，再吸取细胞液 20μl，混匀后滴入血细胞计数板内，低倍镜下计数。

公式：细胞数/ml＝4 个白血球大方格细胞总数/4×10^4×稀释倍数

8. 用细胞生长液将细胞悬液配成（8×10^5）～（1×10^6）/ml 浓度，分装于 25ml 培养瓶中，每瓶 4ml，塞紧胶塞，置 37℃培养，逐日观察细胞生长状态。

9. 观察结果　每日观察结果，一般 1～2 日后即可长成单层，低倍镜下可见细胞呈纤维梭状且排列整齐。

（二）传代细胞培养（Continuous cell culture）

传代细胞系多数是人和动物组织的二倍体细胞突变或癌细胞经过多次传代建立的，其特征是性质较稳定，能无限制地传代并可大量制备，在液氮（－196℃）中可长期保存，取用方便。但目前只能用于病毒的分离鉴定，不能用以制备疫苗。本试验以 Hela 细胞为例，介绍传代细胞的培养方法。

【实验目的】

掌握倒置显微镜的使用方法，掌握无菌操作技术。熟悉细胞培养与传代的方法。

【实验原理】

当细胞长成致密单层后，随着培养时间的延长和细胞不断分裂，会造成密度过大，细胞生存空间不足，从而使细胞生长速度减慢甚至停止；同时也会因营养物不足和代谢物积累而不利于细胞生长。为使细胞能在体外持续培养，以便获得稳定的细胞株或扩大细胞数量，须将培养瓶内的细胞分散，以 1 瓶传 3 瓶的比例将细胞转移到另外的培养瓶内进行培养，即为传代培养。

【实验材料】

1. 试剂　Hela 细胞株、细胞生长液、细胞维持液、细胞分散液、磷酸盐缓冲液。

2. 器械　无菌 25ml 细胞培养瓶、吸管及三角瓶、倒置显微镜、CO_2培养箱。

【实验步骤】

1. 将细胞单层用无钙镁离子的磷酸盐缓冲液洗涤 2 次。

2. 加入 0.25％胰酶液分散消化细胞，消化液的量以盖住细胞为好，最佳消化温度是 37℃。

3. 细胞培养瓶平放置 37℃ 5～10min，肉眼或低倍镜下观察，如细胞单层边缘有卷起，或细胞间有缝隙呈疏松网状时，表明消化适度。

4. 将细胞培养瓶倒置，使细胞不接触胰酶，继续在 37℃消化几分钟。

5. 弃去消化液，加入生长液，用吸管吸吹数次，使细胞分散均匀，每瓶细胞单层可扩大分装 2～3 瓶。

6. 培养瓶置 5％CO_2 37℃静置培养 1～2 天又可长至单层。

7. 观察结果：

传代后的细胞一般在 2 小时左右就能附着在培养瓶壁上，2～4 天就可形成致密单层，于倒置显微镜下可见细胞的轮廓清楚，折光率好，排列整齐且大小基本一致。此时的细胞可用于分离培养病毒或再次进行传代。

【分析与思考】

原代细胞和传代细胞培养有何不同?

【注意事项】

1. 操作前要洗手，并用 75％酒精擦拭。

2. 操作前点燃酒精灯，整个操作在火焰附近进行。

3. 操作时动作要准确敏捷，但又不能太快，以防空气流动，增加污染机会。

4. 瓶子开口后要尽量保持 45°斜位。

5. 吸溶液的吸管等不能混用。

实验 8.3 中和试验（Neutralization test）

【实验目的】

掌握病毒中和试验的基本原理、意义及方法。掌握固定病毒-稀释血清法的操作步骤、计算方法及含义。

【实验原理】

特异性抗病毒抗体（中和抗体）与相应的病毒作用后，可阻止病毒对敏感细胞的吸附和穿入，从而抑制了病毒的繁殖，使病毒失去感染性，即所谓病毒被“中和”。

中和试验是以测定病毒的感染力为基础，因此试验结果必须通过病毒的敏感动物、鸡胚或组织培养观察，以比较病毒被中和后的残余感染力。

【实验材料】

1. 试剂

（1）脊髓灰质炎病毒　试验前经 $TCID_{50}$ 测定。

（2）血清　抗病毒免疫血清、正常血清及待检血清（经 56℃ 30min 灭活）。

（3）Vero 细胞、DMEM。

2. 器械　细胞培养瓶、吸管、倒置显微镜。

【实验步骤】

中和试验有两种方法，一种是固定病毒-稀释血清法，另一种是固定血清-稀释病毒法。本试验介绍固定病毒-稀释血清法。

1. 用 Hank 液倍比稀释待检血清为 1∶4 至 1∶128，每管量为 0.5ml。

2. 每管均加入 0.5ml 病毒液（$100TCID_{50}$/0.1ml），充分混匀，37℃水浴 1h。

3. 选择已长好的单层细胞，用 Hank’s 液洗 2 次，分别接种上述中和物 0.2ml，每个稀释度接种 4 瓶，置 37℃温箱 1h。

4. 补足维持液至 4ml，置 37℃培养，逐日观察细胞病变，并记录结果。一般观察 1 周左右。如为出现细胞病变较慢的病毒，应延长观察时间。

5. 结果判断

50%血清中和终点为能保护 50%细胞不产生病变的血清最高稀释度，即为中和终点，按 Reed-Muench 法计算结果，见表 1-8-1。

表 1-8-1　50%血清中和终点的计算

血清稀释度	细胞病变瓶数/总瓶数	细胞病变分布		累计		比数	百分比（%）
		（+）瓶	（−）瓶	（+）↓	（−）↑		
1∶4（$10^{-0.6}$）	0/4	0	4	0	16	0/16	0
1∶8（$10^{-0.9}$）	0/4	0	4	0	12	0/12	0
1∶16（$10^{-1.2}$）	0/4	0	4	0	8	0/8	0
1∶32（$10^{-1.5}$）	1/4	1	3	1	4	1/5	20
1∶64（$10^{-1.8}$）	3/4	3	1	4	1	4/5	80
1∶128（$10^{-2.1}$）	4/4	4	0	8	0	8/8	100

由表 1-8-1 可知，能保护 50％细胞不发生病变的血清最高稀释度在 1∶32～1∶64。

（1）距离比例＝（50－＜50％的病变率）/（＞50％的病变率－＜50％的病变率）

＝（50－20）/（80－20）

＝0.5

（2）＜50％病变率血清稀释度的对数＋ 距离比例×稀释系数的对数

＝－1.5 ＋ 0.5×（－0.3）

＝－1.65

（3）－1.65 的反对数＝1/45

即 1∶45 的血清可保护 50％的细胞不产生病变。

【分析与思考】

1. 中和试验的理论基础是什么？
2. 中和试验的应用范围是什么？

【注意事项】

1. 试验必须设有阳性对照、阴性对照和细胞对照。
2. 试验应选用对细胞有较稳定致病力的病毒。
3. 待检血清须灭活，以去除非特异性抑制物。

（闫玲）

实验九　免疫器官的观察

（Organs of the Immune System）

【实验目的】

观察免疫器官的外形与结构。

【实验原理】

免疫器官包括中枢免疫器官和外周免疫器官。在哺乳类动物，中枢免疫器官包括胸腺和骨髓；在禽类，中枢免疫器官包括胸腺和法氏囊。外周免疫器官有淋巴结、脾等（本实验属于示教内容）。

【实验材料】

1. 标本

胎儿胸腺、鸡法氏囊。

2. 切片

胸腺组织切片、骨髓组织切片、人淋巴结切片、人脾组织切片。

【实验步骤】

1. 观察胎儿胸腺和胸腺组织切片。
2. 观察骨髓组织切片。
3. 观察鸡法氏囊。
4. 观察人淋巴结切片。
5. 观察人脾组织切片。

【分析与思考】

1. 胸腺（Thymus）

胸腺位于胸腔纵隔上部，胸骨后方。人类胸腺在胚胎期及出生后 2 岁内生长很快，体积较大；2 岁后到青春期发育仍很快；但青春期后开始萎缩，逐渐由脂肪组织所代替，它在机体免疫功能的建立上占有重要地位。骨髓内有部分淋巴细胞迁移到胸腺内，在胸腺素的影响下，增殖分化成为具有免疫功能的 T 细胞，再经血流输送到淋巴结和脾等周围免疫器官发挥免疫功能。若新生期切除胸腺或胸腺生长肿瘤，可导致细胞免疫功能显著下降，常因感染而死亡。

胸腺的组织结构：胸腺分左右两叶，表面覆盖有一层结缔组织被膜，被膜深入实质将实质分割成若干小叶。胸腺小叶的外层为皮质，内层为髓质。胸腺皮质区分为浅皮质区和深皮质区。皮质区内 85%～90%的细胞为未成熟的 T 细胞。髓质区内有大量的胸腺上皮细胞和稀疏分散的较成熟的胸腺细胞、单核-巨噬细胞和树突状细胞。

2. 骨髓（Bone marrow）

骨髓位于骨髓腔中，分为红骨髓和黄骨髓。红骨髓有造血功能，由造血组织和血窦构成。造血组织主要由基质细胞和造血细胞组成。基质细胞包括网状细胞、成纤维细胞、血管内皮细胞、巨噬细胞等。骨髓是各类血细胞和免疫细胞发生的场所。骨髓又是 B 细胞分化成熟的场所和体液免疫应答发生的场所。因此骨髓既是中枢免疫器官，又是外周免疫器官。

3. 法氏囊（Bursa of Fabricius）

在禽类，法氏囊是位于泄殖腔上方的一个囊状物，内充满着淋巴组织，其中淋巴细胞不断受囊素的影响，发育成B淋巴细胞。若新生期切除法氏囊，抗体的形成将受影响，而细胞免疫功能不受影响。对于B淋巴细胞发育而言，禽类的法氏囊具有哺乳类动物骨髓相似的作用。

4. 淋巴结（Lymphoid node）

淋巴结的实质分为皮质区和髓质区两部分。皮质区分为浅皮质区和深皮质区两部分。浅皮质区靠近被膜下，是B细胞定居的场所，称为非胸腺依赖区（thymus - independent area）。该区内大量B细胞聚集形成淋巴滤泡，或称淋巴小结。浅皮质区与髓质之间的深皮质区是副皮质区，是T细胞定居的场所，称为胸腺依赖区（thymus - dependent area）。髓质区有髓索和髓窦组成，髓索由致密聚集的淋巴细胞组成，主要为B细胞和浆细胞。

5. 脾（Spleen）

脾实质可分为白髓和红髓。白髓为密集的淋巴组织，为T细胞区。白髓与红髓交界的狭窄区域为边缘区，内含T细胞、B细胞和较多M巨噬细胞。红髓有髓索和髓窦组成。髓索为索条状组织，主要含B细胞、浆细胞、M巨噬细胞和树突状细胞。

（张秀春　邓路遥）

实验十　免疫沉淀反应试验

（immunoprecipitation）

【实验目的】

掌握免疫沉淀反应的基本原理以及实验方法。

【基本原理】

可溶性抗原与相应抗体以合适的比例发生特异反应时，在一定温度和电解质存在的条件下，形成肉眼可见的沉淀物，称为沉淀反应。沉淀反应的抗原可以是多糖、蛋白质、脂类等。根据抗原与抗体的不同条件及其他因素，沉淀反应可以分为以下三种主要形式，即：环状沉淀反应（Ring precipitation reaction），凝胶中沉淀反应（Precipitation reaction in gel），（如单向扩散、双向扩散、对流电泳、免疫电泳等）及微生物学实验中的絮状沉淀反应（Flocculation precipitation reaction）[如梅毒血清中的康氏（Kahn）及克莱（Kline）试验以及检测白喉杆菌毒力的体外试验- Elek 氏试验，检测毒素或类毒素的絮状沉淀单位测定等]。本实验主要介绍凝胶中的沉淀反应。

实验 10.1　单向免疫扩散法（Single immunodiffusion）——正常人群 IgG 正常值检测

【实验原理】

在含有特异抗体的琼脂板中打孔，并在孔中加入定量的抗原，当抗原向周围扩散后与琼脂中抗体相结合，即形成白色沉淀环，其直径或面积与抗原浓度呈正相关。同时用标准抗原或国际参考蛋白制成标准曲线，即可用以定量检测未知标本的抗原浓度（mg/ml 或 U/ml）。应用这一实验方法可检测正常人群或患者血清中 IgG、IgA 及 IgM 的含量及正常值。

【实验材料】

1. 试剂

2%离子琼脂或生理盐水琼脂（内含 2%NaN_3）、标准马抗人 IgG 血清（抗体）、pH7.2 PBS、已制备好的含有马抗人 IgG 抗体的 1%琼脂板、1∶50 稀释的单人份待检血清标本、参考蛋白工作标准。

2. 器械（仪器）

打孔器（孔径 3mm）及打孔模板、微量加样器、湿盒（容器内加湿纱布或泡沫塑料）。

【实验步骤】

1. 标准曲线的制备（示教）

（1）按照玻片的大小，准备用于制做 1～1.5mm 厚度的琼脂板所需要的 1%琼脂，分装其 1/2 量的 2%盐水琼脂。例如，用普通载玻片制作时，其 1%琼脂量为 4ml，在分装 2%盐水琼脂时即为 2ml。溶化后置 56～60℃水浴中平衡温度备用。

（2）稀释抗体，用 pH7.2 的 PBS 稀释标准抗人 IgG 抗体，终浓度为抗体效价的一倍。例如，血清效价为 1∶140，原浓血清即应按 1∶70 稀释。并分装试管，其分装量应与 2%盐水琼脂量相等。

（3）制板　将已稀释的抗人 IgG 抗体于 56℃水浴中预热约半分钟，再倾注于已溶化并维持 56～60℃的 2%盐水琼脂管中，用拇指将管口堵紧。翻转试管 1～2 次，将抗体与琼脂混合均匀（注意：抗体与琼脂混合时切勿产生气泡），迅速倾注于玻片上，待凝固后即制成。

（4）打孔　将琼脂板置于模板上，在同一直线上用打孔器打孔 4 个，孔距 10mm。

（5）稀释不同浓度的参考蛋白标准（工作标准）：应根据制品说明进行稀释，例如：工作标准中免疫球蛋白含量，IgG 为 100U/ml，80.4μg/U，其稀释范围为 1∶10、1∶20、1∶40、1∶80。

（6）加样　将已稀释的不同浓度的工作标准顺序用微量加样器每孔加入 10μl。（注意：每一稀释度均应更换塑料吸头）。

（7）湿盒中，放 37℃温箱，24 小时后观察结果。

（8）用量角规测量并记录沉淀环直径，然后以沉淀环直径为纵坐标，不同的 U/ml 为横坐标，绘制成标准曲线。

2. 正常人血清中 IgG 值的测定

（1）将已制备好的抗体琼脂板置打孔模板上，每一琼脂板可打孔 4 个（孔径 3mm，孔距 10mm）。

（2）将单位正常人血清用 pH7.2 PBS 分别作 1∶50 稀释。

（3）用微量加样器分别取 1∶50 稀释的单人份血清标本 10μl 加入孔中，每份标本应各加两孔。

（4）作好标记置湿盒中，放 37℃温箱，24 小时后观察结果。

【分析与思考】

测量各份标本的沉淀环直径并记录结果，然后用标准曲线测出每份标本所含 IgG 的含量（μg/ml）。

将全班实验结果做出统计及均值，并写出较完整的实验报告。

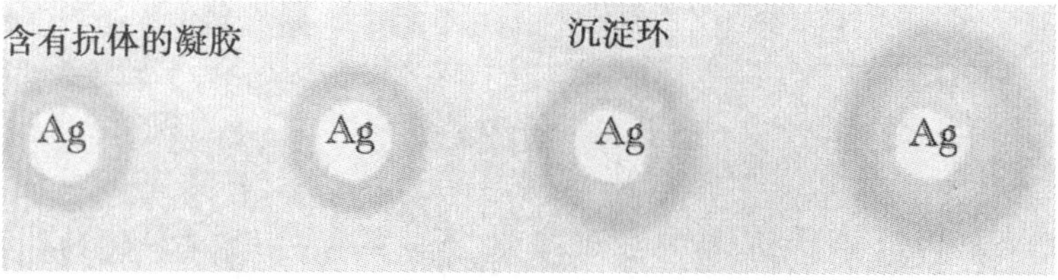

图 1－10－1　免疫沉淀环

【注意事项】

1. 制做标准曲线时，为尽量减少误差。至少应做两份以上标准板。
2. 每加一份标本均应更换塑料吸头。

实验 10.2　双向扩散法（Double diffusion）——抗原分析

【实验原理】

双向扩散法是指可溶性抗原与相应抗体在琼脂介质中相互扩散而形成一定类型沉淀线的方法。沉淀线的特征与位置不仅取决于抗原抗体的特异性及相互间比例，而且与其分子大小及扩散速度相关。当抗原抗体存在多种系统时，可呈现多条沉淀线以至交叉反应。

【实验材料】

1. 试剂

生理盐水 1%琼脂管（每管约 4ml）、抗体及抗原 1、2、3、4、5、6。

2. 材料

载玻片、打孔器及打孔模板、微量加样器及塑料吸头、湿盒。

【实验步骤】

1. 将已溶化的 1%琼脂盐水管放 58～60℃水浴箱中平衡温度备用。

2. 将载玻片置于水平桌面上，倾注已溶化琼脂 3.5～4ml，使成厚度约 1.5mm 琼脂板。

3. 凝固后，将打孔模板置于琼脂板下，然后用打孔器打孔，根据不同需要可制成三角型、方阵型或梅花型。本次试验采用三角型（图 1－10－2），即每一个三角型的三个孔为一组（因本次实验所制备的琼脂板均以载玻片为底板，故根据其大小只能采用三角形，同时每一琼脂板也只能制成两组。否则，如采用方阵型或梅花型，则因琼脂板边缘琼脂厚度不够而使周边各孔所加抗原或抗体量不足或溢出。如制成三角型三组，因各孔相距过近相互渗透扩散而难于正确判定结果）。

4. 如图 1－10－2 所示，用微量加样器加抗体各 10μl。各组所余两孔各按抗原 1、2 为第一组，3、4 为第二组，5、6 为第三组，分别各加入 10μl。注意每加一样品均需要更换加样器塑料吸头，以防止交叉现象影响实验结果。

5. 作好标记，放湿盒中，置 37℃温箱，24 小时后观察结果。

【分析与思考】

1. 融合性沉淀弧，说明两孔中抗原相同，为同一性反应。

2. 两沉淀线独自形成并形成交叉，说明两孔中的抗原完全不同，为非同一性反应。

3. 融合性沉淀弧出现支线，或同时有另一条或两条沉淀线，说明两孔中抗原有相同部分，又有不同部分，此为部分同一性反应。

凝胶内沉淀反应：双向免疫扩散

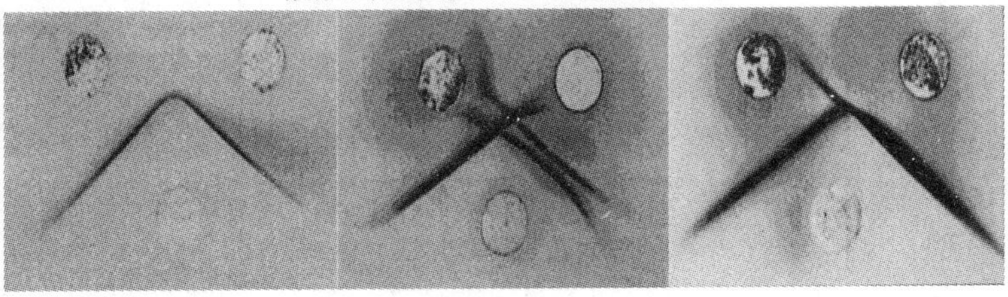

1. 相同　　2. 不相同　　3. 部分相同

图 1－10－2　双向免疫扩散

实验 10.3　免疫电泳（Immunoelectrophoresis）

【实验原理】

免疫电泳法是将凝胶电泳与双向免疫扩散两种技术相结合的一种实验方法。在电场作用下标本中各组分因电泳迁移率不同而分成区带，然后沿电泳平行方向将凝胶挖一沟槽，将抗体加入沟槽内，使抗原与抗体相互扩散而形成沉淀线。根据沉淀线的数量、位置及形状，分析标本中所含各组分的性质。本实验常用于抗原分析及免疫性疾病的诊断。

【实验材料】

1. 试剂

1%离子琼脂（pH8.6巴比妥缓冲液加入等量蒸馏水，再加入1%琼脂，溶解后用脱脂棉过滤，分装，实验前加热溶解置56～60℃水浴箱中平衡温度备用）、人IgG（1mg/ml）、抗人全血清抗体、待检血清。

2. 器械（仪器）

免疫电泳用玻片、微量加样器及塑料吸头、尖吸管及橡皮吸头、打孔器、解剖刀、尺、打孔模板、湿盒、电泳仪［将pH8.6巴比妥缓冲液注入电泳槽内（注意正负极，各槽内所加入的量应在同一水平）］，并将滤纸裁至适当长度和宽度以备搭桥使用。

【实验步骤】

1. 将溶化的1%离子琼脂倾注于玻片上制成琼脂板。

2. 冷却凝固后，按照模板于挖槽线上下两侧各打一个孔，并分别用微量加样器加入待检血清及人IgG各15μl。

3. 置电泳槽内，注意电泳标本应放负极“—”一侧，并将已浸透缓冲液的滤纸一端覆盖于琼脂板两侧各约0.5mm，另一端浸于电泳液中。

4. 接通电源。电压、电流及时间应视仪器性能而定。一般电势梯度6V/cm，电流每板20mA，泳动时间1～2小时。

5. 电泳完毕，关闭电源，取出琼脂板，按模板位置用解剖力挖横槽。用特制尖吸管加入抗人全血清抗体。

6. 置湿盒中，于37℃温箱中扩散24小时。

【分析与思考】

根据沉淀弧的位置及形状，参照免疫球蛋白迁移范围示意图（图1-10-3），识别主要的免疫球蛋白。

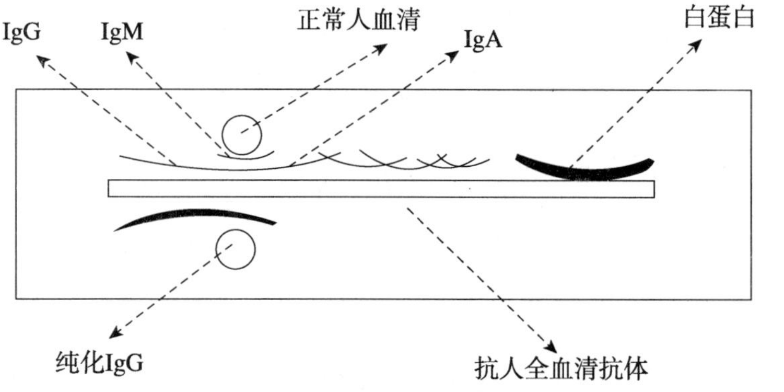

图1-10-3 人血清蛋白免疫电泳图

（朱蕴兰 贺琼）

实验十一　免疫凝集反应试验

（Immune Agglutination Test）

【实验目的】

基本学习并掌握免疫凝集反应试验。

【实验原理】

以凝集反应原理为基础的实验中，除最基本的试管凝集试验及玻片凝集试验外，尚有乳胶颗粒间接凝集抑制试验、间接血细胞凝集试验及葡萄球菌A蛋白（SPA）协同凝集试验等。由于乳胶颗粒间接凝集抑制试验——妊娠试验已被酶联免疫吸附试验所替代，而间接血细胞凝集试验及SPA协同凝集试验又多用于微生物学诊断实验范畴，故以上三试验均不重复介绍。

实验11.1　试管凝集试验（Tube agglutination test）——抗体效价测定

【实验原理】

大分子颗粒性抗原（如细菌、红细胞等）与其相应的抗体特异结合后，在适量的电解质存在及一定温度下，经过一定时间出现肉眼可见的凝集现象，称为凝集反应。试管凝集试验是凝集反应的一种，一般均以标准抗原（已知抗原）测定免疫血清或患者血清中抗体的效价。

【实验材料】

1. 试剂

1∶10抗鸡红细胞免疫血清（配制前需经56℃30分钟灭活）、0.5%鸡红细胞生理盐水悬液、生理盐水。

2. 器械（仪器）

瓦氏试管及1ml刻度吸管、试管架及吸液橡皮乳头、红蜡笔。

【实验步骤】

1. 取瓦氏管7支，排列于试管架上并做好标记。

2. 每管各加入生理盐水0.5ml。

3. 吸取1∶10抗鸡红细胞免疫血清0.5ml加入第1管中并充分混匀。

4. 自第1管中吸出0.5ml加入第2管中，经充分混匀后吸出0.5ml加入第3管中，如此依次稀释至第6管，混匀后吸出0.5ml弃去。此时1～6管所含免疫血清的稀释度分别为1∶20、1∶40、1∶80、1∶160、1∶320、1∶640，第7管不加免疫血清做为对照。

5. 在1～7管中，每管加0.5%鸡红细胞悬液各0.5ml（注意：加入前必须将红细胞悬液充分混匀）。

6. 此时第1～6管的血清最终稀释度为1∶40、1∶80、1∶160、1∶320、1∶640、1∶1280。

7. 摇匀后，静置于室温下，2小时后观察结果并写出实验记录。

【分析与思考】

1. 观察前切勿摇动试管，以免凝集分散。

2. 首先应观察对照管，该管因没有相应的免疫血清故不应有凝集现象，血细胞应全部沉于试管底部呈规则圆盘状。如出现凝集现象则说明试验操作有误或血细胞本身有自凝现象，试验结果不能成立。

3. 再观察1～6试验管，并以＋＋＋＋、＋＋＋、＋＋、＋分别表示凝集强度，不凝集者记以“－”。

＋＋＋＋：完全凝集，呈厚膜状铺于管底，边缘呈锯齿状。

＋＋＋：血细胞呈薄层贴于管底，边缘不齐。

＋＋：中央呈较小圆盘状沉淀，边缘凝集呈颗粒状。

＋：血细胞呈较大的圆盘状沉淀，边缘有少量凝集颗粒。

－：无凝集，血细胞沉于管底圆盘状。

4. 以血清最高稀释度仍能出现“＋＋”凝集现象者，作为该免疫血清的效价（滴度）。例如，在本次实验中第5管（1∶640）呈“＋＋”凝集，第6管（1∶1280）呈“＋”凝集或“－”，对照管为“－”，则该血清的效价为1∶640。

【注意事项】

1. 免疫血清在实验前须经56℃ 30分钟灭活，是指对免疫血清中所含补体活性的灭活。如不灭活处理则直接影响凝集结果，例如在本次实验中高浓度的免疫血清可使血细胞出现溶解现象。

2. 由于本实验的抗原为鸡红细胞，属于大颗粒性抗原（鸡红细胞较羊红细胞或人红细胞均大2～3倍，而且有核），故出现凝集反应比其他颗粒性抗原时间要短，对温度条件要求不严。一般在室温下经1～2小时即可判读结果。而对其他颗粒性抗原均应置37℃温箱，18～24小时后观察结果。

3. 本次实验对凝集反应判读结果的方法，仅属对红细胞凝集的判读。

实验11.2　玻片凝集试验（Slide agglutination test）

【实验原理】

定性实验玻片凝集的原理与试管凝集相同，一般用于诊断未知抗原，如用已知的免疫血清诊断未知的细菌和血型鉴定等。由于方法简便，并具有较高的敏感性和一定的特异性，故迄今仍为各实验室所应用。玻片凝集的反应时间短（应在2～5分钟左右出现凝集），因而免疫血清的浓度应相应提高（如该免疫血清试管凝集效价在1∶1280以上时，应做1∶20稀释以作为玻片凝集的抗体最合适的稀释度）。

【实验材料】

1. 试剂

1∶20抗羊红细胞免疫血清（用生理盐水配制）、1∶20抗鸡红细胞免疫血清（同上）、羊红细胞及鸡红细胞、生理盐水。

2. 器械（仪器）

载玻片、尖吸管、红蜡笔、牙签等。

【实验步骤】

1. 取洁净载玻片一张，用红蜡笔分三格并标明次序。

2. 用3支尖吸管分别取抗鸡红细胞免疫血清、抗羊红细胞免疫血清及生理盐水各一滴，分别滴加于载玻片上所画出的三个格内（或用微量加样器分别取25μl加至载玻片的三个格内）。

3. 再用另一支尖吸管吸取羊红细胞或鸡红细胞，于三格内各加入一滴（亦可用微量加样器每格内加 25μl）。

【分析与思考】

将玻片轻轻摇动 1～2 分钟，可观察到肉眼可见的沉淀。

【注意事项】

用牙签将血细胞与免疫血清及生理盐水充分混匀。注意每混匀一格必须更换牙签或将使用过的一端折断才能混匀另一格，否则将会出现交叉凝集，影响实验结果。

（徐兰　孟佳子）

实验十二　酶联免疫吸附试验

（Enzyme－Linked Immunosorbent Assay，ELISA）

【实验目的】

掌握 ELISA 实验原理、分类，学习双抗体夹心法及其应用。

【实验原理】

利用标记技术将酶标记到抗体（抗原）上，使待检物中相应的抗原（抗体）与酶标记抗体（抗原）发生特异性反应。在遇到相应的酶底物时，酶能高效、专一催化、分解底物，生成有颜色的产物。根据颜色的深、浅，可以判断待检物中有无特异的抗原（抗体）以及量的大小。该方法可对待检样品进行定性和定量分析；同时具有微量、特异、高效、经济、简便等优点，因此是一种广泛应用于生物和医学领域的微量测定技术。

目前使用的酶联免疫检测方法很多，其种类按检测目的可分为：

间接法——用于测定抗体

双抗体夹心法——主要用于测定大分子抗原

竞争抑制法——主要用于测定小分子抗原

本实验以血清 IgE 的检测为例学习双抗体夹心法。

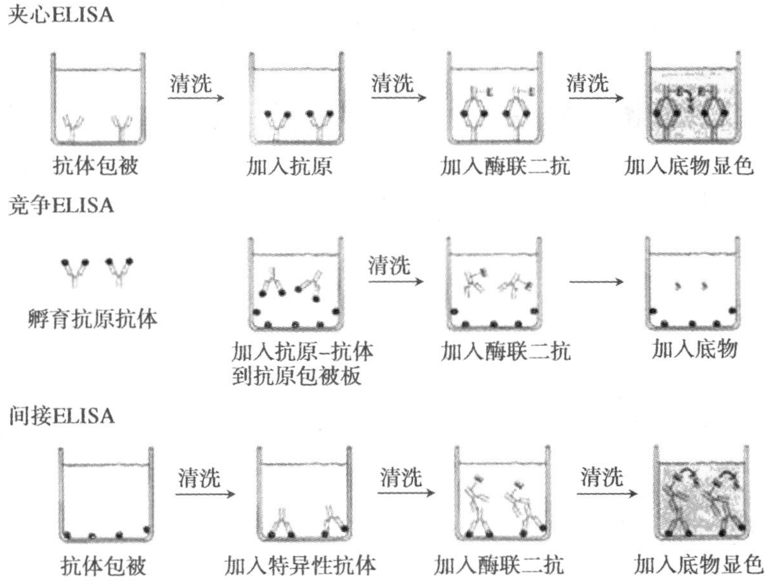

图 1－12－1　ELISA 种类

【实验材料】

1. 试剂

辣根过氧化物酶（HRP）标记的马抗人 IgE 抗体——IgG、包被缓冲液：0.05mol/L 碳酸钠-碳酸氢钠洗涤液（pH9.6）、封闭液：1%BSA 溶液反应终止液：5N H_2SO_4、待检血清。

2. 器械（仪器）

马抗人 IgE 抗体——IgG 酶标板（聚苯乙烯微量板）、洗板机、酶标仪。

【实验步骤】

包被酶标反应板：加 1∶500 马抗人 IgE 抗体（IgG），0.2ml/孔

↓37℃孵育 2 小时后洗涤 3 次，1 分钟/次

封闭：加入 1%BSA，0.3ml/孔，4℃过夜

↓取出，洗涤同上

待检血清：加入不同稀释度的待捡血清，0.1ml/孔

↓37℃孵育 40min 后，洗涤同上

酶标记抗体：加入适当稀释度的酶标抗体，0.1ml/孔

↓37℃孵育 40min 后，洗涤同上

底物：加入 OPD（邻苯二胺）溶液，0.15ml/孔

↓室温 30 分钟

终止液：加入 5N H_2SO_4，0.1ml/孔

↓

于 20min 内，用酶标仪测定各孔 OD 值，测定波长 495nm

【分析与思考】

用待测标本孔的吸收值与一组阴性标本测定孔平均吸收值的比值（P/N）表示，当 P/N 大于某一数值时（如 2.1）判断为阳性，数值的大小依具体检测要求而定。

【注意事项】

1. 实验时应分别设阳性对照与阴性对照孔，每一待检样品应平行作两份，以保证实验结果的准确性。

2. 实验时，用羊血清、兔血清或 BSA 封闭以防止非特异性反应的发生。

（张秀春　李爽）

实验十三　补体功能检测试验

（Assay of the Complement Function of Phagocyte）

实验 13.1　补体介导的细胞毒试验

(Complement of mediated cytotoxicity test)

【实验原理】

带有特异抗原的靶细胞（如正常细胞、肿瘤细胞、病毒感染细胞）与相应抗体结合后，在补体的参与下，引起靶细胞膜损伤，导致细胞膜的通透性增加、细胞死亡。染料（例如：伊红-Y、台盼蓝）可通过细胞膜进入细胞内使细胞着色，故可用于指示死细胞或濒死细胞，而活细胞不着色。此即补体依赖性细胞毒试验，利用细胞毒试验可以检查细胞膜抗原，亦可鉴定抗体的特异性。

本实验中，Thy-1 抗原是小鼠胸腺 T 细胞特异的表面抗原，在体外利用抗小鼠 Thy-1 的单克隆抗体通过补体的协同作用，可杀伤 95%以上的胸腺细胞。

【实验材料】

1. 试剂

抗小鼠 Thy-1 的单克隆抗体、补体（豚鼠新鲜血清并经小鼠胸腺细胞吸收，预先测定效价并稀释为最佳稀释度）、含 5%NBS 的冷 Hank 液、1%伊红-Y 染液。

2. 器械（仪器）

解剖器械（眼科剪、眼科镊）、平皿、80～100 目不锈钢网、试管、1ml 吸量管、尖吸管、载玻片、盖玻片。

3. 实验动物

C57BL/6J 小鼠。

【实验步骤】

1. 小鼠胸腺细胞悬液的制备：

将 4～6 周龄小鼠采用颈椎脱臼法处死，取出胸腺放入已加入约 4ml 冷 Hank 液的平皿中，在 100 目的不锈钢网上研磨后，过筛，放入试管，离心 1000r/min 5 分钟，用 Hank 液洗两次。将沉淀的细胞重悬于 Hank 液中，配成 1×10^7/ml 细胞悬液。

2. 取试管 3 支，标明顺序，按下表依次加入 1×10^7/ml 胸腺细胞悬液、抗小鼠 Thy-1 的单克隆抗体（最适稀释度）及 Hank 液，放入 37℃水浴 30 分钟。

实验材料	试验管	补体对照管	细胞对照管
1×10^7/ml 胸腺细胞悬液	0.1ml	0.1ml	0.1ml
Thy-1 单克隆抗体	0.1ml	-	-
Hank 液	-	0.1ml	0.2ml
1∶3 补体	0.1ml	0.1ml	-

3. 取出后每管加入1%伊红-Y染液1滴，混匀，室温放置2分钟。

4. 重新混匀后分别在一张载玻片上滴片，加盖玻片镜检。先在低倍镜下观察，再用高倍镜观察，比较3管中细胞死活情况。

【分析与思考】

死细胞呈红色，无光泽且肿胀变大；活细胞不着色、有光泽且形态正常。

高倍镜下计数200个细胞并计算其中死细胞的百分数。计算公式如下：

$$死细胞百分数=\frac{实验管死细胞数\%-对照管死细胞数\%}{100\%-对照管死细胞数\%}$$

【注意事项】

1. 胸腺细胞制备速度要快，且需在冰浴中进行操作，以保持细胞活力。

2. 抗Thy-1的单克隆抗体和补体的效价要在预实验中确定。

3. 细胞对照管死细胞数若超过5%，实验需重新做。

4. 细胞滴加到载玻片上后长时间放置不检测也可导致假阳性反应。

实验13.2 溶血空斑形成试验

【实验原理】

溶血空斑试验，是一种体外检测抗体形成细胞的方法。将一定量洗涤过的绵羊红细胞给小鼠做腹腔注射，四天后将小鼠杀死，取脾制成脾细胞悬液，内含抗体形成细胞。然后将脾细胞、绵羊红细胞、补体混合孵育，由于PFC所分泌的抗体和绵羊红细胞结合形成抗原抗体复合物，在补体作用下形成肉眼可见的溶血空斑。一个空斑即是一个抗体形成细胞。

【实验材料】

1. 试剂

5%和10%绵羊红细胞、补体（经SRBC吸收，临用时稀释成合适浓度）、Hank液。

2. 器械（仪器）

解剖器械、试管、1ml吸量管、离心机、载玻片、石蜡盘、酒精灯、微量加样器。

3. 实验动物

ICR小鼠。

【实验步骤】

1. 免疫小鼠及脾细胞悬液的制备

用5%SRBC 0.4ml注射于小鼠腹腔，4天后拉颈椎处死，取出脾放在已加入6ml Hank液的平皿中，用100目不锈钢网研磨过滤混匀，从中吸取1ml加入试管中，加满Hank液混匀，离心1000r/min 10分钟。将沉淀的脾细胞恢复1ml体积，即约为1×10^7/ml的细胞浓度。

2. 取1×10^7/ml脾细胞 100μl

10%SRBC　200μl

新配补体　200μl

Hank液　1ml

混匀后，用尖吸管灌小室、封蜡、标记、平放于玻片盘内，37℃孵箱30～45分钟。

【分析与思考】

在小室上可见明显的透明斑。一个空斑即为一个B细胞。

【注意事项】

（1）小室注入液体不要留有气泡。

（2）小室边缘需用石蜡封严。

（3）37℃孵箱培养时，必须放平，不可倾斜。

（4）注意辨认空斑与气泡。

实验 13.3　补体总效价的测定试验

【实验原理】

补体结合实验本身分为实验系统与指示系统，补体处于中间，即既可与试验系统结合，也可与指示系统结合。当试验系统的抗原与抗体相结合形成复合物时即固定补体，再加入指示系统的溶血素（抗体）与羊红细胞（抗原）时虽二者可以形成复合物，但无补体参与而不能出现溶血现象，是为试验阳性反应。反之，当试验系统中的抗原补体不相对应时，则不能固定补体而使其仍游离于悬液中，当加入指示系统后由于补体的参与使溶血素溶解羊红细胞而出现溶血现象，是为阴性反应。

由于实验的材料相互之间必须有合适的浓度比例，才能避免假阳性或假阴性的出现，因此除羊红细胞固定为1%悬液外，溶血素、补体及检测抗体时所用的抗原或检测抗原时所用的抗体也均需要滴定其效价。而补体在实验中含量的多少均直接影响实验结果正确与否，如补体含量过多必然出现假阴性，而过少则出现假阳性。同时由于补体对温度等条件的不稳定性，故每次试验前均须滴定才能保证实验的正确完成。补体单位滴定的方法有数种，但原理是相同的，现以梅毒血清学试验中半量补体滴定的方法为例说明之。

【实验材料】

1. 试剂

1∶50 补体（用 pH7.2 PBS 稀释新鲜豚鼠血清）、2 单位溶血素、1%绵羊红细胞、pH7.2 PBS。

2. 器械（仪器）

瓦氏管、1ml 吸管及橡皮吸头、试管架、37℃水浴箱。

【实验步骤】

取小试管 8 支，表明顺序，按下表依次将 1∶50 补体，pH7.2 PBS 及已稀释的抗原分别加入试管中，置 37℃水浴箱 30 分钟。

取出后分别加入 2 单位溶血素及 1%羊红细胞，再置于 37℃水浴箱 30 分钟后取出观察结果。

补体单位滴定步骤见下表。

试管	1∶50 补体 (ml)	PBS (ml)	已稀释抗原 (ml)		2 单位溶血素 (ml)	1%绵羊红细胞 (ml)		假定结果
1	0.05	0.70	0.25	置于37℃水浴中30分钟	0.25	0.25	置于37℃水浴中30分钟	不溶
2	0.10	0.65	0.25		0.25	0.25		微溶
3	0.15	0.60	0.25		0.25	0.25		全溶
4	0.20	0.55	0.25		0.25	0.25		全溶
5	0.25	0.50	0.25		0.25	0.25		全溶
6	0.30	0.45	0.25		0.25	0.25		全溶
7	0.35	0.40	0.25		0.25	0.25		全溶
8	0.40	0.35	0.25		0.25	0.25		全溶

注：梅毒血清学半量补体结合试验其各材料的总量为 1.5ml，包括抗体（待检血清）0.25ml，已知抗原（2 单位）0.25ml、2 个实用单位补体 0.5ml、2 单位溶血素 0.25ml 及 1%羊红细胞 0.25ml。因此上表中 PBS 量，其中 0.25ml 为待检血清的替代量，其余为补体的不足量。

已稀释抗原是指在 0.25ml 中含有 2 单位抗原。在补体单位滴定中加入稀释抗原是检测抗原是否有抗补体现象或减除微量抗补体滴定中的部分，以保证补体在本试验中的正确含量。

【分析与思考】

补体单位的计算：以能使一定量血细胞完全溶解的最低补体量为该补体的“治定单位”，其含量比“治定单位”高一管的量为该补体的“实用单位”。以上表为例：

该补体达治定单位为 0.15ml（1∶50）

实用单位为 0.20ml（1∶50）

2 个治定单位为 0.30ml（1∶50）

2 个实用单位为 0.40ml（1∶50）

在梅毒半量补体结合实验中，补体单位应为 2 个实用单位，加入量为 0.5ml，故应变更补体的释放倍数，使 0.5ml 体积内含有 2 个实用单位，其计算方法如下：

$$0.4 : 0.5 = 50 : X$$

$$X=\frac{0.5}{0.4}\times 50=62.5$$

即以 PBS 按 1∶62.5 的比例将原浓补体稀释后，每 0.5ml 即含有 2 个实用单位。

按照各自实验结果写出实验报告。

（朱蕴兰　邓路遥）

实验十四　免疫细胞功能检测试验

实验 14.1　淋巴细胞转化试验（MTT 法）
（T lymphocyte transformation test）

【实验原理】

T 细胞在体外培养时，受到有丝分裂原（如 PHA、ConA）刺激后，可出现细胞体积增大、代谢旺盛、蛋白和核酸合成增加、即向淋巴母细胞转化和增殖的现象。淋巴细胞转化率的高低可以反映机体的细胞免疫水平，因此可作为测定机体免疫功能的指标之一。淋巴细胞转化试验结果的读取有形态计数法、MTT 法和同位素法三种。

MTT 法即四甲基偶氮唑盐微量酶反应比色法。MTT 是一种噻唑盐，化学名 3－（4，5－二甲基－2－噻唑）－2，5－二苯基溴化四唑，水溶液为黄橙色。小鼠脾细胞受到 ConA 作用后发生增殖活化，其胞内线粒体琥珀酸脱氢酶活性相应升高，MTT 作为其底物参与反应，形成蓝色的甲臜（Formazan）颗粒沉积于细胞内或细胞周围，经盐酸-异丙醇溶解后为蓝色溶液，可用酶标测定仪测定细胞培养物的 OD 值，测定波长 570nm。根据 OD 值的大小计算反应体系中细胞增殖程度。

^{3}H－TdR 掺入法：细胞增殖的基本条件或前提为细胞质和细胞核的复制，这是正常细胞增殖过程缺一不可的。一般来说，一个细胞周期可大致分为四期，即 G1 期、S 期、G2 期和 M 期。其中 S 期为 DNA 合成期，主要功能活动为 DNA 合成。^{3}H－TdR 即（甲基－3H）胸腺嘧啶核苷（［^{3}H－methyl］ thymidine），是 DNA 合成的前体。加入细胞培养液中后被细胞摄取作为 DNA 合成的原料。细胞合成的 DNA 越多，则所掺入的^{3}H－TdR 就越多，因此，检测所掺入的^{3}H－TdR 就可反映细胞增殖的程度。该方法与 MTT 比较，具有灵敏度高、准确性好的特点，但由于该方法有同位素污染问题，因此，从安全角度考虑，我们实习中仍用 MTT 法。

【实验材料】

1. 试剂

刀豆蛋白 A（Concanvalin A，ConA），用 RPMI1640 液配成 1mg/ml，分装小瓶，冷冻保存。

MTT（1mg/ml，溶于 pH7.2 的 PBS 中）、RPMI1640 培养液、Hank 液 2.5％碘酒、75％酒精。

2. 器械（仪器）

无菌解剖器械、无菌尖吸管和刻度吸量管、96 孔平底培养板、5％CO_2 培养箱、酶标测定仪。

3. 实验动物

ICR 小鼠。

【实验步骤】

1. 小鼠脾细胞悬液的制备

取一个灭菌的平皿，加入 5ml Hank 液。颈椎脱臼法处死小鼠，取脾脏，放入平皿中，在钢网上研磨并过筛，制成细胞悬液。取出 100μl 用于计数。将其余细胞悬液移入一离心管中，离心 1500r/min，7min，（或 1000r/min，10min）弃去上清，用 RPMI1640 培养液稀释，制成 2.5×10^6/ ml 的脾细胞悬液，然后加入 ConA 使每孔最终浓度为 2μg/ml，同时做不加 ConA 的阴性对照孔。

2. 将上述细胞悬液加入 96 孔平底培养板中，每孔 0.1ml。

3. 将培养板放入含有 5%CO_2 的 37℃培养箱中培养 48～72 小时，在培养结束前 4～6 小时，于培养板各孔内加入 1mg/ml MTT 液，10μl/孔。37℃培养 6 小时。

4. 各孔内加入 0.01M 盐酸-异丙醇 110μl，30 分钟内（或加 2%SDS 100μl/孔，过夜）用酶标测定仪测 OD 值，测定波长 570nm。

【分析与思考】

将实验组和对照组三个复孔的 OD 值平均。

转化值＝实验组的平均 OD 值－对照组的平均 OD 值。

【注意事项】

1. 由于本实验需要培养 3 天，才能观察结果。因此，在操作时应注意无菌操作，避免细菌污染，导致实验的失败。

2. 细胞操作要轻柔、迅速，以免细胞损伤影响实验结果。

实验 14.2　E 玫瑰花环形成试验（E rosette test）

【实验原理】

正常人外周血中 T 细胞在体外能直接和绵羊红细胞（SRBC）结合形成玫瑰花样细胞团。这是因为人的 T 细胞膜上具有能和 SRBC 膜上的糖蛋白相结合的受体，称为 E 受体。已证实 E 受体是人 T 细胞所特有的表面标志，因此本试验可作为人外周血 T 细胞的鉴定和计数，同时作为人细胞免疫功能状态的一个指标，也是分离 T 细胞的常用方法之一。

【实验材料】

1. 试剂

肝素抗凝人外周血 1ml、淋巴细胞分层液 2ml、0.5%SRBC 悬液（将脱纤维的绵羊静脉血用 Hank 液洗 3 次，再用 Hank 液配制为含压积 SRBC 为 0.5%的悬液（约含 SRBC 8×10^7/ml）、经 SRBC 吸收及灭活的新生小牛血清（NBS）、取无菌 NBS 置 56℃水浴经 30 分钟灭活，取已灭活的 NBS 2 体积，加入经洗涤后的压积 SRBC 1 体积，混匀后置 37℃温箱 30 分钟，离心沉淀，吸取上层血清即成。pH7.4 Hank 液、瑞氏（Wright's）染液。

2. 器械（仪器）

离心机、血细胞计数板、尖吸管、载玻片。

【实验步骤】

1. 取肝素抗凝血 1ml 加 1ml Hank 液，混匀后用尖吸管将其加在 2ml 分层液上。

2. 离心 2000r/min 30 分钟，用尖吸管吸取血浆与分层液界面处富含淋巴细胞的悬液置于另一洁净试管中。

3. 用 Hank 液以 1000r/min，离心 10 分冲，洗细胞两次，末次弃上清后再加入 Hank 液 1ml，混匀，用微量加样器吸取 0.02ml 加于 0.38ml 白细胞计数液中，在血细胞计数板上于低倍镜下计数，并根据下式算出每毫升细胞数。

$$细胞数/ml=\frac{4个大方格细胞总数}{4}\times 10^4\times 20（稀释倍数）$$

然后用 Hank 液配制成 10^7/ml 细胞悬液。

4. 取 10^7/ml 细胞悬液 0.1ml 加 0.1ml 经 SRBC 吸收和灭活的 NBS，再加 0.2ml 0.5% SRBC 悬液，混匀，放 37℃温箱 5 分钟，低速离心 500r/min，5 分钟，然后放 4℃冰箱 2 小时或过夜。

5. 取出试管，轻轻使沉淀的细胞悬浮，用尖吸管取出一滴置于载玻片上，盖上已滴加瑞氏染液的盖玻片，于高倍镜下观察计数。

【分析与思考】

计数 200 个淋巴细胞，凡结合 3 个 SRBC 以上者为 E 玫瑰花阳性细胞，求出百分率即为 T 细胞百分比。正常值为 68%±9.9%。

【注意事项】

SRBC 自绵羊体内取出后限在 2 周内使用。

实验 14.3　吞噬细胞功能检测

【实验原理】

吞噬细胞具有对异物（细菌、绵羊红细胞、鸡红细胞等）吞噬和消化的功能，在机体固有免疫中发挥重要作用。

小鼠腹腔内注射硫代乙醇酸钠，可刺激巨噬细胞的聚集。4 日后小鼠腹腔内注入羊红细胞悬液，1 小时后解剖收集腹腔吞噬细胞，染色、镜检可观察对羊红细胞的吞噬现象。通过计算吞噬百分比或吞噬指数可测定吞噬细胞的吞噬功能。

【实验材料】

1. 试剂

3%硫代乙醇酸钠、绵羊红细胞（1%悬液）、瑞氏染液、甲醇、PBS 缓冲液。

2. 器械（仪器）

解剖器材、注射器、尖吸管、橡皮吸头、小试管及载玻片、温箱。

3. 实验动物

ICR 品系小鼠。

【实验步骤】

1. 实验准备　　用无菌注射器吸取 3%硫代乙醇酸钠 3ml，注射于小鼠腹腔内。

2. 4 日后，注射绵羊红细胞（1%悬液）1ml 于小鼠腹腔内。

3. 注射 1 小时后，将小鼠用颈椎脱臼法处死，解剖暴露腹腔，于腹腔靠上部位，用镊子轻轻夹起腹膜，将腹膜剪一小口，用尖吸管注入 5ml 预温的 PBS，同时用手反复揉搓腹腔约 1～2 分钟，以便尽可能多地冲洗出小鼠腹腔的吞噬细胞。

4. 用尖吸管吸取腹腔液，置一洁净试管内。

5. 用尖吸管将腹腔液吹打均匀（尽量避免产生气泡），吸取一滴滴于载玻片上，加盖玻片镜检。

6. 观察结果，也可以将腹腔液涂片，平放于湿盘内，37℃，孵育 30 分钟。取出涂片，用预温的 PBS 冲洗 3 次，然后用甲醇固定 1 分钟，以瑞氏染液 1 份加 pH6.4 的 PBS 2 份混匀后，滴于涂片上染色 5～10 分钟，以蒸馏水冲洗（切勿先将染液倾去）后，待干，镜检。

【分析与思考】

观察小鼠腹腔巨噬细胞和中性粒细胞对羊红细胞的吞噬现象，计算吞噬百分比，即每100个吞噬细胞中吞噬有绵羊红细胞的细胞数。也可用吞噬指数表示，即将100个吞噬细胞中所吞噬绵羊红细胞的总数除以100。吞噬百分比和吞噬指数一般是平行的。

【注意事项】

1. 充分揉搓腹腔，尽可能将吞噬细胞冲洗下来。

2. 用尖吸管吸取腹腔液时，尽量避开腹腔脏器，避免损伤血管引起出血，影响实验结果。

3. 用瑞氏染液染色时，切勿先将染液倾去后再冲洗，以免染液中细小颗粒附着于玻片上影响标本的清晰度。

实验 14.4　B 细胞表面受体标记试验（免疫荧光标记试验）

【实验原理】

SmIg 是 B 细胞的抗原识别受体，也是 B 细胞特异的表面标志，用直接免疫荧光法可检查出 SmIg。用荧光素标记的抗 Ig 抗体，在一定条件下与淋巴细胞混合，荧光素标记的抗 Ig 抗体可以与 B 细胞表面的 Ig 结合，在荧光显微镜下观察可见 B 细胞上出现荧光。

【实验材料】

1. 试剂

异硫氰荧光素（FITC）标记的抗 Ig 抗体、Hank 液：pH7.4（内含 0.1%NaN_3）、淋巴细胞。

2. 器械（仪器）

台式离心机、荧光显微镜、吸管、移液管等。

【实验步骤】

1. 小鼠拉脱颈椎处死，取出脾脏放入盛有 6ml Hank 液的平皿中，用 100 目钢网研磨，混匀。从中吸取 1ml，加满 Hank 液，离心 1000r/min 10 分钟，洗细胞一遍；细胞沉积恢复 1ml 体积，即约为 1×10^7/ml 的细胞悬液。另取一支试管，从中吸取 1×10^7/ml 的细胞悬液 0.4ml 加 Hank 液 3.6ml，即为 1×10^6/ml 的细胞悬液。

2. 取小锥形离心管两只，每只加入 1×10^6/ml 的细胞悬液 1ml，置于台式离心机离心 2000r/min 3 分钟，弃去上清液。一支作对照，一支加入荧光素标记的兔抗鼠 Ig 抗体 100μl，放置 4℃冰箱 30 分钟。

3. 取出锥形管，用 Hank 液洗细胞两次，去除游离的抗体，最后一次离心留少许回流液，混匀，滴片镜检。

【分析与思考】

在荧光显示镜下观察，落射激发光下 SmIg 阳性细胞呈环状或斑点状荧光，用钨丝灯光源透射光照明计数同一视野淋巴细胞总数，共计数 200～300 个淋巴细胞，算出其中 SmIg 阳性细胞的百分数。

【注意事项】

在滴片前要去除游离的抗体，以避免假阳性结果。

实验 14.5　免疫细胞凋亡的检测

【实验原理】

细胞凋亡或称程序性细胞死亡（programmed cell death）是细胞的生命现象之一，它在机体的胚胎发育、组织修复及自身反应性 T 淋巴细胞的清除等方面起着十分重要的作用。细胞凋亡调节的失控可导致临床各种疾病的发生。如老年性痴呆与神经细胞凋亡过度有关，自身免疫性疾病和肿瘤与细胞凋亡的抑制有关。细胞凋亡有别于细胞坏死，它有一系列的细胞形态学和生物化学的改变，包括出现染色质浓缩、DNA 降解、凋亡小体形成等。在正常的活细胞，磷脂酰丝氨酸（PS）位于细胞膜的内侧，但在凋亡的细胞，PS 从细胞膜的内侧翻转到细胞膜的表面，暴露在细胞外环境中。Annexin－V（膜联蛋白－V）是一种分子量为 35～36kD 的 Ca^{2+} 依赖性磷脂结合蛋白，能与 PS 高亲和力结合。因此将 Annexin－V进行荧光素（如 FITC、PE）或生物素（Biotin）标记，以标记了的 Annexin－V作为探针，利用流式细胞仪或荧光显微镜可检测细胞凋亡的发生。

【实验材料】

1. 试剂

Annexin V－FITC（膜联蛋白－V－FITC）20μg/ml、标记缓冲液（binding buffer）20ml、PBS（1×）30 ml、去离子水、冰块。

2. 器械（仪器）

量程分别为 20μl、200μl 和 1000μl 的移液器及吸头、微量离心管、台式高速离心机、载玻片（用于荧光显微镜观察）、盖玻片（用于荧光显微镜观察）、流式细胞仪或荧光显微镜。

【实验步骤】

1. 凋亡细胞的制备　小鼠腹腔注射地塞米松 25mg/kg 体重，10h 后解剖取胸腺，分离胸腺细胞。用 PBS 洗两遍，调整待测细胞的浓度为 2×10^6/ml，备用。

2. 200μl 细胞悬液加入 1ml 冷 PBS，轻轻震荡使细胞悬浮，1000r/min 4℃离心 10 分钟，弃上清。

3. 重复步骤 2 两次。

4. 将细胞重悬于 200μl 标记缓冲液。

5. 加入 10μl Annexin V－FITC，轻轻混匀，避光室温反应 15min 或 4℃反应 30min。

6. 加入 300μl 标记缓冲液，立即上机（流式细胞仪）或荧光显微镜观察检测。

【分析与思考】

用荧光显微镜观察，凋亡细胞细胞膜上可见黄绿色光环。PS 转移到细胞膜外不是凋亡所特有的，也可发生在细胞坏死中。以 FITC 标记的 Annexin V，可以同时结合使用 PI（碘化丙啶）拒染法，用流式细胞仪分析可检测凋亡细胞的百分率。

【注意事项】

1. 整个操作过程动作要尽量轻柔，切勿用力吹打细胞，尽量在 4℃下操作。

2. 反应完毕后要尽快检测，因为细胞凋亡是一个动态的过程，反应一小时后荧光强度就开始衰变。

3. Annexin V－FITC 是光敏物质，在操作时要注意避光。

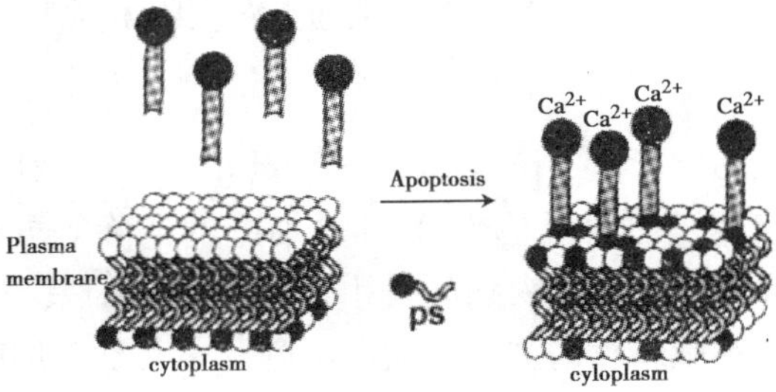

图 1-14-1 细胞凋亡过程中磷脂酰丝氨酸（PS）外翻示意图

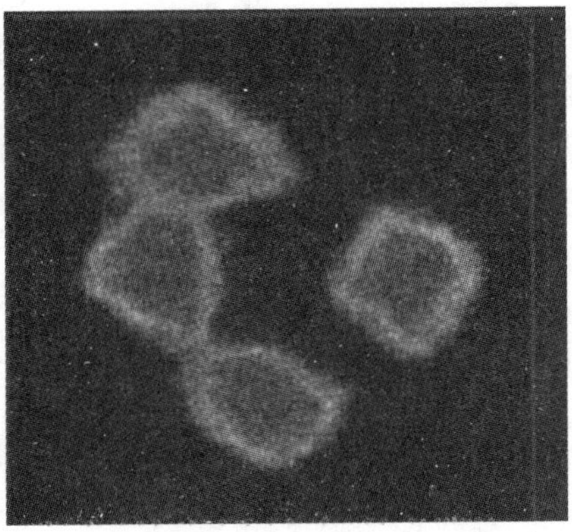

图 1-14-2 凋亡细胞的 Annexin V 染色凋亡细胞周围可见绿色荧光

附：凋亡的其他检测方法

一、细胞凋亡的形态学检测

根据凋亡细胞固有的形态特征，人们已经设计了许多不同的细胞凋亡形态学检测方法。

1. 光学显微镜和倒置显微镜

（1）未染色细胞：凋亡细胞的体积变小、变形，细胞膜完整但出现发泡现象，细胞凋亡晚期可见凋亡小体。

贴壁细胞出现皱缩、变圆、脱落。

（2）染色细胞：常用姬姆萨染色、瑞氏染色等。凋亡细胞的染色质浓缩、边缘化，染色质分割、核膜裂解成块状和凋亡小体等典型的凋亡形态。

2. 荧光显微镜和共聚焦激光扫描显微镜

一般以细胞核染色质的形态学改变为指标来评判细胞凋亡的进展情况。

常用的 DNA 特异性染料有：HO 33342（Hoechst 33342），HO 33258（Hoechst 33258），DAPI。三种染料与 DNA 的结合是非嵌入式的，主要结合在 DNA 的 A-T 碱基区。紫外光激发时发射明亮的蓝色荧光。

Hoechst 是与 DNA 特异结合的活性染料，储存液用蒸馏水配成 1mg/ml 的浓度，使用时用 PBS 稀释成终浓度为 2～5mg/ml。

DAPI 为半通透性，用于常规固定细胞的染色。储存液用蒸馏水配成 1mg/ml 的浓度，使用终浓度一般为 0.5 ～1mg/ml。

结果评判：细胞凋亡过程中细胞核染色质的形态学改变分为三期：Ⅰ期的细胞核呈波纹状（rippled）或呈折缝样（creased），部分染色质出现浓缩状态；Ⅱa 期细胞核的染色质高度凝聚、边缘化；Ⅱb 期的细胞核裂解为碎块，产生凋亡小体。

3. 透射电子显微镜观察

结果评判：凋亡细胞体积变小，细胞质浓缩。凋亡Ⅰ期（pro - apoptosis nuclei）的细胞核内染色质高度盘绕，出现许多称为气穴现象（cavitations）的空泡结构（图 1 - 14 - 2）；Ⅱa 期细胞核的染色质高度凝聚、边缘化；细胞凋亡的晚期，细胞核裂解为碎块，产生凋亡小体。

二、线粒体膜势能的检测

线粒体在细胞凋亡的过程中起着枢纽作用，多种细胞凋亡刺激因子均可诱导不同的细胞发生凋亡，而线粒体跨膜电位的下降，被认为是细胞凋亡级联反应过程中最早发生的事件，它发生在细胞核凋亡特征（染色质浓缩、DNA 断裂）出现之前，一旦线粒体 DYmt 崩溃，则细胞凋亡不可逆转。

线粒体跨膜电位的存在，使一些亲脂性阳离子荧光染料如 Rhodamine 123、3，3 - Dihexyloxacarbocyanine iodide [DiOC6 （ 3 ）]、Tetrechloro - tetraethylbenzimidazol carbocyanine iodide [JC - 1]、Tetramethyl rhodamine methyl ester（TMRM）等可结合到线粒体基质，其荧光的增强或减弱说明线粒体内膜电负性的增高或降低。

方法：将正常培养的细胞和诱导凋亡的细胞加入使用终浓度为 Rhodamine 123（1mM）或终浓度为 DiOC6（25nM），JC - 1（1mM），TMRM（100nM），37°C 平衡 30min，流式细胞计检测细胞的荧光强度。

三、DNA 片断化检测

细胞凋亡时主要的生化特征是其染色质发生浓缩，染色质 DNA 在核小体单位之间的连接处断裂，形成 50～300kbp 长的 DNA 大片段，或 180～200bp 整数倍的寡核苷酸片段，在凝胶电泳上表现为梯形电泳图谱（DNA ladder）。细胞经处理后，采用常规方法分离提纯 DNA，进行琼脂糖凝胶和溴化乙啶染色，在凋亡细胞群中可观察到典型的 DNA ladder。如果细胞量很少，还可在分离提纯 DNA 后，用 ^{32}P - ATP 和脱氧核糖核苷酸末端转移酶（TdT）使 DNA 标记，然后进行电泳和放射自显影，观察凋亡细胞中 DNA ladder 的形成。

1. 大分子染色体 DNA 片段的测定

细胞凋亡的早期，染色体断裂成为 50～300kbp 长的 DNA 大片段。所有超过一定分子量大小的双链 DNA 分子在琼脂糖凝胶中的迁移速度相同。线性 DNA 的双螺旋半径超过凝胶半径时，即达到分辨力的极限。此时凝胶不再按分子量的大小来筛分 DNA，DNA 像通过弯管一样，以其一端指向电场一极而通过凝胶，这种迁移模式称之为“爬行”。因此，细胞凋亡早期产生的 50～300kbp 长的 DNA 大片段不能用普通的琼脂糖凝胶电泳来分离。通常采用脉冲电泳技术可圆满地解决这一问题。这个方法是在凝胶上外加正交的交变脉冲电场。每当电场方向改变后，大的 DNA 分子便滞留在爬行管中，直至新的电场轴向重新定向后，才能继续向前移动。DNA 分子量越大，这种重排所需要的时间就越长。当 DNA 分子变换方向的时间小于电脉冲周期时，DNA 就可以按其分子量大小分开。

2. DNA Ladder 测定

方法：收获细胞（1×10^7）沉淀细胞裂解液 13000r/min 5min，收集上清 1%SDS 和 RnaseA（5mg/ml）56℃，2h。蛋白酶 K（2.5mg/ml）37℃，2h，1/10 体积 3M 醋酸钠和 2.5 倍体积的冷无水乙醇沉淀 DNA，4℃ 过夜。14000r/min 15min 最后将沉淀溶解在 TE buffer 中，加 DNA Loading Buffer 1.2%琼脂糖凝胶电泳，EB 染色并照相。

3. 凋亡细胞 DNA 含量的流式细胞计分析

方法：收集细胞，70%冷乙醇（in PBS）4℃ 固定过夜，PBS 洗涤，1000r/min 10min，RNase A（0.5mg/ml）37℃ 消化 30min PI，（50mg/ml）染色，室温避光 15min，FACScan 分析 DNA 亚二倍体的形成及细胞周期的变化。

4. ApoAlertTM LM－PCR Ladder Assay（CLONTECH）

优点：敏感度高，适合于检测少量样本，小部分凋亡细胞。如临床活组织检测。

四、TUNEL 法

细胞凋亡中，染色体 DNA 双链断裂或单链断裂而产生大量的粘性 3′－OH 末端，可在脱氧核糖核苷酸末端转移酶（TdT）的作用下，将脱氧核糖核苷酸和荧光素、过氧化物酶、碱性磷酸酶或生物素形成的衍生物标记到 DNA 的 3′-末端，从而可进行凋亡细胞的检测，这类方法称为脱氧核糖核苷酸末端转移酶介导的缺口末端标记法（terminal－deoxynucleotidyl transferase mediated nick end labeling，TUNEL）。由于正常的或正在增殖的细胞几乎没有 DNA 的断裂，因而没有 3′－OH 形成，很少能够被染色。TUNEL 实际上是分子生物学与形态学相结合的研究方法，对完整的单个凋亡细胞核或凋亡小体进行原位染色，能准确地反映细胞凋亡典型的生物化学和形态特征，可用于石蜡包埋组织切片、冰冻组织切片、培养的细胞和从组织中分离的细胞的形态测定，并可检测出极少量的凋亡细胞，因而在细胞凋亡的研究中被广泛采用。

五、Caspase－3 活性的检测

Caspase 家族在介导细胞凋亡的过程中起着非常重要的作用，其中 caspase－3 为关键的执行分子，它在凋亡信号传导的许多途径中发挥功能。Caspase－3 正常以酶原（32kD）的形式存在于胞浆中，在凋亡的早期阶段，它被激活，活化的 caspase－3 由两个大亚基（17kD）和两个小亚基（12kD）组成，裂解相应的胞浆胞核底物，最终导致细胞凋亡。但在细胞凋亡的晚期和死亡细胞，caspase－3 的活性明显下降。

1. Western blot 分析 Procaspase－3 的活化，以及活化的 caspase－3 及对底物多聚（ADP－核糖）聚合酶［poly（ADP－ribose）polymerase，PARP］等的裂解。

方法：收集细胞→PBS 洗涤→抽提细胞裂解液→蛋白定量→SDS－PAGE 电泳→硝酸纤维素膜或 PVDF 膜转移→5%脱脂奶粉封闭，室温 1.5～2h 或 4℃ 过夜→caspase－3 多抗或单抗室温反应 1～2h 或 4℃ 过夜→TBS－T（含 0.05% Tween 20 的 TBS）洗 3 次，5～10min/次→HRP－标记的羊抗鼠 IgG 或 AP 标记的羊抗鼠 IgG 室温反应 1～2h→ TBS－T 洗 3 次，5～10min/次→ECL 显影或 NBT/BCIP 显色。

2. 荧光分光光度计分析

原理：活化的 caspase－3 能够特异切割 D1E2V3D4－X 底物，水解 D4－X 肽键。根据这一特点，设计出荧光物质偶联的短肽 Ac－DEVD－AMC。在共价偶联时，AMC 不能被激发荧光，短肽被水解后释放出 AMC，自由的 AMC 才能被激发发射荧光。根据释放的 AMC 荧光强度的大小，可以测定 caspase－3 的活性，从而反映 caspase－3 被活化的程度。

方法：收获正常或凋亡细胞，PBS 洗涤，制备细胞裂解液加 Ac－DEVD－AMC（caspase－3 四肽荧光底物），37°C 反应 1h，荧光分光光度计（Polarstar）分析荧光强度（激发光波长 380nm，发射光波长为 430～460nm）。

3. 流式细胞术分析

方法：收获正常或凋亡细胞，PBS 洗涤，加 Ac－DEVD－AMC 37°C 反应 1h，UV 流式细胞计分析 caspase－3 阳性细胞数和平均荧光强度。

六、Annexin V 和 PI 双染法

在本实验中，已经介绍了将荧光素标记的 Annexin－V 作为荧光探针，利用流式细胞仪或荧光显微镜可检测细胞凋亡的发生。碘化丙啶（propidine iodide，PI）是一种核酸染料，它不能透过完整的细胞膜，但在凋亡中晚期的细胞和死细胞，PI 能够透过细胞膜而使细胞核红染。因此将 Annexin－V 与 PI 匹配使用，就可以将凋亡早、晚期的细胞以及死细胞区分开来。

由于凋亡是 20 世纪细胞生物学的重要发现，其在医学生物学中具有非常重要的意义，因此检测细胞凋亡的方法也在不断地更新和发展中，除了我们以上介绍的方法，还有很多的新的凋亡检测手段，如凋亡相关蛋白 TFAR19 蛋白的表达和细胞定位分析等，同学们如果有兴趣可以参考有关的书籍和资料。

（徐兰　贺琼）

实验十五　线虫

实验 15.1　似蚓蛔线虫（蛔虫）（Ascaris lumbricoides）

【实验目的】

1. 熟悉蛔虫成虫形态，了解线虫的形态特点。

2. 掌握蛔虫卵形态特征。

3. 掌握蛔虫对人体的主要危害。

【实验材料】

1. 实验仪器：显微镜。

2. 实验标本：

雌、雄成虫大体标本，成虫内部结构解剖标本，胆道蛔虫症患者肝脏病理标本，蛔虫性肠梗阻病理标本，蛔虫性肠穿孔标本，蛔虫横切面染色标本，蛔虫头端结构，感染期蛔虫卵，受精蛔虫卵，未受精蛔虫卵。

【实验步骤】

1. 肉眼观察标本

（1）雌、雄成虫大体标本（示教）

虫体呈长圆柱形，头、尾两端略细，形似蚯蚓。活虫呈粉红色，固定后呈灰白色。体表可见有细横纹和两条明显的侧索。雌虫长约 20～35cm，尾端钝圆。雄虫长约 15～31cm，尾端向腹面卷曲。

（2）成虫内部结构解剖标本（示教）

消化器官：肠管为一直管。雌虫消化道末端开口于肛门，雄虫末端通入泄殖腔。

生殖器官：由迂回盘曲、粗细不等的管状结构组成。

雄性生殖器官为单管型：包括睾丸、输精管、储精囊、射精管和交合刺等结构。游离最细端为睾丸，射精管与直肠合并形成泄殖腔，通过泄殖孔排出体外。雌性生殖器官为双管型：由卵巢、输卵管、子宫、阴道和阴门等组成。

2. 病理标本（示教）

（1）胆道蛔虫症患者肝脏病理标本：肝门胆管内可见一蛔虫。

（2）蛔虫性肠梗阻病理标本：可见大量成虫缠绕成团，堵塞肠管。

（3）蛔虫性肠穿孔标本：蛔虫穿出肠壁。

3. 显微镜下观察标本

（1）蛔虫横切面染色标本（示教）

体壁：表皮为角皮层，其下为皮下层和肌层，皮下层在背腹及两侧伸入原体腔内并增厚，分别形成四条纵索。

肌层：由单一纵行排列的肌细胞组成，肌细胞多而长，称为多肌型。

肠管：肠壁由单层柱状上皮细胞组成。

原体腔：即体壁和消化道之间的腔隙，腔内充满液体，消化、生殖等器官位于其中。

（2）蛔虫头端结构　口孔位于虫体顶端，其周有三个呈品字形排列的唇瓣。背唇瓣一个，较大，其他两个唇瓣略小。唇瓣内缘有细齿，外缘有乳突。

（3）受精蛔虫卵

虫卵呈宽椭圆形，大小为（45～75）μm×（35～50）μm，卵壳很厚，表面有一层波浪状的蛋白质膜，从粪便排出的虫卵常被胆汁染成黄色或棕褐色，内含有一个未分裂的受精卵细胞，与卵壳之间形成半月形间隙。

少数受精蛔虫卵波浪状的蛋白质膜脱落，虫卵无色透明，易于与钩虫卵混淆，根据脱蛋白质膜蛔虫卵卵壳较厚可进行鉴别。

（4）未受精蛔虫卵

虫卵呈长椭圆形或不规则形，大小为（88～94）μm×（39～44）μm，蛋白质膜和卵壳较薄，棕黄色，内含有许多大小不一折光强的卵黄颗粒。

（5）感染期蛔虫卵（示教）

虫卵内含有一条卷曲的幼虫。

【实验报告】

绘受精和未受精蛔虫卵彩图。

实验 15.2　毛首鞭形线虫（鞭虫）（Trichuris trichiura）

【实验目的】

1. 了解鞭虫成虫形态。

2. 掌握鞭虫卵形态特点。

【实验材料】

1. 器械：显微镜。

2. 实验标本：鞭虫卵，鞭虫成虫在肠壁上的病理标本，鞭虫成虫标本。

【实验步骤】

（一）肉眼观察标本

1. 鞭虫成虫标本（示教）

成虫外形似马鞭，前端细长，约占虫体长的 3/5，后端明显粗大。雌虫长 35～50mm，尾端钝圆，雄虫长 30～45mm，尾端向腹面呈环状卷曲。虫体后部粗大，前端细长状似马鞭。

2. 鞭虫成虫在肠壁上的病理标本（示教）

鞭虫成虫以其细长前端插入肠黏膜寄生，较粗的尾部悬挂于肠壁。

（二）显微镜下观察标本

鞭虫卵　虫卵较小，（50～54）μm×（22～23）μm，纺锤形，黄褐色，卵壳较厚，卵壳两端各有一个透明的塞状突起即透明栓，从粪便排出的新鲜虫卵内含有一个受精卵细胞。

【实验报告】

绘鞭虫卵彩图。

实验 15.3　钩虫（Hookworm）

十二指肠钩口线虫（十二指肠钩虫）（*Ancylostoma duodenale*）

美洲板口线虫（美洲钩虫）（*Necator americanus*）

【实验目的】

1. 了解两种钩虫形态的鉴别要点。

2. 掌握虫卵的形态特征，并注意与脱蛋白质膜受精蛔虫卵的区别。

3. 掌握与致病有关的形态结构。

4. 了解钩虫在人体的寄生部位和感染阶段。

【实验材料】

1. 实验仪器：显微镜。

2. 实验标本：成虫咬附在肠壁标本，成虫固定标本，十二指肠钩虫和美洲钩虫成虫染色标本，钩虫卵，丝状蚴染色标本，活丝状蚴。

【实验步骤】

1. 肉眼观察标本

(1) 成虫固定标本（示教）

成虫细长，长约1cm，固定后呈灰白色。虫体前端较细，略向背侧弯曲。顶端有一发达的口囊，雌虫尾端钝圆。雄虫尾端膨大，形成交合伞，十二指肠钩虫头端与尾端均向背面弯曲，虫体呈“C”形，美洲钩虫头端向背面弯曲，尾端向腹面弯曲，虫体呈“S”形。

(2) 成虫咬附在肠壁标本（示教）

钩虫成虫以口囊咬附于小肠黏膜，可见肠黏膜上有许多白色线状钩虫，肠黏膜表面有一些小溃疡和出血点。

2. 显微镜下观察标本

(1) 十二指肠钩虫和美洲钩虫成虫染色标本（示教）

低倍镜下，虫体顶端有1个发达的角质口囊，呈圆形或椭圆形，口囊腹侧缘有钩齿或板齿。两种钩虫成虫主要鉴别点见表1-15-1。

表1-15-1 两种钩虫成虫的鉴别

鉴别点	十二指肠钩虫	美洲钩虫
大小	较大	较小
体态	呈“C”形	呈“S”形
口囊	腹侧前缘有2对钩齿	腹侧前缘有1对半月形板齿
雄虫交合刺	两根、末端分开	两根、末端合并成一倒钩
雌虫尾刺	有	无

(2) 钩虫卵　椭圆形，大小为（36～40）μm×（56～76）μm，壳很薄，无色透明，内含2～8个分裂的卵细胞，若患者便秘或粪便放置过久，虫卵细胞可继续分裂为桑椹期胚胎甚至幼虫。卵壳与细胞间有明显的空隙。十二指肠钩虫卵与美洲钩虫卵难以区分。

(3) 丝状蚴染色标本（示教）　为钩虫第三期幼虫，具有感染性，又称感染期幼虫，口腔已封闭，食管变长，虫体尾端尖细，体外常披有第二期杆状蚴脱下的鞘膜。

(4) 活丝状蚴　解剖镜下可见不断运动的丝状蚴，前端钝圆，后端尖细。

【实验报告】

1. 绘钩虫卵图。

2. 绘两种钩虫口囊彩图。

实验15.4 蠕形住肠线虫（蛲虫）(Enterobius vermicularis)

【实验目的】

1. 掌握蛲虫卵的形态特征。

2. 熟悉蛲虫成虫的形态特征。

【实验材料】

1. 实验仪器：显微镜。

2. 实验标本：成虫固定标本，虫卵。

【实验步骤】

1. 肉眼观察标本

成虫固定标本　成虫乳白色，虫体细小，雌虫约为（8～13）mm×（0.3～0.5）mm，虫体中部膨大，尾端直而尖细。雄虫较小，约为（2～5）mm×（0.1～0.2）mm，尾端向腹面卷曲。

2. 显微镜下观察标本

虫卵大小为（50～60）μm×（20～30）μm，无色透明，两侧不对称，一侧扁平，一侧稍凸，卵壳厚，有二层壳质组成，内含一条卷曲的幼虫。因虫卵无色透明，故应将光线调暗，以便于镜下观察。

【实验报告】

绘蛲虫卵图。

实验 15.5　丝虫（Filaria）

马来布鲁线虫（马来丝虫）（*Brugia malayi*）

班氏吴策线虫（班氏丝虫）（*Wuchereria bancrofti*）

【实验目的】

1. 掌握两种微丝蚴的基本形态、结构及其鉴别要点。

2. 了解丝虫成虫的形态。

【实验材料】

1. 实验仪器：显微镜。

2. 实验标本：成虫固定标本，下肢象皮肿和阴囊象皮肿，微丝蚴染色体，活微丝蚴标本，腊肠期幼虫，感染期幼虫。

【实验步骤】

1. 肉眼观察标本

（1）成虫固定标本　虫体乳白色，细长如丝线，体长不到1cm，体表光滑，雌虫大于雄虫。雌虫尾端钝圆，雄虫尾端向腹面卷曲。肉眼难以鉴别两种丝虫。

（2）中华按蚊、淡色库蚊　见医学节肢动物

（3）下肢象皮肿和阴囊象皮肿　下肢和阴囊皮肤明显变粗、变硬形似象皮。

2. 显微镜下观察标本

末梢血制作的厚血膜经 Delafield 苏木素染色，标本呈紫蓝色，低倍镜下可见白细胞核之间有线状弯曲的虫体，虫体细长，头端钝圆，尾端尖细，外被有鞘膜，着色浅，在虫体的头尾部较明显，体内有很多圆形或椭圆形的深染体核，头端无核区为头间隙，在虫体前端1/5处的无核区为神经环，尾逐渐变细，近尾端腹侧有肛孔。尾端有无尾核因种而异。两种微丝蚴形态差异见表 1－15－2。

表 1-15-2　班氏微丝蚴与马来微丝蚴形态鉴别

	班氏微丝蚴	马来微丝蚴
长×宽（μm）	（244～296）×（5.3～7.0）	（177～230）×（5～6）
体态	柔和，弯曲较大	硬直，大弯上有小弯
头间隙（长∶宽）	较短（1∶1或1∶2）	较长（2∶1）
体核	圆形或椭圆形，各核分开，排列整齐，清晰可数	椭圆形，大小不等，排列紧密，常互相重叠，不易分清
尾核	无	有2个，前后排列

（1）活微丝蚴标本（示教）　低倍镜下可见红细胞之间有线状弯曲的虫体，呈蛇形蠕动。

（2）腊肠期幼虫（示教）　在中华按蚊胸肌内。虫体短粗，形如腊肠。

（3）感染期幼虫（示教）　在中华按蚊口器内，虫体细长。

【实验报告】

绘班氏微丝蚴与马来微丝蚴彩图。

实验 15.6 旋毛形线虫（旋毛虫）(Trichinella spiralis)

【实验目的】

1. 掌握幼虫的形态特点和病原学诊断方法。

2. 通过旋毛虫感染动物，了解其生活史和致病作用。

【实验材料】

1. 实验仪器：显微镜，解剖剪，小镊子。

2. 实验标本：成虫，大鼠肌肉幼虫囊包切片染色标本，幼虫囊包压片染色标本。

【实验步骤】

1. 显微镜下观察标本

（1）成虫（示教）　是寄生人体的最小线虫之一 。低倍镜下见成虫线状，虫体后端稍粗。雄虫大小约为（1.4～1.6）mm×（0.04～0.05）mm，雌虫约为（3～4）mm×0.06mm。消化道的咽管长度约为虫体长的1/3～1/2，其前段为毛细管状，然后略为膨大，后段又变为毛细管状，并与肠管相连。雄虫尾端具一对钟状交配附器，无交合刺，雌虫卵巢位于体后部，输卵管短窄，子宫较长，其前段内含未分裂的卵细胞，后段则含幼虫，愈近阴道处的幼虫发育愈成熟。

（2）大鼠肌肉幼虫囊包切片染色标本（示教）　囊包中可见幼虫横切面和纵切面。

（3）幼虫囊包压片染色标本　低倍镜下见囊包呈梭形，其内可见1～2条细长卷曲的幼虫。

2. 实验操作

（1）旋毛虫感染小鼠

1）将感染旋毛虫的阳性小白鼠处死，取其肌肉，将肌肉剪成米粒大小，取一小块肌肉置载玻片上压片，低倍镜下检查，并计算囊包数。

2）将含有100～200个幼虫囊包的肌肉，经口喂食健康小鼠，喂前撤掉食物或饥饿24h。

3）实验后将所用肌肉、器械消毒，避免污染实验室。

（2）旋毛虫幼虫囊包检查

1）将已感染旋毛虫幼虫囊包 6 周以上的小白鼠断头处死。

2）取膈肌、腿部肌肉，压片镜检找幼虫囊包。

3）打开小鼠腹腔，取小肠，剪开用清水洗涤、轻刮，在洗涤液的沉渣中找成虫并观察。

【实验报告】

绘旋毛虫幼虫囊包彩图。

实验 15.7　粪类圆线虫（*Strongyloides stercoralis*）

【实验目的】

1. 了解粪类圆线虫自生世代和寄生世代成虫形态特征。
2. 了解粪类圆线虫虫卵形态特征。

【实验材料】

实验仪器：显微镜。

实验标本：自生世代成虫染色标本，寄生世代成虫染色标本，虫卵。

【实验步骤】

显微镜下观察标本

自生世代成虫染色标本　雌虫长为 1.0～1.7mm，尾端尖细，生殖系统为双管型。阴门位于腹面中部略后。雄虫长约 0.7～1.0mm，尾端向腹面卷曲，具 2 根交合刺。

寄生世代成虫染色标本　雄虫短小，长约 0.7mm，雌虫长约 2.2mm，虫体体表具细横纹，尾尖细，末端略呈锥形，口囊短，咽管细长，约为体长的 1/3～2/5。

虫卵　椭圆形，壳薄，无色透明，大小约为（50～70）μm×（30～40）μm，虫卵形似钩虫卵，但较小，部分卵内含胚胎。

【线虫分析与思考】

1. 似蚓蛔线虫流行广泛、感染率高的主要原因有哪些？
2. 钩虫感染宿主的方式是什么？对宿主有哪些危害？
3. 为何蛲虫感染多见于群居的儿童？
4. 两种丝虫的致病有哪些差异？
5. 丝虫病的病原学诊断方法有哪些？
6. 旋毛虫病的流行因素与防治原则是什么？
7. 生物源性线虫和土源性线虫各有哪些？

（吴伟）

实验十六　吸虫

实验 16.1　华支睾吸虫（*Clonorchis sinensis*）

【实验目的】

1. 掌握华支睾吸虫成虫的形态特征。

2. 掌握华支睾吸虫虫卵的形态特征，能与其他寄生虫虫卵或非虫卵类结构区分。

3. 熟悉华支睾吸虫生活史中各期幼虫形态。

4. 了解华支睾吸虫中间宿主的基本形态特征。

【实验材料】

1. 实验仪器：显微镜，放大镜。

2. 实验标本：幼虫，虫卵，中间宿主，成虫。

【实验步骤】

1. 肉眼观察

(1) 成虫（adult）

1）染色封片标本（肉眼或放大镜观察）　成虫取自受染动物肝胆管，压制固定后经明矾卡红染色。

雌雄同体，虫体狭长，前端尖细后端钝圆。

口吸盘（oral sucker）位于虫体前端；腹吸盘（ventral sucker）较小，位于虫体前 1/5 处。

两睾丸（testis）呈树枝状分支，前后排列于虫体后 1/3 处。

子宫（uterus）盘绕在虫体中部，其内充满虫卵，开口于生殖腔。虫体两侧可见颗粒状的卵黄腺（vitelline gland）。卵巢（ovary）分叶状，位于睾丸之前。卵巢后有一囊状受精囊（seminal receptacle）和略弯曲的劳氏管（Laurer's canal）。

两肠支沿虫体两侧至虫体后端，末端为盲端，无肛门。

2）瓶装大体标本（肉眼或放大镜观察）　成虫取自受染动物肝胆管，10%甲醛固定。

虫体扁平，灰白色（活体为肉红色），前端尖细后端钝圆，形似葵花籽，大小约为（10～25）mm×（3～5）mm。

可见分支的睾丸和盘绕的子宫，以及虫体两侧的肠支。

(2) 中间宿主（intermediate host）　采自淡水河，瓶装大体标本，10%甲醛固定。

第一中间宿主豆螺、长角涵螺、纹沼螺；第二中间宿主淡水鱼（麦穗鱼）、虾。

2. 镜下观察

(1) 虫卵（egg）　华支睾吸虫感染者或感染动物的粪便经水洗沉淀，收集虫卵，于10%甲醛固定、制片，置显微镜下观察（高倍镜）。

1）虫卵黄褐色，形似芝麻，甚小，大小约为（27～35）μm×（12～20）μm，为蠕虫卵中最小的一种。

2）虫卵一端较窄且有盖，卵盖（operculum）周围的卵壳（egg shell）增厚、形成肩峰（elevated shoulder）；另一端有小的疣状突起，称为小疣（protuberance）。

3）卵内含一成熟毛蚴，但标本中毛蚴已死亡，因此结构模糊。

（2）幼虫（larva） 取自中间宿主，10％甲醛固定、酸性卡红染色、制片。

1）毛蚴（miracidium）椭圆形，体小，体表被纤毛。

2）胞蚴（sporocyst）袋状，内含正在发育的胚细胞团，分裂发育形成雷蚴。

3）雷蚴（redia）长袋状，体内有胚细胞团，可分化为多个尾蚴。

4）尾蚴（cercaria）分体部和尾部。体部长椭圆形；尾部不分叉，长是体部的2～3倍。

5）囊蚴（metacercaria）10％甲醛固定。圆形，外有囊壁，内含虫体，可见口、腹吸盘以及黑色的排泄囊。

【操作】

鱼肉压片查囊蚴：取华支睾吸虫中间宿主麦穗鱼等，剪取一小块鱼肉置于载玻片上，用另一块载玻片盖在鱼肉上轻压，低倍镜下观察。囊蚴椭圆形，有两层囊壁，可见明显的黑色排泄囊。

【实验报告】

绘华支睾吸虫虫卵彩图。

实验16.2　布氏姜片吸虫（*Fasciolopsis buski*）

【实验目的】

1. 掌握布氏姜片吸虫成虫的基本形态特征。
2. 掌握布氏姜片吸虫虫卵的形态特征，能与其他寄生虫虫卵或非虫卵类结构区分。
3. 了解其生活史中间宿主及植物媒介的形态。

【实验材料】

1. 实验仪器：显微镜，放大镜。
2. 实验标本：成虫，中间宿主，植物媒介，虫卵，幼虫。

【实验步骤】

1. 肉眼观察

（1）成虫（adult）

1）染色封片标本（肉眼或放大镜观察） 成虫取自感染者或受染猪，压制固定后经酸性卡红染色。

雌雄同体，虫体肥厚，长椭圆形。

口、腹吸盘均位于虫体前端；腹吸盘明显大于口吸盘，呈漏斗状。

两睾丸高度分支，呈珊瑚状。

卵巢为短分支状，位于虫体中部睾丸之前。子宫盘曲于卵巢与腹吸盘之间，其内充满虫卵。卵黄腺发达，位于虫体两侧。

两肠管波浪状弯曲，分布在虫体两侧，末端为盲端，无肛门。

2）瓶装大体标本（肉眼或放大镜观察） 成虫取自感染者或受染猪，10％甲醛固定。

虫体腹背扁平，灰白色（活体为肉红色），肥大，大小约为（20～70）mm×（8～20）mm×（0.5～2）mm。

可见口、腹吸盘，分支的睾丸和盘绕的子宫，以及虫体两侧的肠支。

（2）生活史

1）中间宿主（intermediate host） 扁卷螺采自沟渠、湖泊或水田，瓶装大体标本，10％甲醛固定，外形似蜗牛。

2）植物媒介　荸荠、茭白、菱角。

2. 镜下观察

（1）虫卵（egg）：取自布氏姜片吸虫感染者或受染猪的粪便，10%甲醛固定，制片，置显微镜下观察（高倍镜）。

1）虫卵椭圆形，淡黄色，大小约为（130～134）μm×（80～85）μm，为蠕虫卵中最大的一种。

2）卵壳（egg shell）薄而均匀，卵盖（operculum）不明显。镜下可见有些虫卵卵盖脱落。

3）卵内含一卵细胞（egg cell）和数十个卵黄细胞（yolk cell），但结构比较模糊。

（2）幼虫（larva）：取自中间宿主，10%甲醛固定、酸性卡红染色、制片。幼虫形态与华支睾吸虫幼虫相似。

【实验报告】

绘布氏姜片吸虫虫卵彩图。

实验 16.3　卫氏并殖吸虫（*Paragonimus westermani*）

【实验目的】

1. 掌握卫氏并殖吸虫成虫的基本形态特征。
2. 掌握卫氏并殖吸虫虫卵的形态特征，能与其他寄生虫虫卵或非虫卵类结构区分。
3. 了解卫氏并殖吸虫中间宿主形态。
4. 通过观察病理标本，理解卫氏并殖吸虫的致病特点。

【实验材料】

1. 实验仪器：显微镜，放大镜。
2. 实验标本：成虫，中间宿主，病理标本。

【实验步骤】

1. 肉眼观察

（1）成虫（adult）

1）染色封片标本（肉眼或放大镜观察）　成虫常取自人工感染的动物肺，压制固定后经明矾卡红染色。

雌雄同体，虫体肥厚，呈椭圆形。

口、腹吸盘大小相近，腹吸盘位于虫体中部稍向前。

一对分支的睾丸（testis）并列于虫体后1/3处。

子宫（uterus）盘曲成团，与分叶的卵巢（ovary）左右并列于睾丸之前。

两肠支弯曲，沿虫体两侧分布，末端为盲端，无肛门。

2）瓶装大体标本（肉眼或放大镜观察）　成虫取自感染动物肺，10%甲醛固定。

虫体腹面扁平、背面隆起，灰白色（活体为红褐色），大小约为（7～12）mm×（4～6）mm×（3～5）mm。

可见口、腹吸盘，虫体两侧的肠支，并列的卵巢和子宫以及并列的一对睾丸。

（2）中间宿主（intermediate host）：采自山溪、水沟，瓶装大体标本，10%甲醛固定。

第一中间宿主川卷螺；第二中间宿主溪蟹、蝲蛄。

（3）病理标本：受染的病犬肺，10%甲醛固定。肺表面有很多隆起的结节（内含肺吸虫成虫）。

2. 镜下观察

（1）虫卵（egg）：取自卫氏并殖吸虫感染的动物，10%甲醛固定，制片，置显微镜下观察（高倍镜）。

1）虫卵椭圆形，金黄色，大小约为（85～120）μm×（50～60）μm。

2）卵壳（egg shell）厚薄不均，卵盖（operculum）明显，卵盖对侧的卵壳明显增厚。镜下可见有些虫卵卵盖脱落。

3）卵内含一卵细胞（egg cell）和许多卵黄细胞（yolk cell），但结构比较模糊。

（2）幼虫（larva）：取自中间宿主，10%甲醛固定、酸性卡红染色、制片。幼虫形态与华支睾吸虫幼虫相似，但尾蚴的尾部较短。

【实验报告】

绘卫氏并殖吸虫虫卵彩图。

四、斯氏狸殖吸虫（*Pagumogonimus skrjabini*）

【实验目的】

了解斯氏狸殖吸虫成虫和虫卵的基本形态特征，注意与卫氏并殖吸虫进行区分。

【实验材料】

1. 实验仪器：显微镜。

2. 实验标本：成虫，中间宿主，虫卵。

【实验步骤】

1. 肉眼观察

（1）成虫（adult）：取自受染动物肺，10%甲醛固定，大体瓶装标本。

1）雌雄同体，虫体狭长，前宽后窄，最宽处为腹吸盘前后。大小约为（11～18.5）mm×（3.5～6）mm。

2）雌、雄生殖器官并列，与卫氏并殖吸虫相同。

（2）中间宿主（intermediate host）：取自山涧、小溪，10%甲醛固定。

第一中间宿主拟钉螺、小豆螺；第二中间宿主溪蟹。

2. 镜下观察

虫卵（egg） 取自感染动物粪便，10%甲醛固定，制片，高倍镜观察。虫卵椭圆形，不对称，金黄色。卵壳（egg shell）厚薄不均，卵盖（operculum）明显。卵内含一卵细胞（egg cell）和若干卵黄细胞（yolk cell）。

【实验报告】

绘斯氏狸殖吸虫虫卵彩图。

实验 16.5　日本裂体吸虫（*Schistosoma japonicum*）

【实验目的】

1. 掌握日本裂体吸虫成虫的基本形态特征。

2. 掌握日本裂体吸虫虫卵的形态特征，能与其他寄生虫虫卵或非虫卵类结构区分。

3. 熟悉日本裂体吸虫中间宿主钉螺的形态，了解尾蚴的基本形态特点。

【实验材料】

实验仪器：显微镜。

实验标本：雄虫，雌虫，雌雄合抱，中间宿主钉螺，病理标本，幼虫，虫卵。

【实验步骤】

1. 肉眼观察

有别于其他吸虫成虫，日本裂体吸虫为雌雄异体。

（1）雄虫（male adult）：取自感染动物的肠系膜静脉，10%甲醛固定。

1）雄虫乳白色，粗短，圆柱状，大小约为（9～22）mm×（0.5～0.55）mm。

2）口、腹吸盘不明显，腹吸盘后虫体变粗，两侧向腹面卷曲形成抱雌沟（gynecophoric canal）。

（2）雌虫（female adult）：成虫取自感染动物的肠系膜静脉，10%甲醛固定。

1）雌虫细长，圆柱形，前细后粗，大小约为（12～28）mm×（0.1～0.3）mm。

2）口、腹吸盘不明显。虫体因肠管内充满消化的宿主血液残留物而呈现棕褐色。

（3）雌雄合抱：成虫取自感染动物的肠系膜静脉，10%甲醛固定。雌虫位于雄虫的抱雌沟内。

（4）中间宿主钉螺　取自流行区。小型螺类，大小似稻谷，形似螺丝钉。

（5）病理标本

1）受感染的动物肠系膜　10%甲醛固定。可见肠系膜静脉血管中有乳白色的雄虫、黑褐色的雌虫以及雌雄合抱虫体。肠壁上有灰白色的虫卵结节。

2）受感染的动物肝　10%甲醛固定。肝表面凹凸不平，有很多虫卵结节。

2. 镜下观察

（1）成虫（adult）：成虫取自感染动物的肠系膜静脉，经固定后明矾卡红染色、制片。低倍镜观察。

1）雄虫：口、腹吸盘明显，尤其是腹吸盘，突出成杯状。腹吸盘后虫体两侧增宽，向腹面卷曲形成抱雌沟。睾丸7个，呈串珠状排列，位于腹吸盘后。肠支在腹吸盘附近分为两支，延伸至虫体后1/3处又汇合为一支，末端为盲端，无肛门。

2）雌虫：虫体细长，口、腹吸盘较小。卵巢（ovary）1个，椭圆形，位于虫体中部。

（2）幼虫（larva）

1）毛蚴（miracidium）：经虫卵孵化得到毛蚴（具体方法详见第二部分日本裂体吸虫综合实验），10%甲醛固定，卡红染色，高倍镜观察。毛蚴全身被有纤毛（cilia），前端较宽，有一锥状突起。

2）尾蚴（cercaria）：从钉螺中逸出尾蚴（具体方法详见日本裂体吸虫综合实验），10%甲醛固定，卡红染色，高倍镜观察。尾蚴分体部和分叉的尾部，头部前端有一单细胞头腺（head gland），腹吸盘两侧有几对单细胞钻腺（penetration gland）。

（3）虫卵（egg）：取自日本裂体吸虫感染动物的粪便，经水洗沉淀收集，10%甲醛固定，制片，置显微镜下观察（高倍镜）。

1）虫卵椭圆形，淡黄色，大小约为85μm×60μm。

2）卵壳（egg shell）较薄，无卵盖。卵壳一侧有一指状突起，为侧棘（lateral spine），在镜下由于虫卵固定的位置不同并且卵周经常附有杂质，因此只有少数虫卵可见这一结构。

3）卵内含一成熟毛蚴，但多数结构不清晰。毛蚴与卵壳之间可见一些油滴状结构，为毛蚴分泌物即可溶性虫卵抗原（soluble egg antigen，SEA）。

【实验报告】

绘日本裂体吸虫虫卵彩图。

【吸虫分析与思考】

1. 华支睾吸虫、卫氏并殖吸虫、布氏姜片吸虫和日本裂体吸虫的虫卵形态各有何特点？
2. 血吸虫成虫不同于其他吸虫成虫的形态特点是什么？
3. 卫氏并殖吸虫与斯氏狸殖吸虫成虫的形态有何异同？

（贾默稚）

实验十七　绦虫

实验 17.1　曼氏迭宫绦虫（*Spirometra mansoni*）

【实验目的】

1. 熟悉曼氏迭宫绦虫成虫及裂头蚴的基本形态特征。

2. 了解曼氏迭宫绦虫虫卵的基本形态特征，能与其他寄生虫虫卵或非虫卵类结构区分。

【实验材料】

1. 器械：显微镜。

2. 实验标本：虫卵，头节，裂头蚴，成虫。

【实验步骤】

1. 肉眼观察

(1) 成虫（adult）：取自受染猫、犬肠道，10%甲醛固定。

1) 成虫分节，长约 1m 左右。

2) 头节（scolex）细小，呈指状。

3) 节片一般宽大于长，但虫体后端的节片长、宽几近相等。

4) 大多数节片可见淡黄色子宫（uterus），其内充满虫卵。

(2) 裂头蚴（sparganum）：取自受染蛙、蛇体内，10%甲醛固定。

虫体白色、长带状，不分节，头端膨大。

2. 镜下观察

(1) 头节：自成虫切下头节，固定后卡红染色、制片。低倍镜观察。

1) 头节指状，可见纵行的吸槽（groove）。

2) 吸槽两条，位于头节的背、腹面。

(2) 虫卵（egg）：取自受染动物粪便，经水洗沉淀收集，10%甲醛固定，制片，置显微镜下观察（高倍镜）。

1) 虫卵椭圆形，浅灰褐色，两端稍尖，大小为（52～76）μm×（31～44）μm。

2) 卵壳（egg shell）较薄，有卵盖（operculum）。卵内含一卵细胞（egg cell）和若干卵黄细胞（yolk cell）。

【实验报告】

绘曼氏迭宫绦虫虫卵彩图。

实验 17.2　链状带绦虫（*Taenia solium*）

【实验目的】

1. 掌握链状带绦虫成虫的基本形态特征。

2. 掌握链状带绦虫成虫头节、成节、孕节的结构特征。

3. 掌握带绦虫卵的形态，能与其他寄生虫虫卵或非虫卵类结构区分。

4. 了解囊尾蚴的形态特点。

【实验材料】

1. 器械　显微镜。

2. 实验标本　虫卵，病理标本，囊尾蚴，成虫，头节，成节，孕节

【实验步骤】

1. 肉眼观察

（1）成虫（adult）：来自患者，10％甲醛固定，瓶装大体标本。

1）虫体乳白色，半透明，带状，长约2～4m，体分节。成虫前端较细，向后逐渐变宽。

2）幼节（immature proglottid）短宽；成节（mature proglottid）近正方形；孕节（gravid proglottid）窄长，可见子宫（uterus）分支。

（2）囊尾蚴（cysticercus）：取自含囊尾蚴的病猪肉，10％甲醛固定，瓶装大体标本。

囊尾蚴为圆形或椭圆形的囊状物，乳白色，半透明。囊内充满液体，有一白色小点，此为缩入囊内的头节（scolex）。

（3）病理标本：受染猪的器官，10％甲醛固定。

观察受囊尾蚴感染的眼、脑、肌肉、心脏等器官，可见受染部位有椭圆形、乳白色的囊尾蚴。

2. 镜下观察

（1）虫卵（egg）：自排出的孕节中收集虫卵，10％甲醛固定，制片，置显微镜下观察（高倍镜）。

1）虫卵呈球形，直径约为31～43μm。

2）卵壳（egg shell）薄而透明，镜下所见自孕节散出来的虫卵，有卵壳的虫卵叫完整虫卵。卵壳多已脱落，称为不完整虫卵（incomplete egg）。

3）卵壳内为棕褐色胚膜（embryophore），胚膜较厚，在光镜下呈放射状条纹。镜下所见的多数虫卵（不完整虫卵）其最外层即为胚膜。

4）胚膜内含一六钩蚴（oncosphere），直径约14～20μm。六钩蚴有3对小钩，一般镜下仅可见其中几个。

（2）头节：驱虫成功后自成虫切下头节，经压片、固定，卡红染色。低倍镜观察。

头节圆球形，具有顶突（rostellum），顶突上有两圈小钩（hooklet）和4个吸盘（sucker）。

（3）成节：驱虫后自成虫切下成节，经压片、固定，卡红染色，低倍镜观察。

1）有成熟的雌雄生殖器官各一套。

2）睾丸（testis）滤泡状，分布于节片两侧，约150～200个。

3）子宫为棒状盲囊，纵行于节片中央。卵巢（ovary）分3叶，除左右两大叶外，在子宫与阴道间有一小叶。

（4）孕节：自成虫取下孕节，将墨汁自孕节一端注入子宫主干中进行染色。放大镜或低倍镜观察。

1）孕节中除充满虫卵的子宫外，其他器官均退化。

2）子宫由主干向两侧呈树杈状分支，从分支主干基部计算，单侧分支为7～13支。

（5）囊尾蚴：取自含囊尾蚴的病猪肉，经压制、固定、卡红染色后制片。低倍镜观察。

囊尾蚴为椭圆形，囊内有一凹陷的头节。

【操作】

囊尾蚴孵化法

1. 用剪子和镊子剥离猪肉里的白色囊泡（囊尾蚴），小心去除其纤维囊壁。

2. 将剥离的囊尾蚴置于培养皿中，加入生理盐水胆汁液，使液体全部覆盖囊尾蚴。

3. 将培养皿置于温箱中（25～30℃），3～4 小时后检查是否有伸出的头节。

【实验报告】

1. 绘带绦虫虫卵（完整和不完整虫卵）彩图。

2. 绘链状带绦虫头节、成节彩图。

3. 绘链状带绦虫孕节黑白图。

实验 17.3　肥胖带绦虫（*Taenia saginata*）

【实验目的】

1. 掌握肥胖带绦虫成虫的基本形态特征。

2. 掌握肥胖带绦虫头节、成节、孕节的结构特征。

3. 了解囊尾蚴的形态特点。

【实验材料】

1. 器械：显微镜。

2. 实验标本：成虫，头节，成节，孕节，囊尾蚴。

【实验步骤】

1. 肉眼观察

成虫（adult）来自患者，10%甲醛固定，瓶装大体标本。外形与链状带绦虫成虫相似，但节片肥厚，虫体较长，长约 4～8m。

2. 镜下观察

（1）虫卵（egg）：肥胖带绦虫与链状带绦虫的虫卵从形态上无法区分。

（2）头节（scolex）：驱虫成功后自成虫切下头节，经压片、固定，卡红染色。低倍镜观察。

头节近方形，有 4 个吸盘（sucker），无顶突和小钩。

（3）成节（mature proglottid）：驱虫后自成虫切下成节，经压片、固定，卡红染色，低倍镜观察。

与链状带绦虫成节构造相似，但卵巢（ovary）分 2 叶，睾丸（testis）数量更多（300～400 个）。

（4）孕节（gravid proglottid）：自成虫取下孕节，将墨汁自孕节一端注入子宫主干中进行染色。放大镜或低倍镜观察。

与链状带绦虫孕节构造相似，但子宫（uterus）单侧分支为 15～30 支。

（5）囊尾蚴（cysticercus）：取自囊尾蚴寄生的牛肉，经压制、固定、卡红染色后制片。低倍镜观察。

与链状带绦虫囊尾蚴相似，但凹陷的头节没有顶突和小钩。

【实验报告】

1. 绘肥胖带绦虫头节、成节彩图。

2. 绘肥胖带绦虫孕节黑白图。

实验 17.4　细粒棘球绦虫（*Echinococcus granulosus*）

【实验目的】

1. 掌握细粒棘球绦虫原头蚴的形态特征，帮助理解棘球蚴的结构。

2. 熟悉细粒棘球绦虫成虫形态。

【实验材料】

1. 实验仪器　显微镜。

2. 实验标本　成虫，受染的狗肠，病理标本 ，虫卵，成虫 ，原头蚴。

【实验步骤】

1. 肉眼观察

(1) 成虫（adult）：取自受染狗的小肠，10％甲醛固定。

虫体乳白色，很小，长 2～7mm。

(2) 受染的狗肠：剖开受染狗肠，清除肠内容物，平铺于玻璃板上，置于保存液中保存。

可见肠壁上附着很多乳白色成虫，整个肠壁似毛巾状。

(3) 病理标本：剖开受染动物肝脏，露出棘球蚴（hydatid cyst）的剖面，置于保存液中保存。

1）棘球蚴为圆形囊状物，可见囊壁分为三层，最外层为宿主组织。

2）棘球蚴的角皮层（laminated layer）为乳白色、粉皮状。

3）最内层为生发层（germinal layer)，很薄，上有很多大小不等的颗粒物，即生发囊（brood capsule)。

2. 镜下观察

(1) 虫卵（egg)：与带绦虫卵相似。

(2) 成虫：取自受染狗的小肠，固定后染色封片。低倍镜观察。

1）虫体一般分为 4 节，头节（scolex)、幼节（immature proglottid)、成节（mature proglottid）和孕节（gravid proglottid）各一节。

2）头节略呈梨形，有四个吸盘（sucker)、顶突（rostellum）和两圈小钩（hooklet)。

3）孕节中的子宫（uterus）向两侧突出形成侧囊，其内充满虫卵。

(3) 原头蚴：取自棘球蚴液，卡红染色。低倍镜或高倍镜观察。

圆形或椭圆形，有一内陷的头节，4 个吸盘（在镜下一般只可见其中 2 个)。顶突不明显，但可见数个小钩。

【实验报告】

绘细粒棘球绦虫原头蚴彩图。

实验 17.5　多房棘球绦虫（*Echinococcus multilocularis*）

【实验目的】

1. 熟悉多房棘球绦虫成虫的基本形态特征。

2. 了解泡状蚴的形态结构。

【实验材料】

1. 器械　显微镜。

2. 实验标本　成虫，头节，孕节，泡球蚴。

【实验步骤】

1. 肉眼观察

成虫（adult） 取自受染动物的小肠，10%甲醛固定。成虫的外形、结构与细粒棘球绦虫成虫相似，但个体较小，体长1.2～3.7mm。

2. 镜下观察

（1）成虫（adult）：取自受染动物的小肠，固定后染色封片。低倍镜观察。

1）头节（scolex）形态、结构与细粒棘球绦虫头节相似，但比较细小，小钩数目较少。

2）孕节（gravid proglottid）中的子宫（uterus）无侧囊，其内充满虫卵。

（2）泡球蚴（alveolar hydatid cyst）：取自受染动物的肝脏，压片后置显微镜下观察。

为淡黄色或白色的囊泡状团块，由许多圆形或椭圆形小囊泡聚集形成。

实验17.6 微小膜壳绦虫（*Hymenolepis nana*）

【实验目的】

1. 掌握微小膜壳绦虫成虫的基本形态特征。

2. 掌握微小膜壳绦虫虫卵的形态，能与其他寄生虫虫卵或非虫卵类结构区分。

3. 熟悉微小膜壳绦虫成虫头节、成节、孕节的结构特征。

4. 了解似囊尾蚴的形态特点。

【实验材料】

1. 器械 显微镜

2. 实验标本 成虫，虫卵，头节，似囊尾蚴

【实验步骤】

1. 肉眼观察

成虫（adult） 取自受染小鼠的肠道，10%甲醛固定。

（1）虫体纤细，乳白色，是一种小型绦虫，大小约（5～80）mm×（0.5～1）mm。

（2）成虫分节，节片短宽，一般有100～200节。

2. 镜下观察

（1）虫卵（egg）：取自感染动物的粪便，经水洗沉淀收集，10%甲醛固定，制片，置显微镜下观察（高倍镜）。

1）虫卵圆形或椭圆形，无色透明，大小为（48～60）μm×（36～48）μm。

2）卵壳（egg shell）很薄，内有胚膜层（embryophore）。胚膜两端稍突起，由此发出4～8根丝状物，弯曲在卵壳与胚膜之间。

3）胚膜内含1个六钩蚴（oncosphere）。

（2）头节（scolex）：取自成虫，经压片、固定，卡红染色。低倍镜观察。

头节细小，球形。头节上有四个吸盘（sucker），中央具有顶突（rostellum），顶突上有一圈小钩（hooklet）。

（3）似囊尾蚴（cysticercoid）：取自受染小鼠的肠道，经压制、固定，用明矾胭脂红染色，透明后封片。

1）成熟的似囊尾蚴由前端的体部与后端的尾部组成，体部呈圆形或椭圆形，尾部囊泡状。

2）头节缩入囊腔内，呈倒伏状，有吻突和吻钩。

【实验报告】

绘微小膜壳绦虫虫卵彩图。

【绦虫分析与思考】

1. 链状带绦虫与肥胖带绦虫成虫的形态有何不同?
2. 详细描述细粒棘球绦虫棘球蚴的形态。
3. 细粒棘球绦虫与多房棘球绦虫的成虫和幼虫各有何区别?
4. 曼氏迭宫绦虫成虫的附着器是什么?与圆叶目绦虫的附着器有何不同?

（贾默稚）

实验十八　医学原虫

实验 18.1　溶组织内阿米巴（*Entamoeba histolytica*）和其他肠道阿米巴

【实验目的】

1. 掌握溶组织内阿米巴滋养体和包囊的形态特征。

2. 了解溶组织内阿米巴滋养体的活动特点。

3. 熟悉结肠内阿米巴、微小内蜒阿米巴、齿龈内阿米巴、布氏嗜碘阿米巴和哈氏内阿米巴的形态特征。

【实验材料】

1. 器械　显微镜。

2. 实验标本　溶组织内阿米巴，结肠内阿米巴，微小内蜒阿米巴，齿龈内阿米巴，布氏嗜碘阿米巴，哈氏内阿米巴。

【实验步骤】

1. 溶组织内阿米巴（*Entamoeba histolytica*）

（1）肉眼观察

1）阿米巴痢疾患者的肠病理标本：10%甲醛固定（示教标本）。

溶组织内阿米巴侵入肠黏膜下层繁殖，破坏肠黏膜，形成口小底大的烧瓶样溃疡，溃疡底部向四周扩展，使相邻溃疡底部互通形成隧道．肠黏膜上可见多个开口小的溃疡面，偶见表面黏膜大片坏死。

2）阿米巴肝脓肿病理标本　10%甲醛固定（示教标本）。

滋养体随血流经门静脉进入肝脏，引起肝组织坏死、液化，形成脓肿。脓肿常为单个。

（2）镜下观察

1）阿米巴痢疾患者肠溃疡切片（苏木素染色），低倍镜观察（示教标本）。

溃疡口小底大，呈烧瓶状，含有坏死组织、嗜酸性粒细胞及大量滋养体。

2）溶组织内阿米巴滋养体（trophozoite）染色标本。

阿米巴痢疾患者黏液血便涂片，铁苏木素（iron hematoxylin stain）染色。

先在低倍镜下找到清晰均匀的界面，换高倍镜查找蓝黑色、边界分明的圆形或椭圆形虫体。若有较清晰的泡状核，内质中有若干个被吞噬的红细胞（黑色点状），则证明已找到滋养体。将其移到视野中心，用油镜观察。

溶组织内阿米巴的滋养体有以下特点：

a. 外形：椭圆形或圆形。

b. 内外质：外质（ectoplasm）不明显，极少能见到伪足。内质（endoplasm）颗粒小而均匀，其内含有大小不等的染成蓝黑色的圆形红细胞（erythrocyte）。衰老的滋养体内质中可出现空泡（vacuole）。

c. 细胞核：核（nucleus）1个，圆形，呈泡状，核膜（nuclear membrane）内缘有大小相近、排列较均匀的点状染色质粒（chromatin），称核周染色质（perinuclear chromatin）；核仁（karyosome）小而圆，多位于中央，也可略偏位。

3）溶组织内阿米巴滋养体活标本

从人工培养液中吸取少量培养物滴于载玻片上检查。阿米巴滋养体在低倍镜下为透明的活动体，所以视野光线不宜太强。应注意其伪足的形成及运动方式，常因室温较低或放置较久而运动迟缓，故应耐心辨别。室温低时，应放在保温箱内或保温台上观察。此种涂片不可用油镜观察；也不可将显微镜倾斜，否则培养液流至镜台上污染显微镜和桌面。

溶组织内阿米巴活滋养体的结构特点：

a. 外形：虫体形状不固定。

b. 内外质：内、外质分明，外质透明，伸出指状或舌状伪足（pseudopodia），内质流入其中。内质中有吞噬的培养基中的米粉颗粒（不要认为是红细胞或细胞核），在活体中细胞核不易见到。

c. 运动特点：虫体运动活泼，呈定向运动（与伪足伸出的方向一致）。

4）溶组织内阿米巴的包囊（cyst）

a. 铁苏木素染色标本：带囊者粪便涂片，染色。

①外形和颜色：包囊呈圆球形，蓝灰色，囊壁不着色。

②细胞核：囊内可见 1 个、2 个或 4 个泡状核。单核包囊的核较大而结构清晰，与滋养体的核相似。四核包囊的核较小，有的只能见到核的轮廓。

③囊内含物：糖原泡（glycogen vacuole）在固定染色过程中被溶解，呈空泡状（有时不止一块），棒状的或圆形的拟染色体（chromatoid body）染成蓝黑色。四核成熟包囊中，拟染色体和糖原泡一般消失。

b. 碘液染色标本

带囊者粪便碘液涂片，高倍镜观察（不要用油镜观察，观察时光线不宜太强）。注意观察包囊的以下特点：

①外形和颜色：包囊呈圆球形，棕黄色，囊壁发亮。

②细胞核：核 1～2～4 个，呈小亮圈，中央可见亮点状的核仁。

③囊内含物：糖原泡为棕红色，边界不明显，拟染色体呈亮棒状或亮点状。

2. 结肠内阿米巴滋养体（*Entamoeba coli*）（示教标本）

镜下观察：

（1）滋养体：粪便涂片，铁苏木素染色，油镜下观察。

1）外形与颜色：虫体椭圆形，染成蓝黑色，略大于溶组织内阿米巴滋养体。

2）细胞质：内外质区分不明显，内质里食物泡多，内含被吞噬的细菌、淀粉粒等，不含红细胞。

3）细胞核：较溶组织内阿米巴大，核仁粗大，多偏位；核周染色质粒大小不一，排列不整齐。

（2）包囊：粪便涂片，铁苏木素染色。

1）外形与颜色：圆球形，蓝黑色，略大于溶组织内阿米巴包囊。

2）细胞质：拟染色体偶见，常不清晰，似碎片状或草束状，两端尖细不整。

3）细胞核：1～8 个，8 核常见，核的结构与滋养体核结构相同。

3. 微小内蜒阿米巴（*Endolimax nana*）（示教标本）

镜下观察：

（1）滋养体

新鲜标本直接涂片中虫体细小。运动缓慢，可有多个伪足。胞核一个，内外质不分明，内质粗糙，含有细菌。有一粗大明显核仁，无核周染色质粒。

（2）包囊

较溶组织内阿米巴细小，类圆形或椭圆形，核1～4个，核仁粗大而不规则，核膜薄，无核周染色质粒，缺拟染色体。

4. 齿龈内阿米巴（*Entamoeba gingivalis*）（示教标本）

滋养体：虫体小，仅有滋养体时期，内质和外质的界限分明，食物泡内含有细菌、白细胞等物，偶有红细胞，核仁居中，有核周染色粒。

5. 布氏嗜碘阿米巴（*Iodamoeba butschlii*）（示教标本）

（1）滋养体

虫体细小，新鲜标本生理盐水涂片中伪足宽大，运动缓慢。食物泡内含有细菌，染色标本中核仁大而且居中央，核膜内缘的染色质粒不明显。

（2）包囊

包囊直径5～20μm，以包囊期具有特殊的糖原泡而得名。糖原泡圆形或卵圆形、边缘清晰，常把核推向一侧。碘染糖原泡呈棕色团块，铁苏木素染色为泡状空隙。

6. 哈氏内阿米巴（*Entamoeba hartmanni*），（示教标本）

滋养体：较溶组织内阿米巴小（3～12μm），内、外质区分明显，内质内食物泡多，含细菌而不含红细胞。细胞核的核周染粒细小，分布不匀，核仁小，居中或偏位。

【实验报告】

绘制溶组织内阿米巴滋养体和包囊的铁苏术素染色标本图。

实验18.2 杜氏利什曼原虫（*Leishmania donovani*）

【实验目的】

1. 掌握杜氏利什曼原虫无鞭毛体（利杜体）的寄生部位和形态特征。

2. 认识前鞭毛体的形态。

3. 掌握杜氏利什曼原虫的感染阶段和感染方式。

【实验材料】

1. 器械　显微镜。

2. 实验标本　前鞭毛体，无鞭毛体。

【实验步骤】

镜下观察：

1. 前鞭毛体（promastigote）　用NNN培养基体外培养，前鞭毛体涂片。甲醛固定，姬氏染色，油镜观察。

（1）外形：虫体因发育程度不同而变化很大。成熟的前鞭毛体呈梭形或纺锤形，前端钝圆，后端尖。由基体向前发出1根鞭毛（flagellum）游离于虫体外，其长度与虫体长度相近。

（2）内部结构：细胞质呈蓝色，核大而圆，紫红色，位于虫体中央，动基体（kinetoplast）位于虫体前端，动基体之前有一基体。

2. 前鞭毛体（活标本）　系取自NNN培养基内的标本，在低倍或高倍镜下观察其活动。前鞭毛体的鞭毛常相互交织在一起，其排列常呈菊花形。

3. 无鞭毛体（amastigote）　患者骨髓涂片或实验感染田鼠肝、脾印片（或骨髓涂片）。

姬氏染色，油镜观察。

（1）外形：无鞭毛体呈圆或卵圆形，细胞膜极薄，一般不易看清。

（2）内部结构：细胞质为淡蓝色，细胞核1个，大而圆，染成红或紫红色，位于虫体的一边。核旁有一细小、杆状或点状的紫红色动基体，动基体之前有一红色粒状的基体和丝状的根丝体。动基体、基体和根丝体因距离靠近，在光镜下不易区分。

无鞭毛体常因其寄生的巨噬细胞破裂而游离于细胞外，因此必须与血片中的血小板相区别。血小板的形态不规则，常聚集成堆或团块，被染成淡紫红色，无明显结构。

【实验报告】

绘制杜氏利什曼原虫无鞭毛体和前鞭毛体彩图。

实验18.3　蓝氏贾第鞭毛虫（*Giardia lamblia*）

【实验目的】

掌握蓝氏贾第鞭毛虫滋养体和包囊的形态特征，为临床病原学诊断奠定基础。

【实验材料】

1. 器械：显微镜。

2. 实验标本：蓝氏贾第鞭毛虫包囊，蓝氏贾第鞭毛虫滋养体。

【实验步骤】

镜下观察：

1. 蓝氏贾第鞭毛虫滋养体（示教标本）　田鼠肠内容物涂片，或体外培养标本，或采自慢性腹泻患者的稀便。姬氏染色，油镜观察。

（1）外形：呈半个倒置梨形，两侧对称，前端钝圆、后端尖，背面隆起，腹面扁平。

（2）吸器（adhesive disc）：腹面前半部向内凹陷成吸器，虫体借此吸附在宿主肠黏膜上。

（3）细胞核：位于虫体前端吸器区中线两侧各有一个卵圆形细胞核，每个核内各有一个大核仁。

（4）鞭毛：有4对鞭毛，按其位置分别为前侧鞭毛、后侧鞭毛、腹鞭毛和尾鞭毛各1对，鞭毛均发自两核前部之间的基体（kinetosomes）。

（5）中心体（median body）：一对半月形中心体，位于吸器后，虫体中间。

2. 蓝氏贾第鞭毛虫活滋养体（示教标本）　田鼠肠内容物生理盐水涂片，或体外培养滋养体滴片标本。高倍镜观察，视野光线不宜太强。

（1）形状：梨形或瓢形。

（2）活动特点：4对鞭毛摆动，运动活跃，虫体前后起伏运动，典型运动如落叶飘动。

3. 蓝氏贾第鞭毛虫包囊

（1）铁苏木素染色标本

1）外形：为椭圆形。

2）颜色：蓝黑色。

3）囊壁：囊壁较厚，不着色，囊壁与虫体之间有明显间隙。

4）囊内结构：细胞核2～4个，聚在一端或分散，核膜内缘无染色质粒，中央有一粒大的核仁，囊内还有由鞭毛及中心体组成的丝状物。

（2）碘液染色标本

1）外形：为椭圆形。

2）颜色：黄绿色。

3）囊壁：囊壁较厚，囊壁与虫体之间有明显间隙。

4）囊内结构：细胞核 2～4 个，亮球状，甚小，聚在一起或分散，并有不着色的鞭毛及中心体组成的丝状物。

【实验报告】

绘制蓝氏贾第鞭毛虫滋养体和包囊彩图

实验 18.4　阴道毛滴虫（*Trichomonas vaginalis*）

【实验目的】

掌握阴道毛滴虫滋养体的形态结构及其活动特点，为临床病原学诊断奠定基础。

【实验材料】

1. 器械：显微镜。

2. 实验标本：阴道毛滴虫滋养体染色标本，阴道毛滴虫滋养体活标本。

【实验步骤】

镜下观察：

1. 阴道毛滴虫滋养体染色标本，体外培养滋养体涂片或病人阴道分泌物涂片。高倍镜或油镜观察。其形态特点如下：

（1）外形：梨形或椭圆形。

（2）虫体内部结构。

细胞核：椭圆形，位于虫体前 1/3 处。

基体（kinetosomes）：位于核前缘。

轴柱（axostyle）：贯穿虫体，并从虫体末端伸出。

细胞质内有紫红色染色质颗粒（chromatic granules）。

（3）鞭毛：4 根前鞭毛（anterior flagella）和一根后鞭毛（recurrent flagellum）均由基体发出，后鞭毛位于波动膜外缘内侧，后鞭毛末端不游离于波动膜之外，在固定染色时 4 根前鞭毛常粘成 1～2 束。

（4）波动膜（undulating membrane）：位于虫体外侧前 1/2 处，由于滋养体是整封标本，虫体所处的位置不同，所以不一定每个虫体都能看见波动膜，需观察多个虫体。

2. 阴道毛滴虫滋养体活标本　体外培养滋养体滴片标本。高倍镜观察，视野光线不宜太强。

（1）外形：梨形。

（2）结构特点：可见活动的鞭毛、伸出虫体的轴柱末端和波动膜。但看不到细胞核。

（3）活动特点：前鞭毛聚集成 1～2 束，摆动迅速，波动膜波浪运动，使虫体向前旋转运动。

【实验报告】

绘制阴道毛滴虫滋养体彩图。

实验 18.5 疟原虫（*Plasmodium*）

【实验目的】

1. 掌握间日疟原虫红内期各阶段及恶性疟原虫环状体和配子体的形态特征。

2. 了解三日疟原虫滋养体和裂殖体的形态特征。

3. 了解蚊体内各期疟原虫的形态特征。

【实验材料】

1. 器械：显微镜。

2. 实验标本：间日疟原虫，恶性疟原虫，三日疟原虫。

【实验步骤】

镜下观察：

1. 间日疟原虫　间日疟患者薄血涂片。姬氏染色，油镜观察。

（1）环状体（ring form）

此期被寄生的红细胞尚无改变。疟原虫的细胞质呈环状，红色的核为点状，在环的一边，很像一个宝石戒指。环状体的大小约占红细胞直径的 1/3～1/4 左右。

（2）滋养体（trophozoite）

是环状体进一步发育的形态，此时被寄生的红细胞胀大，色较淡，红细胞上常有许多红色小点即薛氏小点（Schüffner's dots）。疟原虫的细胞质增多有伪足伸出，形状不规则，有时有空泡，细胞质分布不均匀，细胞质上有黄褐色的疟色素颗粒。红色的细胞核一个。

（3）裂殖体（schizont）

有未成熟与成熟两种形态。此时细胞质较致密，伪足已消失，核先分裂，然后细胞质分裂。未成熟裂殖体（immature schizont）的核尚未分裂到一定数目，细胞质尚未分开。成熟裂殖体（mature schizont）的核已分裂到一定数目即 12～24 个（平均 16 个），细胞质围绕每一个细胞核形成裂殖子。此时黄褐色的疟色素颗粒集中在虫体中央或一侧。

（4）配子体（gametocyte）

经过 3～5 代裂体增殖后，有一部分裂殖子侵入红细胞后发育为配子体。此时被寄生的红细胞胀大。雌、雄配子体均呈圆形，疟色素颗粒则均匀地分布在细胞质中。

雌配子体（macrogametocyte）的核与细胞质均较致密，染色后细胞质为蓝色，核为红色偏于一边，即为核小、致密、在一边。

雄配子体（microgametocyte）核与细胞质较疏松，核较大，位近中央，即为核大、疏松、在中央。

2. 恶性疟原虫　恶性疟患者薄血涂片。姬氏染色，油镜观察。

（1）环状体（ring form）

环状体较间日疟原虫的小，细小环状，其直径占红细胞直径的 1/4～1/5 左右。常有多核（1 个环状体有两个细胞核），多环（一个红细胞内有两个环状体）和边缘型（有的环状体贴于红细胞边缘，如飞鸟状）。

（2）配子体（gametocyte）　雌配子体呈新月形，两端较尖。雄配子体呈腊肠形，两端较圆。细胞核都在虫体中央，核的周围有疟色素颗粒，虫体凹陷面有时可见被寄生的红细胞。

3. 三日疟原虫　三日疟患者薄血涂片。姬氏染色，油镜观察（示教标本）。

（1）带状滋养体：三日疟原虫滋养体除圆形外，有时亦呈带状，横贯红细胞，一个细胞核，细胞质分布不均匀，疟色素沿边缘分布。被寄生的红细胞无变化。

（2）成熟裂殖体：6～12 个裂殖子排成一环，疟色素集中在虫体中央，有时呈菊花状，被寄生的红细胞无变化。

4. 恶性疟原虫环状体　厚血涂片（示教标本）

视野中可见很多紫红色的核，每个核带有一团蓝色的细胞质呈“:”或“!”等形状。原虫很多，但形状不典型。被寄生的红细胞已被溶解。

5. 间日疟原虫裂殖体　厚血涂片（示教标本）

在视野中可见很多成堆的裂殖子，其中还有成堆的疟色素，原虫很多，但形态很不典型，被寄生的红细胞已被破坏。

6. 蚊体内各期疟原虫　（示教标本）

（1）雄配子形成：体外培养鼠疟原虫。培养物涂片，姬氏染色，油镜观察。

细胞质向外伸出 4～8 条细丝，每条细丝中有一细胞核，细丝脱离雄配子母体，即为雄配子（malegamete）。

（2）动合子（ookinete）：体外培养鼠疟原虫。培养物涂片，姬氏染色，油镜观察。

成熟动合子呈香蕉形，核位于虫体中央，细胞质中有疟色素，有的有空泡。

（3）卵囊（oocyst）：鼠疟原虫或鸡疟原虫感染的蚊胃。低倍镜或解剖镜观察。

蚊胃弹性纤维膜下有许多圆形或椭圆形卵囊，其内有正在发育的虫体，成熟卵囊中可见许多梭形子孢子。

（4）子孢子（sporozoite）：感染蚊唾液腺涂片，姬氏染色，油镜观察。

子孢子呈长梭形，核紫红色，位于虫体中央，细胞质纤细，淡蓝色。

【实验报告】

1. 绘制间日疟原虫环状体、滋养体、裂殖体和配子体彩图。

2. 绘制恶性疟原虫环状体和配子体彩图。

实验 18.6　刚地弓形虫（*Toxoplasma gondii*）

【实验目的】

1. 掌握刚地弓形虫滋养体的形态特征。

2. 认识刚地弓形虫的卵囊。

【实验材料】

1. 器械：显微镜。

2. 实验标本：弓形虫滋养体，卵囊。

【实验步骤】

镜下观察：

1. 刚地弓形虫滋养体　感染小白鼠的腹腔液涂片。姬氏染色。油镜观察。

滋养体为香蕉形或半月形，一端较尖，一端钝圆，一边较平，一边弯曲，长 4～7μm，最宽处 2～4μm。细胞核位于虫体中央呈红色。细胞质呈蓝色。

2. 卵囊　（示教标本）

猫粪生理盐水涂片。高倍镜检查。视野光线稍暗。注意观察卵囊结构。

（1）外形：圆形或椭圆形。

（2）囊壁：两层，光滑、透明。

（3）内含物：成熟卵囊含 2 个孢子囊，每个孢子囊由 4 个子孢子组成。

【实验报告】

绘制刚地弓形虫滋养体彩图。

实验 18.7　隐孢子虫（*Cryptosporidium*）

【实验目的】

了解隐孢子虫卵囊形态特征，为临床诊断奠定基础。

【实验材料】

1. 器械：显微镜。
2. 实验标本：隐孢子虫卵囊。

【实验步骤】

镜下观察：隐孢子虫卵囊：感染动物或人粪便涂片。抗酸染色。油镜观察。

1. 形状：圆形。
2. 颜色：玫瑰红色。
3. 囊壁：无色透明，呈晕圈状。
4. 内含物：内含 4 个子孢子及少量颗粒状残留物。

【实验报告】

绘制隐孢子虫卵囊彩图。

实验 18.8　肺孢子虫（*Pneumocystis*）

【实验目的】

了解肺孢子虫包囊的基本形态特征，为实验诊断打下基础。

【实验材料】

1. 器械：显微镜。
2. 实验标本：肺孢子虫的包囊。

【实验步骤】

镜下观察：

肺孢子虫包囊　感染小鼠肺组织印片。姬氏染色。油镜观察。形态特点如下：

囊壁不着色，成熟包囊内含 8 个香蕉形囊内小体（intracystic bodies），囊内小体各有 1 个紫红色细胞核，细胞质呈蓝色。

【实验报告】

绘制肺孢子虫的包囊的彩图。

【医学原虫分析与思考】

1. 溶组织内阿米巴的病原学诊断方法有哪些？
2. 疟疾的病原学诊断方法有哪些？各有何优缺点？
3. 间日疟原虫和恶性疟原虫通过薄血膜涂片法，分别能查到哪些时期？
4. 黑热病的病原学诊断有哪些方法？
5. 阴道毛滴虫的病原学诊断方法有哪些？
6. 蓝氏贾第鞭毛虫的病原学诊断方法有哪些？

7. 可引起人体腹泻的医学原虫有哪些？

（陈慧红）

实验十九　医学节肢动物

实验 19.1　蜱（Tick）与螨（Mite）

【实验目的】

1. 通过对蜱类的观察掌握蛛形纲的主要形态特征。

2. 识别硬蜱和软蜱的主要区别。

【实验材料】

1. 器械：显微镜。

2. 实验标本：硬蜱成虫、软蜱成虫瓶装标本，恙螨、疥螨、蠕形螨、尘螨、革螨。

【实验步骤】

1. 硬蜱（hard tick）

（1）肉眼观察　（瓶装标本）

成虫躯体呈椭圆形，表皮革质，黄褐色。背腹扁平，体长 2～10mm。从体背面可以看到颚体位于躯体前端，躯体背面有盾板。雄蜱的盾板大，覆盖整个背面，雌蜱的盾板小，仅覆盖体背面的前部。躯体腹面有足 4 对。

（2）在低倍镜下观察　（玻片标本）

1）颚体（gnathosoma）：由颚基、螯肢、口下板和须肢组成。颚基位于颚体基部，其背面形状呈矩形、三角形、六角形或梯形等，因属而异。雌蜱的颚基背面有 1 对孔区，有感觉功能。螯肢长杆状，外有螯肢鞘包绕，从颚基背面中央伸出，末端有齿状趾，用于切割宿主皮肤。口下板位于螯肢腹面，上具纵列逆齿，与螯肢合拢形成口腔。口下板用以穿刺和附着宿主皮肤。须肢位于螯肢的两侧，分 4 节，各节活动不灵活，第 4 节位于第 3 节端部腹面凹陷内。在吸血时须肢起支撑作用。

2）躯体（idiosoma）：背面有棕色盾板，足分 6 节，即基节、转节、股节、胫节、后跗节和跗节，跗节末端有爪 1 对及爪垫 1 个。基节上通常有距刺。第 1 对足跗节背面近端部有哈氏器，司嗅觉。第 4 对足基节后外侧有气门板 1 对。生殖孔位于腹面前部正中，肛门位于腹面后部正中。

2. 软蜱（soft tick）

成虫瓶装标本用肉眼观察，与硬蜱主要区别在于颚体位于躯体腹面的前部，从体背面看不到，躯体无盾板。

3. 恙螨（chigger mite）（目前恙螨的分类以幼虫为依据）

幼虫低倍镜示教玻片标本：虫体椭圆形，体长约 0.2～0.4 mm。

（1）颚体：位于躯体前端。螯肢的基节呈三角形，须肢圆锥形，

（2）躯体：背面前部有盾板，呈长方形、矩形或五角形等。盾板上常有 5 根毛和两个圆形感器基，感器基生出丝状或棒状感器。盾板两侧各有眼 1 或 2 个，位于眼板上，有的无眼。足三对，分 6 或 7 节，其上多羽状毛。

4. 疥螨（*Sarcoptes scabiei*）

成虫高倍镜示教玻片标本　采自患者皮内。成虫躯体近圆形，背面隆起，淡黄或乳白色。雌螨体长约 0.3～0.5mm，雄螨略小。

(1) 颚体短小，螯肢钳形，尖端有小齿。须肢分 3 节。无眼、无气门。

(2) 躯体背面有皱纹、鳞状皮棘、刚毛等。腹面前后各有 2 对圆锥形短足，前两对足末端有具长柄的吸垫，雌螨后两足末端为长刚毛，雄螨第 3 对足末端为长刚毛，而第 4 对足末端为吸垫。雌虫腹面第 2 对足之后中央有一横裂状产卵孔，雄性外生殖器位于第 4 对足之间略后处。肛门位于虫体腹面后缘正中。

5. 蠕形螨（*Demodex*）

成虫高倍镜示教玻片标本　采自患者毛囊和皮脂腺。

寄生于人体的有毛囊蠕形螨和皮脂蠕形螨，两种蠕形螨形态相似。成虫细长呈蠕虫状，长 0.1～0.4mm，乳白色，半透明。

(1) 颚体：梯形位于虫体前端，螯肢呈针状，须肢 3 节。

(2) 躯体：分足体和末体，

1) 足体约占躯体前 1/3～1/4，足短粗，芽突状。

2) 末体细长，体表有环形皮纹。雌螨生殖孔在腹面第 4 对足之间的后方，雄螨阳茎位于足体背面第 2 对足之间。毛囊蠕形螨的末体长，占虫体全长的 2/3 以上，末端钝圆。皮脂蠕形螨的末体短，占虫体全长的 1/2，末端尖。

6. 尘螨（dust mite）

成虫高倍镜示教玻片标本　虫体长椭圆形，乳黄色，长约 0.2～0.5mm。

(1) 颚体：位于躯体前端，螯肢呈钳状，须肢 1 对。

(2) 躯体：表面有细密或粗皱的皮纹，背面前端有狭长的前盾板，雄虫背面后部有后盾板，肩部有一对长鬃，后端有两对长鬃。生殖孔在腹面中央，刚毛靠近后端，雄螨的肛侧有肛吸盘。足四对，末端具钟形吸盘。

7. 革螨（gamasid mite）

成虫高倍镜示教玻片标本　常采自鼠类、鸟类等动物体表或其巢穴。虫体卵圆或椭圆形，黄色或褐色，长约 0.2～0.5mm。虫体长椭圆形。

(1) 颚体：位于躯体前端，螯肢针状，须肢长棒状，分为 5 节。躯体背面有背板一块，有的种类分割为前后两块。背板上的刚毛数目和排列的毛序，因种而异。

(2) 躯体：腹面靠近颚体后缘的正中有一个叉形的胸叉。雌螨躯体腹面根据所在的位置可分为胸板、生殖板、腹板、肛板及其他骨板；雄螨腹面的骨板常愈合为一块称全腹板。气门一对呈圆孔状，位于第三与第四对足基节间的外侧，自气门向前延伸的沟，称气门沟。足有四对。

【实验报告】

硬蜱与软蜱注字。

实验 19.2　蚊（Mosquito）

【实验目的】

1. 掌握三属蚊成虫的主要鉴别特征。

2. 熟悉蚊生活史各期形态。

3. 熟悉蚊刺吸式口器的构造，以了解其传病方式。

【实验材料】

1. 器械　显微镜。

2. 实验标本　成虫针插标本，蚊幼虫，蚊蛹玻片标本，三属蚊代表种成虫。

【实验步骤】

1. 主要观察标本

(1) 成虫针插标本　先用肉眼观察其大小、颜色，然后用放大镜或解剖镜按头、胸、腹三部分顺序观察。

1) 头：半球形，上有1对复眼，触角、触须各一对，喙一个。雌、雄蚊的区别主要根据触角上轮毛长短和疏密来确定，雄蚊轮毛长而密，雌蚊则短而疏。触须的长短与形状，因种而异。库蚊属和伊蚊属雌蚊触须明显比喙短，而雄蚊的触须则比喙长或等长，按蚊属雌、雄蚊的触须均与喙略等长，但雄蚊触须的末端膨大，却向外弯。口器为针状。

2) 胸：分前胸、中胸和后胸三节，仅中胸发达。中胸有翅一对，注意观察其特殊的翅脉。在多数按蚊翅上有深色与淡色鳞片形成的斑，其数目与位置是分类的重要依据。后胸有一对由后翅演化而成的平衡棒。足三对，各足依次分为基节、转节、股节、胫节和五个跗节，其末端有爪、爪垫和爪间突。足的色泽及白斑或白环的有无与位置，是区别蚊种的重要标志。

3) 腹：由11节构成，前8节明显可见，最后3节特化为生殖器。雌蚊有尾须一对，雄蚊则为钳状抱器，雄蚊的外生殖器是鉴定蚊种的重要依据。在腹节的背面，有的蚊种具淡色鳞片组成的横带、纵纹或斑。

(2) 蚊幼虫：玻片标本低倍镜观察。

分头、胸、腹三部分。

1) 头部有触角、复眼和单眼各1对，腹面有咀嚼式口器，两侧为细毛密集的口刷。

2) 胸部略呈方形，不分节。腹部细长，可以看到的有9节。前7节的构造较简单而相似。

3) 库蚊属及伊蚊属幼虫第八腹节背面有1呼吸管，幼虫停留时，虫体倒垂水面下，与水面形成角度；按蚊属幼虫无呼吸管，第八腹节背面有1对气门，第一至第七腹节背面有成对的掌状毛，幼虫停留时，虫体与水面平行。

(3) 蚊蛹玻片标本：低倍镜观察。

形如逗点，分为头胸部和腹部。

1) 头胸部：背面有1对呼吸管。

2) 腹部：分9节，第一腹节背面有1对树状毛，第八腹节末端有1对尾鳍。

按蚊属蛹呼吸管短而粗，口宽似漏斗形，有裂隙。尾鳍上具尾鳍毛及副尾鳍毛，两者前后排列。

库蚊属蛹呼吸管无裂隙，细而长，口小，尾鳍毛与副尾鳍毛（或缺1）并列。

伊蚊属蛹呼吸管短而宽，口呈三角形，无裂隙，仅具尾鳍毛，无副尾鳍毛。

(4) 三属蚊代表种成虫：针插标本。可用放大镜仔细观察。注意蚊体颜色、大小、翅前缘脉有无白斑。胸背部有无白纹，触须、足上有无白环等，借以鉴别蚊种。

1) 中华按蚊（*Anopheles sinensis*）：灰褐色；触须上有4个白环；翅前缘有2个白斑；后足1～4跗节具窄端白环。

2) 嗜人按蚊（*Anopheles anthropophagus*）：与中华按蚊相似，但个体较小；触须较细，末端两白环宽，常相互连接。

3）微小按蚊（*Anopheles minimus*）：形较小，棕褐色；触须上有 3 个白环，前端的 2 个较宽大；翅前缘有 4 个白斑。

4）淡色库蚊（*Culex pipiens pallens*）：体中等大小，淡褐色；喙与足深褐色；腹背各节基部有灰色横带，带的后缘平直。

5）白纹伊蚊（*Aedes albopictus*）：体小，黑色，有银白色斑纹；中胸背板正中有一条明显的白色纵纹，后足跗节 1～4 节有基白环，末节全白。

2. 示教标本

（1）雌蚊口器玻片标本：低倍镜观察。

蚊的口器属刺吸式，由下唇及藏于其背面沟槽内的 6 根刺针构成（上内唇、舌各 1 根，上颚、下颚各 2 根），下唇为口器外围的鞘状结构，其端部有两个唇瓣。

（2）蚊卵玻片标本：低倍镜观察。

蚊卵椭圆形，长约 1 mm。

1）按蚊卵：舟状，两侧有浮囊，单个浮于水面。

2）库蚊卵：圆锥形，无浮囊，产出后聚集成块。

3）伊蚊卵：橄榄形，无浮囊，产出后单个沉于水底。

【实验报告】

蚊注字。

实验 19.3　蝇（Fly）

【实验目的】

1. 掌握蝇类成虫的形态特征，识别常见蝇种。

2. 熟悉蝇类生活史各期的形态。

3. 了解蝇类形态结构与传播疾病的关系。

【实验材料】

1. 器械：显微镜。

2. 实验标本：家蝇、大头金蝇、丝光绿蝇、黑尾黑麻蝇、巨尾阿丽蝇、厩螫蝇、蝇头、蝇足、蝇卵、蝇幼虫、蝇蛹。

3. 实验材料：10%氢氧化钾、酒精、二甲苯、加拿大树胶、载玻片、盖玻片。

【实验步骤】

1. 主要观察标本

常见蝇种　室内外采集，针插标本。用放大镜观察。

（1）家蝇（*Musca domestica*）

灰黑色，体长 5～8 mm，胸部背面有 4 条黑色纵纹，翅第四纵脉末端向前弯曲成折角，梢端与第三纵脉靠近，腹部橙黄色。

（2）大头金蝇（*Chrysomyia megacephala*）

体长 8～11 mm，具青绿色金属光泽，体躯肥大，头比胸宽，复眼深红色，颊部桔黄色。

（3）丝光绿蝇（*Lucilia sericata*）

体长 5～10 mm，具绿色金属光泽，颊部银白色，胸背部鬃毛发达。

（4）黑尾黑麻蝇（*Helicophagella melanura*）

体长 6～12 mm，暗灰色，中胸背板有 3 条黑色纵纹，腹部背面具有黑白相间的棋盘状斑。

(5) 巨尾阿丽蝇(*Aldrichina grahami*)

体型大，体长6～12㎜，颊部黑色，胸部青灰色，腹部背面具蓝色金属光泽。

(6) 厩螫蝇(*Stomoxys calcitrans*)

体长5～8㎜，暗灰色，形似家蝇，口器刺吸式，翅第四纵脉末端呈弧形弯曲。

(7) 蝇幼虫　玻片标本，低倍镜观察。

俗称蛆，圆柱形，前尖后钝，无眼、无足，分头、胸、腹三部分。

头部　有口钩1对，用以切碎食物，亦有钻透能力。

胸部　分3节，第一胸节两侧有前气门1对。

腹部　分10节，第八腹节后表面有后气门1对，后气门由气门环、气门裂和钮孔组成，其形状是分类的重要依据。

2. 示教标本　玻片标本，低倍镜观察。

(1) 蝇头：近半球形，有1对大而明显的复眼，每个复眼由3000～4000个六角形的小眼面组成。雄蝇两复眼间距较窄，雌蝇较宽。头顶有3个排成三角形的单眼。触角1对位于颜面正中，由三节构成。第三节最长，其基部外侧有一根触角芒。口器多为舐吸式，下唇末端有一对半圆形的唇瓣，其腹面有对称排列的几丁质环，用以舐吸取食。触须位于基喙上。

(2) 蝇足：足3对，较短，跗节分为5节，其末端有一对发达的爪和爪垫，中间有1爪间突。爪垫发达，密布黏毛并可分泌黏液。爪垫及足上密布鬃毛，适于携带各种病原体。且通过其粘附作用爬行于窗户玻璃及天花板上。

(3) 蝇卵：瓶装标本，用放大镜观察。

卵乳白色，香蕉形，长约1㎜，常堆积成块。

(4) 蝇幼虫：圆柱形，前尖后钝，无眼、无足，分头、胸、腹三部分。

(5) 蝇蛹：蛹呈棕色，圆桶状，长5～8㎜，外有幼虫表皮硬化而成的蛹壳。

3. 操作　蝇蛆标本制作

(1) 材料：10%氢氧化钾、酒精、二甲苯、加拿大树胶、载玻片、盖玻片。

(2) 操作方法

1) 液浸标本

将活蝇蛆用清水洗去体表污物，然后将其置于80℃热水中杀死。捞出蝇蛆，用滤纸吸去水分，再置入70℃酒精中保存。

2) 玻片标本

a. 将保存液中的蝇蛆取出，并用针在其腹部一侧扎几个小孔。

b. 置入10%氢氧化钾溶液中，消化内部组织。

c. 用清水洗去碱性物质及体内残余组织。

d. 置入70%、80%、90%、95%、100%酒精中脱水，每级15分钟。

e. 将脱水后的蝇蛆置于二甲苯中透明。

f. 在载玻片上滴加加拿大树胶，并放入蝇蛆，封片晾干。

【注意事项】

1. 为防止固定液被稀释，液浸标本应24小时后换一次固定液。

2. 封片时应摆放好后气门、头咽骨，使其结构清晰，以便易于作出蝇蛆病的病原学诊断。

实验 19.4 白蛉（Sand fly）

【实验目的】

1. 掌握白蛉成虫外部形态特点。

2. 熟悉中华白蛉成虫分类特征。

【实验材料】

1. 器械：显微镜。

2. 实验标本：白蛉成虫、中华白蛉咽甲、中华白蛉受精囊。

【实验步骤】

1. 主要观察标本

针插标本（放大镜观察），凹玻片整封标本（低倍镜观察）

成虫淡黄色或棕黄色，体长约 1.5～4.0mm，全身密布细毛。

（1）头部：球形，两侧有大而黑的复眼，无单眼。触角细长，分为 16 节。口器较粗短，约与头等长，为刺吸式。喙旁有触须一对，向下后方弯曲，分为 5 节。口腔内有口甲和色板。咽内有咽甲。

（2）胸部：中胸发达，呈驼背状。翅一对，为纺锤形，翅端较尖，翅脉上有毛，停息时翅向后上方竖立。足三对，细而长。

（3）腹部：由 10 节组成，前 7 节形状相似，第 8～9 节转化为外生殖器。第 2～6 节背面的毛有平卧毛、竖立毛及平卧竖立杂交毛三种类型。雄蛉外生殖器如钳状，构造复杂，雌蛉尾端有尾须 1 对，腹内有受精囊。雌蛉受精囊及雄蛉外生殖器为分类的重要依据。

2. 示教标本

（1）中华白蛉咽甲：玻片标本，高倍镜观察。

咽甲是白蛉消化道前端，最前方为喙或下唇，口腔紧接于喙。口腔之后为咽，咽近似烧瓶状，咽甲有多数尖齿，前部和中部者较大而松散，后部的较小而密。齿后有若干横脊。口甲、色板和咽甲的形状和结构是白蛉分类鉴定的重要依据。

（2）中华白蛉受精囊：玻片标本，高倍镜观察。

受精囊是从雌蛉尾端解剖出来的生殖器官部分，其形状似玉米穗状，分 11～13 节，但分节不完全，长宽的比例为 3∶1，顶端有一簇小毛。

实验 19.5 蚤（flea）

【实验目的】

1. 掌握蚤成虫的形态特征。

2. 了解蚤生活史各期的形态。

【实验材料】

1. 器械　显微镜。

2. 实验标本　蚤卵、蚤成虫、蚤幼虫、蚤蛹。

【实验步骤】

1. 主要观察标本

蚤成虫（印鼠客蚤 *Xenopsylla cheopis*）玻片标本，先用肉眼观察其颜色、形状与大小，然后在低倍镜下按顺序观察。蚤体型小，长约 1～3mm，体黄褐色至深褐色，两侧扁平，体表有毛、鬃和刺等结构，有的种类有栉。

（1）头部：略呈三角形，单眼1对，眼鬃毛位于眼的前方。触角1对分三节，位于两侧触角窝内，口器为刺吸式，位于头的前下方。

（2）胸部：分3节，无翅，足3对，其中后足长而发达，适于跳跃。

（3）腹部：分10节，前7节各具气门1对，雄蚤第8、9节，雌蚤第7～9节变为外生殖器，第8腹节背板上有一多孔的臀板亦称感觉板。雄蚤腹部末端较尖，第九背板和腹板分别形成上抱握器和下抱握器，雌蚤腹部末端钝圆，腹部后下方有一呈“C”形的受精囊，其头部比尾部稍宽。第10节为肛节。

2. 示教标本

（1）蚤卵：玻片标本，低倍镜下观察。

卵白色，椭圆形，长0.4～1.0 mm，卵壳外表光滑，无粘性。

（2）蚤幼虫：瓶装标本，用放大镜观察。

幼虫白色，虫体小，外形似蛆，长约4～6 mm，口器为咀嚼式，体分13节，各节有长鬃。

（3）蚤蛹：瓶装标本，用放大镜观察。

蛹淡棕色，长椭圆形，已具头、胸、腹等雏形。蛹外有茧，茧外常粘附灰尘等物。

实验19.6　虱（Louse）

【实验目的】

1. 掌握人虱与耻阴虱成虫的形态特征。
2. 熟悉虱生活史各期的形态。

【实验材料】

1. 器械　显微镜。
2. 实验标本　人虱、虱卵、虱若虫、耻阴虱。

【实验步骤】

1. 主要观察标本

人虱分为体虱与头虱两个亚种，二者形态极为相似。

人虱（*Pediculus humanus*）成虫玻片标本，采自衣服缝隙或头发处，低倍镜下按顺序观察。

虫体灰白色，体狭长，背腹扁平，雌虱体长2.5～4mm，雄虱稍小。

（1）头部：呈菱形，复眼1对。触角1对，分为5节。口器为刺吸式，常缩入咽部腹面针囊中，吸血时伸出。

（2）胸部：3节融合，有胸气门1对，位于中胸背面两侧。足3对，均短而粗壮，足胫节远端具指状胫突，跗节仅1节，末端有一弯曲的爪，与胫节指状胫突形成钳状，可攫握宿主毛发或衣物纤维。

（3）腹部：分节明显。雌虱腹部末端分为两叶，外形呈“W”形，雄虱腹末端钝圆，有一长而大的交合刺。

2. 示教标本　玻片标本，低倍镜下观察。

（1）虱卵：虱卵俗称虮子，白色，椭圆形，一端有盖，大小约0.8 mm×0.3 mm。雌虫产卵时分泌胶液，使卵牢固地粘着在毛发或织物纤维上。

（2）虱若虫：若虫形似成虫，较小，生殖器系统尚未发育成熟。

（3）耻阴虱（crab louse）

较小，灰白色，体型短宽似蟹状，胸腹相连，几乎不可分辨。

前足细小，中、后足及爪均较前足明显粗大。腹部宽短，第3～5节融合为一节，两侧有3对气门。第5～8节侧缘有锥状突起各一对，其末端有刚毛。

【实验报告】

体虱与耻阴虱注字。

实验19.7　臭虫（Bed bug）

【实验目的】

1. 掌握臭虫成虫的形态特征。
2. 认识温带臭虫与热带臭虫主要鉴别要点。

【实验材料】

1. 器械　显微镜。
2. 实验标本　温带臭虫、热带臭虫。

【实验步骤】

1. 主要观察标本

温带臭虫　成虫玻片标本　用放大镜与低倍镜观察。

成虫背腹扁平，椭圆形，红褐色，大小为（4～5）mm×3mm。周身有短毛。

（1）头部：有复眼1对，触角1对，口器为刺吸式，平时弯向胸部腹面，藏于沟内，吸血时伸出。

（2）胸部：胸部3节，最明显的部分是前胸，其前缘有较深的凹陷，头部嵌在其内。中胸小，背面两侧有翅基1对，后胸背面大部分被翅基遮盖。足3对，各足跗节有3节，末端有爪1对。在中、后足基节间有新月形的臭腺孔。

（3）腹部：腹部10节，外观仅见8节。雄虫末端窄而尖，有一几丁质的交尾器。雌虫末端钝圆，第五腹节后缘右侧有一三角形凹陷，称柏氏器，是精子的入口。

2. 示教标本

热带臭虫　成虫玻片标本，低倍镜下观察。

两种臭虫形态极相似，主要区别在于温带臭虫前胸前缘凹陷深，两侧向外延伸成翼状薄边；热带臭虫前胸的凹陷较浅，两侧缘不外延。

实验19.8　蜚蠊（蟑螂）（Cock roach）

【实验目的】

1. 掌握蜚蠊成虫的形态特征。
2. 了解蜚蠊生活史各期的形态。

【实验材料】

1. 器械　显微镜。
2. 实验标本　成虫针插标本、卵荚、若虫。

【实验步骤】

1. 主要观察标本

室内采集，成虫针插标本，用放大镜或解剖镜观察。

蜚蠊成虫呈长椭圆形，背腹扁平，颜色因种而异，淡褐色至棕褐色，均具油亮光泽。德国小蠊体长约 15mm，而美洲大蠊可达 35mm。

（1）头部：较小，大部分被前胸所覆盖，上有肾形复眼和单眼各 1 对。触须细长，分节多，口器为咀嚼式。

（2）胸部：前胸背板宽大，背板椭圆或略呈圆形，中胸和后胸较小，有 2 对翅。前翅革质，后翅膜质。蟑螂翅有长有短，亦有无翅者。翅的有无、大小及形状可作为蜚蠊的分类依据。足 3 对，足粗大多毛，善于疾走。

（3）腹部：扁阔，分 10 节，末节背板上有一对分节的尾须。雄虫末端腹板具腹刺 1 对。雌虫尾端腹板为分叶状，有夹持卵荚的功能，其形状亦是分类依据。

我国常见种类：

（1）德国小蠊（*Blattella germanica*）

淡褐色，前胸背板上有两条黑色纵纹。

（2）美洲大蠊（*Periplaneta americana*）

暗褐色，前胸背板边缘有淡黄色带纹，中间有褐色蝶形斑。

2. 示教标本　玻片标本，低倍镜下观察。

（1）卵荚：雌虫产卵前先分泌一种物质形成坚硬的卵鞘（卵荚），形似钱袋，暗褐色，卵成对排列其内。每个卵荚内含卵 16～48 粒。卵荚的形态及其内含的卵数为蜚蠊分类的重要依据。

（2）若虫：体小，无翅，色淡，形似成虫，性器官尚未发育成熟。

【医学节肢动物分析与思考】

1. 简述蛛形纲的医学节肢动物成虫形态特点。
2. 如何区别软蜱与硬蜱?
3. 疥螨雌虫与雄虫形态有何不同?
4. 简述昆虫纲的医学节肢动物成虫形态特点。
5. 如何鉴定中华按蚊、微小按蚊、大劣按蚊成虫?
6. 如何鉴定淡色库蚊、白纹伊蚊成虫?
7. 蝇成虫的哪些结构与传播疾病有关?
8. 体虱与阴虱成虫有何差别?
9. 虱的哪些结构使其易于附着宿主?

（程眉荪）

综合实验

实验一　病原性球菌的分离鉴定

(Isolation and Identification of Pathogenic Cocci)

实验 1.1　病原性球菌检验程序

(Procedure for identifying pathogenic cocci)

病原性球菌在临床上主要引起化脓性疾病，因此又称作化脓性球菌（*pyrogenic cocci*）。病原性球菌中 G^+ 菌主要有金黄色葡萄球菌（*Staphylococcus aureus*）、乙型溶血性链球菌（*β-hemolytic streptococcus*）、肺炎链球菌（*pneumococcus*）；G^- 菌主要有脑膜炎奈瑟菌（*Neisseria meningitidis*）和淋病奈瑟氏菌（*Neisseria gonorrhea*）。另外某些条件致病菌如表皮葡萄球菌（*S. epidermidis*）和甲型溶血性链球菌（*α-hemolytic streptococcus*）在机体抵抗力低下时也可引起疾病。本综合实验将介绍重要病原性球菌的分离鉴定程序及重要的试验方法。

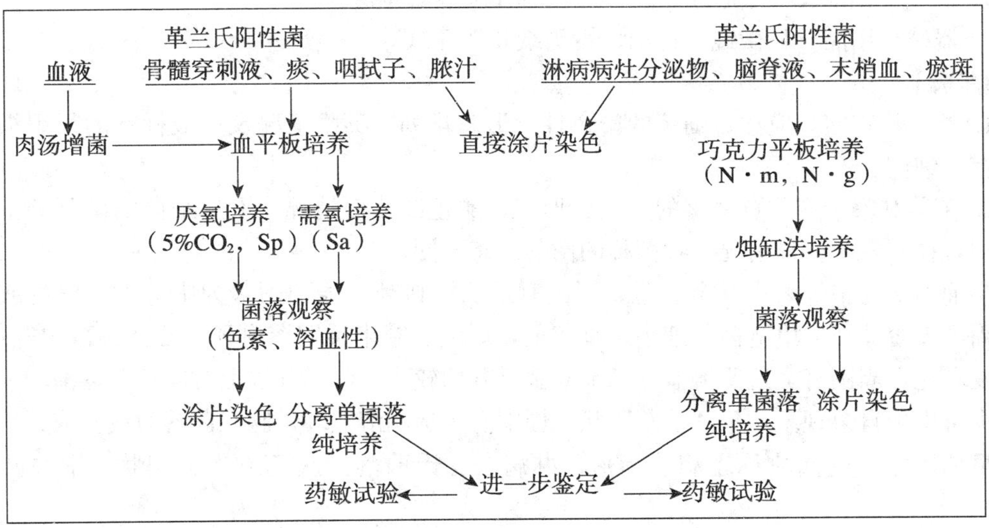

图 2-1-1　病原性球菌检验程序

【注意事项】

1. 标本采集后应以严格无菌操作尽快分离培养，以提高检出率。

2. 采集的脑膜炎奈瑟氏菌和淋病奈瑟氏菌标本，要保温保湿，并尽快进行分离培养。

3. 有些标本在分离培养前应做预处理，如尿液和脑脊液可离心后取沉渣培养。

4. 可疑为化脓性球菌引起的败血症患者，可在病床旁以无菌操作取静脉血 5～6ml，加入 50ml 肉汤内摇匀，进行增菌培养。

5. 培养由厌氧菌感染引起的封闭性脓肿物标本，应尽量避免取材污染杂菌及减少暴露于空气中。

6. 在实际工作中，根据临床需要和条件，可对上述检验程序进行选择和取舍。

实验 1.2　病原性球菌形态与菌落
（The morphological characteristics and typical colonies of pathogenic cocci）

【实验目的】

掌握病原性球菌形态与菌落特征及观察方法。

【实验原理】

利用光学显微镜油镜观察病原性球菌形态学标本片。分别在血平板和巧克力平板培养基上培养常见病原性球菌，观察其菌落特征。

【实验材料】

1. 标本片　葡萄球菌、链球菌、肺炎链球菌、脑膜炎奈瑟氏菌、淋病奈瑟氏菌及肺炎链球菌荚膜标本片。

2. 菌落　金黄色葡萄球菌（金葡）、表皮葡萄球菌（表葡）、甲型溶血性链球菌（甲链）、乙型溶血性链球菌（乙链）、肺炎链球菌（肺双）血平板及脑膜炎奈瑟氏菌（脑双）和淋病奈瑟氏菌（淋球）巧克力平板，37℃ 24h 菌落培养物。

3. 器械与用品　显微镜、镜油、镜头纸和擦片纸等。

【实验步骤】

1. 标本片观察　应注意细菌的染色性、形态排列、荚膜情况及体液标本的组织细胞内是否存在细菌。

2. 菌落观察　应注意菌落的大小、形态、颜色及溶血情况。上述细菌的菌落类型均为光滑型，在不发生变异情况下各菌种的菌落形态不同。

金葡菌落为中等大小、金黄色、周围有透明溶血环；表葡菌落为中等大、白色或柠檬色、周围无溶血环；甲链菌落细小，暗灰色，周围有窄半透明溶血环；乙链菌落中等偏小，灰白发乳光，周围有宽透明溶血环；肺双菌落开始较小，经 48h 以上时间培养逐渐增大，菌落中央可出现自溶现象，呈“肚脐”状，周围有半透明溶血环；脑双菌落为浅蓝或无色透明状，早期培养似露滴故称露滴状菌落；淋病奈瑟氏菌落浅灰色或半透明状，中心凸起有光泽。

3. 致病性球菌的分离培养、菌落和涂片镜下观察形态比较（表 2-1-1）

表 2-1-1　病原性球菌分离培养、菌落和涂片镜下观察形态比较

项目	金葡	表葡	乙链	甲链	肺双	脑双	淋球
取材部位	脓液	皮肤	咽部	咽部	咽部	咽、脑脊液末梢血、瘀斑	泌尿生殖系
培养基	血平板	血平板	血平板	血平板	血平板	巧克力平板	巧克力平板
气体条件	需 O_2	需 O_2	需 O_2	需 O_2	5%～10% CO_2	5%～10% CO_2	5%～10% CO_2
菌落直径（mm）	1.0～2.0	2.0～3.0	0.5～0.7	0.3～0.5	0.7～1.0	0.9～1.1	0.5～1.0
菌落颜色	金黄	白或柠檬	灰白	暗灰	暗灰	透明	浅灰
溶血特征	全溶	不溶	全溶	半溶	半溶		

染色性	G^+	G^+	G^+	G^+	G^+	G^-	G^-
形态排列	葡萄串状	葡萄串状	链状	链状	短链或成对	肾形成对	咖啡豆形成对

【分析与思考】

1. 如果菌落形态不典型时应考虑哪些问题?

2. 观察半透明溶血环不容易掌握的原因是什么?

【注意事项】

1. 如果开盖观察菌落应防止污染情况发生。

2. 对病原性球菌的镜下观察应注意细菌的排列。

实验 1.3 咽拭子分离培养（Isolation of bacteria from throat swab）

【实验目的】

学习从临床标本中分离病原性球菌的方法。

【实验原理】

口腔和上呼吸道中有很多细菌，大部分是非致病菌，小部分是致病菌。当机体抵抗力下降时，某些非致病菌也能引起疾病。咽部是某些致病菌集聚的重要部位，用灭菌棉拭子（咽拭子）取咽部细菌，进行分离培养称咽培养。

【实验材料】

1. 试剂　血平板。

2. 器械（仪器）　酒精灯、接种环、灭菌棉拭子和恒温培养箱。

【实验步骤】

1. 用灭菌咽拭子于患者咽部黏膜表面上下滚动，保证棉签头全部浸湿。注意不要污染其他口腔微生物。

2. 从患者口中取出后，将棉拭子前端在血平板边缘处涂布一个 1cm×2cm 大小区域，将棉拭子丢弃在石炭酸缸中。

3. 用灭菌接种环于上述区域中心处拉出一条小辫，接种环再次灭菌后，从小辫处平行划线接种，直到划满整个平板。

4. 置 37℃培养 18～24h 后观察结果。如分离厌氧菌应在无氧条件下培养 48～72h 后观察。

5. 预期结果：可见血平板上有多种口腔常见菌的菌落，个别菌落可能有溶血现象。

【分析与思考】

分离单菌落有不同的划线接种方式，你认为此实验中为何选择小辫法划线接种方式?

【注意事项】

采集的标本如不能及时培养，应放入甘油盐水中保存。

实验 1.4 血浆凝固酶试验（Coagulase test）

【实验目的】

了解致病性葡萄球菌的初步鉴定方法。

【实验原理】

血浆凝固酶是由致病性葡萄球菌产生使人或兔抗凝血浆发生凝固的酶，非致病葡萄球菌不产生此酶，因此该酶是鉴定葡萄球菌有无致病性的指标之一。该酶类有两种：分泌于菌体外的称为游离凝固酶（free coagulase），它可被人和兔血浆中协同因子激活产生凝固活性，使血浆中液态纤维蛋白原变成固态纤维蛋白；而结合于菌体表面的称为结合凝固酶（bound coagulase），它可在血浆纤维蛋白作用下使菌体相互发生凝集。

【实验材料】

1. 试剂　兔或人 1∶4 稀释之抗凝血浆。

2. 器械与用品　载玻片、滴管。

3. 菌种　金黄色葡萄球菌和表皮葡萄球菌接种琼脂平板，18～24h 培养物。

【实验步骤】

1. 将抗凝血浆用滴管分别加 1 滴于载玻片两端，用灭菌接种环取少量金黄色葡萄球菌与一滴血浆混匀，同法取表皮葡萄球菌与另一滴血浆混匀，然后边倾动玻片边观察。

2. 预期结果：含表皮葡萄球菌的血浆呈均匀浑浊，为阴性；而含金黄色葡萄球菌的血浆发生凝固，且细菌成团聚集不易分开，为阳性。

3. 自主实验：可以在同一张玻片上检测咽拭子分离培养物。以表皮葡萄球菌为阴性对照，以金黄色葡萄球菌为阳性对照。

【分析与思考】

1. 致病性葡萄球菌产生的血浆凝固酶在侵害机体时发挥什么作用？

2. 金黄色葡萄球菌除产生血浆凝固酶外还产生哪些其他致病物质？

【注意事项】

1. 抗凝血浆的量不宜太少。

2. 应相互对照着观察阴性样品和阳性样品的反应现象。

实验 1.5　抗链球菌溶血素 O 测定－ASO 溶血试验
（Anti－streptolysin O test，ASO test）

【实验目的】

了解抗“O”实验的临床意义，通过实验提高动手操作能力。

【实验原理】

乙型溶血性链球菌 A 族（简称乙链）产生的溶血素“O”（streptolysin O，SLO）具有溶血作用和较强的抗原性。溶血素“O”为含－SH 基蛋白质，有氧时，－SH 氧化成－S－S－，失去溶血活性，而加入还原剂（还原溶血素“O”）可恢复其溶血活性。SLO 抗原性强，刺激机体产生的抗溶血素 O 抗体（antistreptolysin O，ASO）可中和溶血素活性。

大多数人在感染乙链后，其血清中会出现高滴度抗体——抗“O”，且在病愈后数月至数年才消失。临床上测定抗“O”抗体效价（简称 ASO 试验），可作为诊断链球菌感染的辅助手段。

ASO 试验分为溶血试验和胶乳凝集试验，本节介绍 ASO 溶血试验。ASO 溶血试验是利用还原溶血素“O”在不同稀释度的抗“O”血清作用下，可失去或部分失去溶血作用。根据溶血程度，用以判定患者抗体水平高低的方法。

【实验材料】

1. 试剂

(1) 1∶50 待检血清：取患者血 0.1ml 放入 0.4% 0.9ml 枸橼酸钠溶液内，低速离心或静置一段时间后，轻轻吸取上清，用 pH7.2 PBS 配成 1∶50 浓度 。

(2) 2%红细胞悬液（兔或人）、pH7.2 PBS、1∶60 效价溶血素“O”及 0.01g 还原剂（1 份亚硫酸钠和 2 份亚硫酸氢钠研磨而成）。

2. 器械与用品　吸管、试管、水浴箱及试管架。

【实验步骤】

按表 2-1-2 操作。

1. 加入 PBS 及待检血清　取 6 支试管，按 1～6 做好标记，按表 2-2-2 所示在各管内加入相应溶液。

表 2-1-2　ASO 溶血试验操作　　单位：ml

操作步骤	试管号					
	1	2	3	4	5	6
pH 7.2 PBS	0.80	0.20	0.30	0.00	0.50	0.75
1∶50 待检血清	0.20[a]	0.00	0.00	0.00	0.00	0.00
1∶500 待检血清	0.00	0.30	0.20	0.75	0.00	0.00
	从 1 号试管弃去 0.25ml，以保证 1 号试管内反应液的总体积与其他试管相同[b]					
还原溶血素 O	0.25	0.25	0.25	0.00	0.25	0.00
保温	将各管内溶液混匀，置 37℃水浴箱内 5min					
2%红细胞	0.25	0.25	0.25	0.25	0.25	0.25
保温	将各管内溶液混匀，置 37℃水浴箱内 15min 后观察结果					
血清稀释度及对照	1∶500	1∶833	1∶1250	血清对照	抗原对照	血球对照

[a]1∶50 待检血清加入到 1 号试管后，被 PBS 稀释为 1∶500 倍稀释的待检血清。

[b]每管总体积为 1ml。

2. 加入溶血素 O　先在含有还原剂的试管内加 1.5ml 溶血素“O”混匀后，按 6→1 号试管顺序加入还原溶血素 O。

3. 加入红细胞　按 6→1 号试管顺序加 2%红细胞。

4. 预期结果

以完全不溶血之血清最大稀释度为抗“O”效价。临床标准：效价<1∶500 为正常，≥1∶500 为阳性。应在 1～2 周后重复试验一次再作出临床诊断。抗“O”效价计算公式：

$$\text{抗“O”效价}=\frac{\text{血清稀释后 ml 数}}{\text{原血清稀释度}}\times\text{血清稀释前 ml 数}$$

例如第 2 管完全不溶血其效价是：

$$\frac{0.5}{0.3}\times 500 = 833$$

【分析与思考】

1. ASO 试验的效价判定及其临床意义。

2. 致病性链球菌分哪些型?

【注意事项】

1. 溶血素批号不同，还原剂的量有所不同。

2. 溶血素“O”还原后，应在短时间内使用，如时间过长，则溶血活性降低。

3. 在上述各步骤中，应注意加液顺序，要保证高滴度的血清不能污染低滴度的血清。此外，加液时不能碰管壁或液面，加液后要注意混匀。

实验 1.6　透明质酸酶试验（Hyaluronidase test）

【实验目的】

通过观察透明质酸酶对组织的破坏作用，了解细菌的侵袭性。

【实验原理】

致病性链球菌可产生多种侵袭性酶，其中透明质酸酶可水解组织间质的透明质酸，使结缔组织疏松，通透性增高，利于细菌和毒素的扩散及增强细菌侵袭力，因此又称作扩散因子(spreading factor)。

【实验材料】

1. 试剂　乙型溶血性链球菌接种于2%血清肉汤培养后，取滤液（内含透明质酸酶）1ml和2滴过滤墨汁混合，为试验液。取1ml生理盐水和2滴过滤墨汁混合，为对照液。

2. 器械与用品　1ml注射器、小号针头、试管2支。

3. 动物　白色家兔腹部刮毛备皮待用。

【实验步骤】

1. 将家兔腹部用75%乙醇消毒，用注射器取试验液在一侧皮内注射直径为0.5cm皮丘；同法取对照液于另一侧注射同样大小皮丘，2h后观察结果。

2. 预期结果：试验侧皮内黑色区域与对照侧黑色区域比较≥3倍为阳性。

【分析与思考】

1. 乙型溶血性链球菌产生的致病物质及致病机制。

2. 乙型溶血性链球菌的局部感染有什么特点？

【注意事项】

3. 刮毛时勿将皮肤划破。

4. 皮内注射时，避免液体注入皮下。

实验 1.7　免疫荧光法检测淋病奈瑟氏菌 (Immunofluorescent assay for gonococcus，IFA)

【实验目的】

了解免疫荧光法的原理及其在淋病奈瑟氏菌快速检查中的应用。

【实验原理】

为提高患者的淋病奈瑟氏菌检出率，除进行常规涂片染色检查外，还应采用免疫荧光法检查。在淋病的实验室诊断中，免疫荧光法的特异性强且灵敏度高，阳性的检出率可达97%左右，尤其是对于慢性淋病的诊断更为重要。

先使用抗淋病奈瑟氏菌的特异性抗体与细菌结合，再用标记有荧光素的抗抗体（抗Ab^*）与前述抗原抗体复合物结合，形成抗$Ab^*-Ab-Ag$，便使菌体上带有荧光，在荧光显微镜下很容易识别。由于抗体与抗原反应具有放大作用，因此可大大提高淋病奈瑟氏菌检出率。

【实验材料】

1. 试剂

(1) 0.01 mol/L PBS缓冲液、淋病奈瑟氏菌的抗体（Ab系由抗淋病奈瑟氏菌免疫兔，制成抗血清或抗淋病奈瑟氏菌单克隆抗体）、正常兔血清及荧光抗体（抗 Ab^*，为抗兔荧光抗体）。

(2) 备用的涂片，用灭菌棉签于病患部位转动擦取分泌物，滚动涂片后进行常规固定，每份标本至少涂2个区。

2. 器械与用品　微量移液器、灭菌塑料枪头及荧光显微镜。

【实验步骤】

1. 在已固定的一个涂片区，滴加抗淋病奈瑟氏菌抗体（Ab）为试验组，于另一涂片区滴加正常兔血清为对照组，均放湿盒内37℃ 30～40min。

2. 取出后用0.01 mol/L PBS缓冲液冲洗涂片，切记避免使冲洗阳性血清的缓冲液流至阴性对照血清处。

3. 于两区各加20μl荧光抗体，置湿盒内37℃30～40min，取出用缓冲液冲洗，风干后荧光显微镜观察。

4. 预期结果：试验组可见黄绿色明亮荧光菌，该菌可位于中性粒细胞外部或内部；对照组则无此现象。

【分析与思考】

1. 淋病防治方法有哪些?。

2. 分离脑膜炎奈瑟氏菌和淋病奈瑟氏菌的注意事项及采集标本的种类。

【注意事项】

1. 涂片不宜过厚。

2. 使用荧光显微镜时仪器要先预热，使用时间不能太长，仪器用后应做好使用登记。

（曹杰　李彤）

实验二　肠道杆菌的分离鉴定

(Isolation and Identification of Enterobacteria)

实验 2.1　大肠埃希菌、沙门氏菌和志贺氏菌鉴定程序

(Procedure for identifying E. coli, Salmonella and Shigella)

肠道杆菌是一大群生物学性状相似的 G^- 无芽孢杆菌，常寄居在人和动物肠道内，也广泛分布于水、土壤和腐物中。肠道杆菌种类繁多，多数为人和动物肠道中的正常菌群，但它们也能引起多种人类疾病，如肠道感染、尿道感染和败血症等。本综合实验将介绍重要肠道杆菌的分离鉴定程序及重要的试验方法。

大肠埃希氏菌、沙门氏菌和志贺氏菌分离鉴定程序见图 2－2－1。

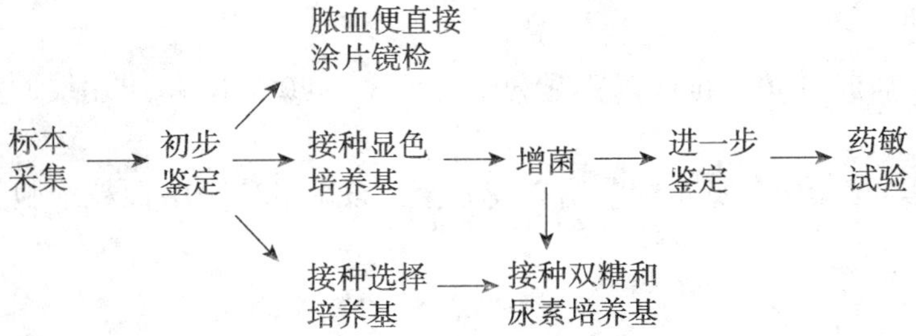

图 2－2－1　大肠埃希氏菌、沙门氏菌和志贺氏菌分离鉴定程序

1. 标本采集

患者的病程与标本的采集有密切关系，例如，痢疾患者应采集粪便的脓血和黏液部分；伤寒病患者应在病程 1～2 周内取血或骨髓液，2～4 周时取粪便标本；某些患者需用灭菌棉拭子从肛门内采集标本。采集的标本应立即送检，若不能即时检查，应将标本暂时保存于30％甘油缓冲盐水中。

2. 初步鉴定

通常以较简单的方法快速做出初步鉴定，并为进一步鉴定做好准备。初步鉴定可分两步进行：①取材标本涂片不染色直接镜检和将标本接种于显色培养基或接种于选择培养基进行分离培养；②对显色培养基出现的菌落进行判别并增菌，将选择培养基出现的可疑菌落接种双糖培养基和尿素培养基。

初步鉴定的观察指标：①涂片镜检看患者粪便中脓细胞和血细胞的数量；②显色培养基出现的菌落可根据厂家提供的色谱进行比对，看是否出现致病菌；③痢疾志贺氏菌和伤寒沙门氏菌在 CB 平板、SS 平板和 EMB 平板上的菌落，为无色透明或半透明小菌落，临床上称可疑菌落。致病性大肠埃希菌与非致病性大肠埃希氏菌，在 CB 平板上均为蓝色不透明中等大菌落，在 SS 平板上为红色中等大菌落，在 EMB 平板上为紫色中等大菌落。注意宋内志贺氏菌在含乳糖培养基上可迟缓发酵乳糖造成菌落颜色改变（如其在 SS 培养基上较长时间培养可出现红色菌落）；④可疑菌落接种于双糖培养基和尿素培养基，培养结果的初步鉴定参见表 2－2－1。

表 2-2-1 可疑菌落接种于双糖和尿素培养基培养结果的初步鉴定

项目	大肠埃希氏菌	伤寒沙门氏菌	甲型副伤寒沙门氏菌	乙型副伤寒沙门氏菌	痢疾志贺氏菌	变形杆菌
乳糖利用	⊕	-	-	-	-	-
葡萄糖利用	⊕	+	⊕	⊕	+	⊕
动力	+	+	+	+	-	+
H_2S产生	-	+/-	+/-	++++	-	++
尿素利用	-	-	-	-	-	+

3. 增菌

显色培养基出现的菌落参照色谱对比，发现致病菌菌落可增菌后做进一步鉴定。经双糖培养基及尿素培养基初步鉴定的细菌，可直接做进一步鉴定。

4. 进一步鉴定

通过多价血清和因子血清、系列生化反应（微量-编码测定法）及分子生物学技术，将细菌作型别鉴定。

5. 药物敏感试验

将鉴定的细菌进行药物敏感性测定，找出其最适抗菌药物及用量，为临床治疗提供依据。

上述程序为实验室的常规鉴定程序，虽然随着科学技术进步，自动细菌鉴定仪使检验效率大大提高。但对上述程序的掌握，有利于使学生了解试验原理和提高操作技能。

实验 2.2 肠道杆菌的形态与典型菌落

（The morphological characteristics and typical colonies of enterobacteria）

【实验目的】

对肠道杆菌的形态与菌落特征进行了解，了解什么是可疑菌落，如何观察可疑菌落。

【实验材料】

1. 器械与用品　显微镜、镜油、擦镜纸和擦片纸。

2. 标本片　大肠埃希氏菌（E . coli）、痢疾志贺氏菌（*Shigella*）和伤寒沙门氏菌（*Salmonella Typhi*）革兰氏染色标本片。

3. 菌落培养物　大肠埃希氏菌、痢疾志贺氏菌 及伤寒沙门氏菌，在 SS 平板上的菌落培养物。

【实验步骤】

1. 观察标本片　上述 3 种细菌标本片，在镜下观察的形态与染色性无明显差异，均为 G^-杆菌。

2. 观察菌落　痢疾志贺氏菌 、伤寒沙门氏菌在 SS 平板上的菌落为无色透明或半透明小菌落，临床上称作可疑菌落。大肠埃希氏菌的菌落呈红色。

【分析与思考】

1. 只观察细菌形态不能对肠杆菌科细菌做出鉴别，为什么临床上还要对痢疾病人排泄物进行涂片检查?

2. 为什么宋内志贺氏菌有时可表现出红色菌落?

【注意事项】

1. 注意大肠埃希氏菌镜下形态有时会出现球杆状，属于正常情况。

2. SS平板不能放置时间过长，应现用现配，否则影响伤寒沙门氏菌的培养效果。

实验2.3　双糖试验和尿素酶试验

(Kligler iron agar test，KIA test；Urease test)

【实验目的】

通过双糖试验和尿素酶试验了解肠杆菌科细菌的初步鉴定方法。

【实验原理】

双糖培养基分上下两层。上层为固体含有铁和乳糖，下层为半固体含有葡萄糖，上下层均含酚红指示剂。当某种细菌接种双糖培养基后，通过是否分解乳糖和葡萄糖（即糖分解产酸使酚红变黄，或糖分解产酸产气使酚红既变黄又见气体产生），是否产生 H_2S（如果产生 H_2S，能与铁生成黑色沉淀）和是否有动力（在半固体中有动力的细菌，可使穿刺接种线模糊；而无动力的细菌，穿刺接种线保持清晰）加以鉴别。尿素培养基中含尿素和酚红指示剂，含有尿素酶的细菌在该培养基中分解尿素产氨，氨使酚红指示剂变红；而缺乏尿素酶的细菌，不能使培养基改变颜色。

【实验材料】

1. 大肠埃希氏菌、痢疾志贺氏菌 、伤寒沙门氏菌、甲型与乙型副伤寒沙门氏菌及变形杆菌菌落培养物。

2. 双糖培养基与尿素培养基。

【实验步骤】

1. 将大肠埃希氏菌、痢疾志贺氏菌 、伤寒沙门氏菌、甲型与乙型副伤寒沙门氏菌，用穿刺接种法接种于双糖培养基；大肠埃希氏菌、痢疾志贺氏菌 、伤寒沙门氏菌、甲型与乙型副伤寒沙门氏菌及变形杆菌用斜面接种法接种尿素培养基，经37℃18～24h培养后观察结果。

2. 预期结果

(1) 双糖培养基上、下层变黄，显示该菌对两种糖均分解产酸，以“＋”表示；如某层变黄并可见气泡，表示该菌对某糖分解后既产酸又产气，以“⊕”表示；如培养基中出现黑色沉淀，表示该菌能产生 H_2S，以“＋”表示；如培养基下层穿刺接种线变模糊，表示该菌有动力，以“＋”表示；如下层穿刺接种线清晰，则为阴性以“－”表示。

(2) 细菌接种尿素培养基，经培养后，培养基颜色变红，为阳性反应以“＋”表示，培养基颜色不改变者，为阴性以“－”表示。

将判读结果与表2-2-1进行比较。

3. 自主实验　学生可以从自己的粪便样品中采用三划线方法进行观察。

【分析与思考】

1. 产气肠杆菌与大肠埃希氏菌用双糖培养基能否进行鉴别?

2. 肺炎克雷伯氏菌与变形杆菌在双糖试验和尿素酶试验中如何鉴别?

【注意事项】

1. 双糖培养基管的塞子应具有透气性，如果用胶塞要将胶塞拔松使其有透气性。

2. 双糖培养基的下层琼脂含量不宜过高，否则影响穿刺线的观察。

3. 穿刺接种时，接种用针从培养基中心刺入双糖培养基下层约占下层 2/3 处，将针上提至斜面再划线。

实验 2.4　菌姆维克试验（IMViC tests）

【实验目的】

将吲哚试验、甲基红试验、V－P 试验和枸橼酸盐利用试验组成一组生化反应试验，以鉴别大肠埃希菌（*E . coli*）和产气肠杆菌（*E. aerogenes*）。通过 IMVIC 试验进一步了解生化反应试验在细菌检查中的作用。

（一）吲哚试验（Indol Test）

【实验原理】

某些细菌如变形杆菌、大肠埃希氏菌具有色氨酸酶，能分解蛋白胨中色氨酸产生吲哚，吲哚与寇氏试剂（对二甲基氨基苯甲醛）反应形成红色化合物——玫瑰吲哚（rose indole）。

【实验材料】

1. 试剂：蛋白胨水和寇氏试剂。

2. 器械：接种环、酒精灯和恒温培养箱。

3. 菌种：大肠埃希氏菌与产气肠杆菌培养物。

【实验步骤】

1. 将大肠埃希氏菌与产气肠杆菌各接种 1 管蛋白胨水，37℃培养 24h，分别滴加寇氏试剂各 2～3 滴，静置（勿摇）片刻观察结果。

2. 预期结果：大肠埃希氏菌培养管的液面见红色化合物，为吲哚试验“＋”；产气肠杆菌培养管的液面不出现红色化合物，为“－”。

（二）甲基红试验（Methyl red test）

【实验原理】

某些细菌如大肠埃希氏菌在葡-磷胨水培养基中分解葡萄糖产生丙酮酸后，可继续分解产生大量甲酸、乙酸、乳酸和琥珀酸等有机酸，使培养基 pH 值降至 4.5 以下，使加入的甲基红指示剂变为红色。

【实验材料】

1. 试剂：葡-磷胨水和甲基红试剂。

2. 器械：接种环、酒精灯和恒温培养箱。

3. 菌种：大肠埃希氏菌与产气肠杆菌培养物。

【实验步骤】

1. 将大肠埃希氏菌与产气肠杆菌各接种 1 管葡-磷胨水，37℃培养 24h，分别滴加甲基红试剂 2～3 滴，轻轻摇动观察结果。

2. 预期结果：整管大肠埃希氏菌的培养液变成红色，为“＋”；产气肠杆菌的培养液不变红色，为“－”。

（三）V－P 试验（Vogea－Proskauer test）。

【实验原理】

某些细菌如产气肠杆菌具有丙酮酸脱羧酶，可使葡萄糖分解产生的丙酮酸脱羧，生成中性的乙酰甲基甲醇，乙酰甲基甲醇在碱性条件下易被氧化成二乙酰。当二乙酰与培养基中的胍基相遇时，能生成红色化合物。

【实验材料】

1. 试剂　葡-磷胨水、6%α-萘酚和40% KOH。

2. 器械　接种环、酒精灯和恒温培养箱。

3. 菌种　大肠埃希氏菌与产气肠杆菌培养物。

【实验步骤】

1. 大肠埃希氏菌和产气肠杆菌各接种1管葡-磷胨水，37℃培养24h，分别各滴加6% α-萘酚0.6ml，混匀后再滴加40% KOH 0.2ml，充分振摇5～10min，静置一段时间，观看结果。

2. 预期结果　产气肠杆菌培养液整管变为红色，为V-P试验"+"；大肠埃希氏菌培养液不变为红色，为"－"。

（四）枸橼酸盐利用试验（Citrate utilization test）

【实验原理】

枸橼酸盐培养基不含任何糖类成分，某些细菌如产气肠杆菌可将枸橼酸盐培养基中枸橼酸作为唯一碳源，磷酸二氢铵作为唯一氮源加以利用，并在代谢中产碱（pH值升高）使溴麝香草酚兰（bromthymol blue）指示剂由绿色变为深蓝色；而不能利用枸橼酸盐的细菌则不能在该培养基中生存。

【实验材料】

1. 试剂　枸橼酸盐培养液。

2. 器械　接种环、酒精灯和恒温培养箱。

3. 菌种　大肠埃希氏菌与产气肠杆菌培养物。

【实验步骤】

1. 将大肠埃希氏菌和产气肠杆菌分别接种于枸橼酸盐培养液，37℃培养24h，观察结果。

2. 预期结果：产气肠杆菌培养液整管变为蓝色，且培养基内有大量细菌生长，为"+"；大肠埃希氏菌培养液仍为绿色，且培养基内未见细菌生长，为"－"。

大肠埃希氏菌和产气肠杆菌的IMVIC试验结果汇总于表2-2-2。

表2-2-2　大肠埃希菌和产气肠杆菌的IMVIC试验结果

试验	大肠埃希菌	产气肠杆菌
吲哚试验	+	-
甲基红试验	+	-
V-P试验	-	+
枸橼酸盐利用试验	-	+

【分析与思考】

1. 为什么用大肠埃希氏菌在食品中的含量作为判断食品是否卫生的标准？

2. 大肠埃希氏菌在我国饮用水卫生标准中的指标是多少？

【注意事项】

1. 观察吲哚试验结果时尽量避免管子摇动。

2. 观察V-P试验时，反应时间应长一些。

实验2.5　血清学试验（Serological test）

【实验目的】

学习血清学方法在感染性疾病诊断中的应用。

【实验原理】

肠道细菌经分离培养后，可用各种已知诊断血清如多价血清、群因子血清及型因子血清，对细菌做进一步种、型鉴定。本节学习玻片凝集试验。

细菌作为颗粒性抗原在相应抗体作用下可形成肉眼可见的凝集颗粒。在玻片上进行抗原抗体的凝集试验，操作简单，出结果快捷，是常用的临床检测方法。

【实验材料】

1. 试剂　伤寒及痢疾诊断血清、生理盐水。

2. 器械与用品　接种环、酒精灯、玻片。

3. 菌种　伤寒沙门氏菌和痢疾志贺氏菌的双糖培养物。

【实验步骤】

1. 用接种环取伤寒血清、痢疾血清和生理盐水各数环，分别加于玻片的3个区域。

2. 取上述某一种菌的双糖培养物分别与3个区域的液体混匀。注意每换一个区域时，应用火焰灭菌后，再取新菌液，以防交叉污染。

3. 上述细菌涂匀后，用手倾动玻片数分钟，便可观察结果。

4. 预期结果

（1）凝集反应“－”，液体呈均匀混浊乳白状，盐水对照与其一样。

（2）凝集反应“＋”，液体变清，液体中有细菌凝集块出现。

【分析与思考】

1. 玻片凝集试验的适用范围是什么？

2. 诊断肠热症的血清学方法有哪些？

【注意事项】

1. 诊断血清的量应放多一些，防止在观察中干涸。

2. 细菌与血清混合时，动作要轻，防止迸溅。

实验2.6　抗生素敏感性试验——纸片扩散法 (Antibiotic susceptibility test—disk diffusion test)

【实验目的】

掌握抗生素敏感性试验的基本原理和纸片法的操作过程，了解药敏试验临床应用和意义。

【实验原理】

抗生素敏感性试验也称药敏试验。临床抗感染治疗经常使用抗生素和磺胺类药物，为防止滥用抗生素造成的耐药现象日益增多，在抗菌治疗前对病原菌进行药物敏感性测定，是一项十分重要的工作。

某一种细菌与系列的抗菌药物分别作用，从中选出对该菌的最佳有效药物和有效浓度，以供临床应用参考。常用的药敏试验方法有两种，即试管法和纸片扩散法，试管法优点是准确性高，但操作复杂；纸片扩散法是应用较广泛的一种，其操作简单，但精确度不如试管法。本节介绍纸片扩散法。

【实验材料】

1. 试剂：抗生素药敏纸片（经质控菌检验合格并在有效期内）。

2. 器械与用品：灭菌棉签、肉汤琼脂平板、镊子放于盛有75%酒精的杯内（杯底放纱布）、恒温培养箱及量尺。

3. 菌种：金黄色葡萄球菌肉汤培养物，痢疾志贺菌或伤寒沙门菌肉汤培养物。

【实验步骤】

1. 先于皿底注明细菌、时间、纸片代号。用灭菌棉签蘸取含菌培养物，于肉汤琼脂平板表面均匀涂布，待表面稍干后，用镊子（镊子上的酒精用火焰烧去）将不同药物纸片等距离摆放在琼脂表面，再放入37℃培养箱培养。

2. 不同菌株操作同上，但要更换棉签。沾有的细菌棉签应放入5%石炭酸液中浸泡消毒。

3. 用镊子摆放一种药物纸片后，在换另一种纸片前，应将镊子在乙醇中蘸一下并烧去镊子上酒精后，方可再次使用。

4. 培养18～24h后，观察结果。

5. 结果判读：药敏纸片周围可出现直径不等的抑菌环，用直尺量取抑菌环的直径，对照药物敏感性参照表（表2-2-3），即可判定该细菌对某抗生素的敏感性，即耐药、中介或敏感。

表2-2-3　细菌对药物敏感性参照表（举例）

抗微生物药	药名缩写	参考菌株	纸片含药量（μg）	抑菌环直径（mm）		
				耐药（R）	中介（I）	敏感（S）
氨苄西林	AM	肛内革兰氏阴性菌 ATCC25922	10	≤13	14～16	≥17
		金黄色葡萄球菌 ATCC25923		≤28	—	≥29
庆大霉素	GM	大肠埃希氏菌 ATCC25922	10	≤12	13～14	≥15
		金黄色葡萄球菌 ATCC25923		≤12	13～14	≥15
链霉素	S	大肠埃希氏菌 ATCC25922	10	≤11	12～14	≥15
红霉素	E	金黄色葡萄球菌 ATCC25923	15	≤13	14～22	≥23
		肺炎链球菌 ATCC49619		≤15	16～20	≥21
磺胺甲基异噁唑	SMX	金黄色葡萄球菌 ATCC25923	300	≤12	13～16	≥17

【分析与思考】

1. 细菌产生耐药性的原因有哪些？

2. 在抗生素的使用中应注意哪些问题？

【注意事项】

1. 在琼脂平板表面密集划线接种细菌时，涂布应尽量均匀。
2. 药敏纸片摆放距离要均等。

（曹杰　李彤）

实验三　流行性感冒病毒的分离鉴定

(Isolation and Identification of Influenza Virus)

流行性感冒（简称流感）是由流感病毒引起的急性呼吸道传染病，主要通过空气飞沫传播。由于传染性强，发病率高，流行范围大，故流感在世界上仍属于对人类危害较大的一种传染病。流感病毒的实验室分离鉴定，不但能及时掌握流感的流行动态，对控制流行也起着很大作用。流感病毒的实验室诊断方法主要是从病人鼻咽分泌物分离流感病毒，或取病人恢复期及急性期双份血清抗体检测。

实验 3.1　流感病毒的分离培养——鸡胚尿囊腔接种

【实验目的】

初次分离流感病毒标本应采用鸡胚羊膜腔接种，或羊膜腔和尿囊腔同时接种。本实验目的是从疑似流感病人呼吸道采集标本，用鸡胚尿囊腔接种法分离病原体。通过实验使学生掌握鸡胚尿囊腔接种技术，以及收获病毒的方法。

【实验原理】

鸡胚可作为流感病毒的宿主，使其生长繁殖。当将含有流感病毒的标本接种到鸡胚尿囊腔后，病毒即可在尿囊腔内胚层细胞内繁殖，并释放到尿囊液中。通过收获尿囊液可获得大量病毒。

【实验材料】

1. 试剂　病毒液、青霉素、链霉素。

2. 器械　1ml 无菌注射器、照蛋箱、蛋板、锯条、碘酒棉、酒精棉、镊子、蜡碗等。

3. 实验动物　10～12 日龄鸡胚。

【实验步骤】

1. 标本的收集

标本收集时间应于发病早期（1～3d 内），越早越好。

（1）棉拭子擦抹法（用于采集儿童标本）

将无菌棉拭子沾取少量标本收集液（生理盐水），反复擦拭患者咽部数次，然后将此棉拭子放进装有上述收集液的试管中并盖紧。

（2）咽喉洗漱法（用于采集成人标本）

采集时先让患者咳嗽，然后用 10ml 左右的收集液反复洗漱咽喉部约 1min，吐入管内。如有条件，儿童标本用负压抽吸法抽取鼻咽分泌物，成人标本用鼻咽洗液，可提高分离的阳性率。

（3）标本采集后置冰壶（4℃）中尽快送实验室待检。

2. 标本的处理

（1）用吸管反复吹打标本液（如为咽拭子标本，先反复挤压咽拭子后弃之），将黏液打散。

（2）将标本于 4℃静置 5～10min，待自然沉淀后取 3ml 上清，并加青霉素 1000U/ml 和链霉素 1000μg/ml，混匀置 4℃处理 2～4h 即可接种。

如标本污染较严重，可置 4℃过夜处理。如预计标本在 48h 内不能完成接种时，应将标本置低温（-70℃）保存。

3. 标本的接种（图 2-3-1）

（1）取 9～10 日龄鸡胚，经照蛋箱检查确定为活胚后，标出气室及胚位，于胚位对侧气室边缘做一标记即为进针处。注意选择无血管区。

（2）消毒气室，并于进针处锯一小槽，将针与鸡胚纵轴方向成 15°角刺入尿囊腔，进针深度约 1～1.5cm，注射病毒液 0.2ml。

（3）用蜡封进针孔，置 35℃孵育 48～72h。

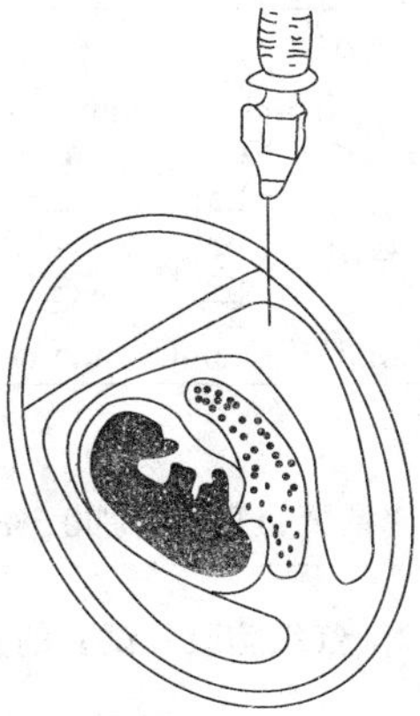

图 2-3-1　尿囊腔接种

4. 收获尿囊液

（1）孵育后置 4℃冰箱 6 小时或过夜，目的是将鸡胚冻死使血液凝固，避免收获时流出红细胞与尿液或羊水里的病毒发生凝集，造成病毒滴度下降。

（2）用碘酒或 75％酒精消毒气室部卵壳，用消毒眼科剪轻轻剪去蛋壳，再用一无菌镊子撕去气室部壳膜。然后用无菌尖吸管于无血管处刺入尿囊腔，吸取尿囊液置试管内，4℃或低温保存待用。

【分析与思考】

1. 流感病毒的鸡胚尿囊腔接种方法？

2. 培养流感病毒的方法有哪几种？

3. 收获尿囊液时应注意什么？

【注意事项】

1. 鸡胚污染可引起鸡胚死亡或影响病毒培养，故整个操作应在超净工作台内完成，做到无菌操作。

2. 要保证温度、湿度、翻动等培养条件适当，并保持稳定的培养环境。

实验 3.2　流感病毒的初步鉴定——红细胞凝集试验和红细胞凝集抑制试验

（一）红细胞凝集试验

【实验目的】

掌握流感病毒红细胞凝集试验的原理和操作步骤。

【实验原理】

流感病毒表面具有血凝素抗原，能与人“O”型、豚鼠和鸡红细胞表面血凝素受体结合，引起肉眼可见的红细胞凝集现象。

【实验材料】

1. 试剂　0.5％鸡红细胞、生理盐水。

2. 器械　1ml 吸管、20 孔血凝板。

3. 标本　流感病毒尿囊液。

【实验步骤】

1. 操作步骤见图 2－3－2。

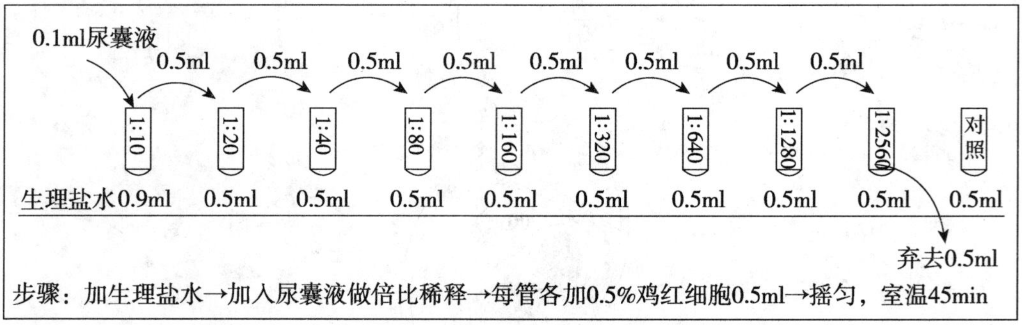

图 2－3－2　红细胞凝集试验的操作程序

2. 结果判定

根据各管红细胞凝集程度的不同，以＋＋＋＋、＋＋＋、＋＋、＋、－表示。

＋＋＋＋：75％～100％红细胞凝集，凝集的红细胞呈厚膜状铺于管底，边缘呈锯齿状。

＋＋＋：50％～75％红细胞凝集，在管底铺成薄膜状，边缘不整齐。

＋＋：25％～50％红细胞凝集，不凝集的红细胞在管底中央呈小圆点，边缘凝集呈颗粒状。

＋：25％红细胞凝集，管底中央呈较大的圆盘状，边缘颗粒不明显。

－：不凝集，红细胞沉于管底，呈一边缘整齐的致密圆点。

以出现＋＋凝集的病毒的最高稀释度为血凝效价，即 1 个血细胞凝集单位。例如 1∶160、1∶320 均为＋＋，则此病毒液效价为 1∶320。在血细胞凝集抑制试验中，用 4 个单位病毒液进行试验，即 1∶80 稀释的病毒液。

（二）红细胞凝集抑制试验

【实验目的】

掌握流感病毒红细胞凝集抑制试验的原理、方法和结果分析。了解该试验既可检测患者血清中的特异性抗体滴度，又可进行病毒分型。

【实验原理】

将流感病毒（血凝素抗原）与其相应的抗体发生特异性作用后，再加入红细胞，血凝素则不再与红细胞结合，红细胞凝集现象被抑制。用定量血凝素与不同稀释度血清抗体作用后，能完全抑制血凝的最高稀释度，即为血凝抑制抗体效价。

【实验材料】

1. 试剂：生理盐水、4 个凝集单位病毒液、0.5％鸡红细胞、PR8 免疫血清。

2. 器械：20 孔血凝板、1ml 吸管。

【实验步骤】

1. 操作步骤见图 2－3－3。

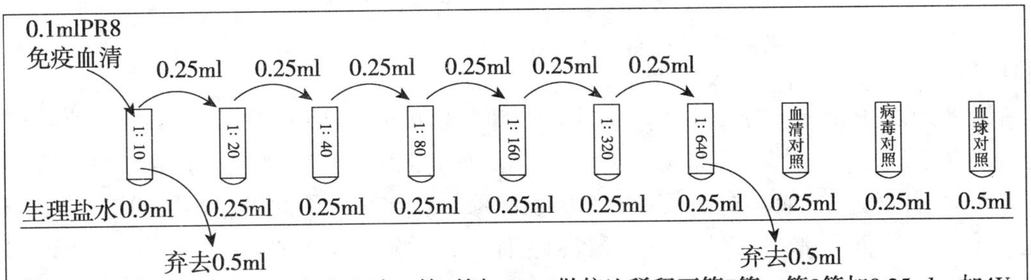

步骤：加生理盐水→加PR8免疫血清：第1管加0.1ml做倍比稀释至第7管，第8管加0.25ml→加4U病毒液：除第8管和第10管不加，其余各管各加0.25ml→摇匀，室温10min→每管各加0.5%鸡红细胞0.5ml→摇匀，室温45min。

图 2－3－3　红细胞凝集抑制试验操作程序

2. 结果判断

根据红细胞凝集程度，确定血凝抑制效价，以能完全抑制红细胞凝集的血清最高稀释度为该血清的血凝抑制效价。例如第 4 孔（1∶80）、5 孔（1∶160）的红细胞凝集均完全被抑制，则血凝抑制效价为 1∶160。

【分析与思考】

1. 通过血凝抑制试验可进行病毒型别的判断，当血凝抑制效价＞1∶80 时，可初步判断为该型病毒。而用血凝抑制试验间接诊断流感患者时，则应采取急性期和恢复期双份血清，若恢复期比急性期血清抗体效价升高 4 倍，具有诊断意义。

2. 试说明红细胞凝集试验和红细胞凝集抑制试验的原理、操作方法和结果判断。

【注意事项】

1. 红细胞凝集和红细胞凝集抑制试验所用流感病毒应灭活，以防止传染。所用器皿应清洁干燥，避免酸碱的影响。

2. 所有试验应在规定时间内完成，血清用前必须灭活处理。

（闫玲）

实验四　白细胞介素 2 活性测定

（Determination of Interleukin 2，IL－2）

【实验原理】

白细胞介素（Interleukin 2：IL－2）是 T 细胞分泌的一种淋巴因子，以前称为 T 细胞生长因子（TCGF）。它能引起带 IL－2 受体的活化 T 细胞、B 细胞等发生增殖。人的 IL－2 不仅对人的淋巴细胞，而且对小鼠淋巴细胞也有促增殖作用。因此可用小鼠的淋巴细胞和人的 IL－2 一起体外培养，通过测定小鼠淋巴细胞的增殖程度反映所测样品中人 IL－2 的水平。

【实验材料】

1. 试剂

刀豆蛋白 A（ConA）（20μg/ml、Hank 液、5%－NBS－Hank 液、RPMI1640 培养液（见附录）、闪烁液、标准 IL－2 样品、待检 IL－2 样品。

2. 器械（仪器）

解剖器械、离心机、96 孔平底细胞培养板、多道细胞收获器、液体闪烁计数器、5% CO_2 培养箱。

3. 实验动物

纯系小鼠。

【实验步骤】

1. 小鼠胸腺细胞悬液的制备

取约 20 克的纯系小鼠，摘除眼球放血。断颈致死，打开胸腔取出心脏上方的胸腺，用 5%－NBS－Hank 液清洗，剥离其他组织，移入另一干净平皿内，用剪刀将胸腺剪碎，加入少量 5%－NBS－Hank 液，用尖吸管吹打胸腺碎块以产生更多的游离细胞，用单层尼龙纱布过滤，即得胸腺细胞悬液。用 5%－NBS－Hank 液洗胸腺细胞 2 次；离心 1000r/min，10 分钟。洗后用 RPMI1640 培养液将胸腺细胞配成 1×10^6/ml 悬液。

2. 细胞培养

（1）于 96 孔平底细胞培养液 A、B、C 三排的第 1～9 孔分别加入 1/1、1/2、1/4……1/256 用 RPMI1640 培养液作倍比稀释的 IL－2 待检材料 0.1ml。

（2）于 A、B、C 三排的第 10 孔加入 1/2 待检材料 0.1ml，于第 11 孔与第 12 孔各加入 RPMI1640 培养液 0.1ml。

（3）于 D、E、F 三排的第 1～6 孔分别加入 1/8……1/256 用 RPMI1640 培养液作倍比稀释的标准 IL－2 样品 0.1ml，于第 7 孔加入 1/8IL－2 稀释液 0.1ml。

（4）向 A～F 排所有孔中加入小鼠胸腺细胞悬液 0.1ml（1×10^5 细胞）。

（5）除 A、B、C 三排的第 12 孔以外，其他所有孔加入 20μg/ml 的 ConA 溶液 20μl。

（6）在 37℃、CO_2 孵箱培养 66 小时，每孔加入 ^3H－TdR20μl（0.2μci）后，继续培养 6 小时。

（7）用多道细胞收获器将各孔细胞收集于玻璃纤维滤膜上，干燥后用液体闪烁计数器测量掺入细胞的 ^3H－TdR cpm 值。

【分析与思考】

将标准和待测 IL-2 样品各稀释三个复孔的 cpm 值，减去仅加 ConA 对照孔的 cpm 均值分别得出各稀释度实际掺入值。以标准 IL-2 样品最高浓度所测得的最高实际 cpm 值为最大掺入值，计算出标准及待检样品各稀释度掺入的百分率，按公式计算：

$$\frac{\text{各稀释度实际掺入值}}{\text{最大实际掺入值}}\times 100\%$$

然后以各稀释度为横坐标，掺入百分率为纵坐标，在正态概率纸上绘制两者关系的曲线。引起 50%掺入百分率所需要的 IL-2 稀释度，称为 1 个 IL-2 活性单位。若与已知单位的 IL-2 标准品比较，可计算出待测样品的标准单位数。

例：IL-2 标准品已知为 50U/ml，本试验测得 50%掺入百分率的稀释度为 1∶1，待测样品 50%掺入百分率的稀释度为 1∶2，其含 IL-2 的标准单位数可按下式计算：

$$\text{IL}-2\text{ 单位数}=\frac{\text{标准样品 }50\%\text{掺入率的稀释度}}{\text{待测样品 }50\%\text{掺入率的稀释度}}\times\text{标准样品单位/ml}$$

$$=1/10\times 2\times 50\text{ 单位/ml}=10\text{ 单位/ml}$$

思考题

1. 用小鼠胸腺细胞测定 IL-2 活性的优、缺点是什么？

2. 如何计算出待测样品所含 IL-2 的标准单位数？

附：用 IL-2 依赖细胞株测定 IL-2 活性。

基本原理

人或小鼠的 IL-2 依赖细胞株，如 CTLL 等，依赖培养液中含有 IL-2 才能不断增殖，若用不含 IL-2 的相同的培养液培养，则在 24 小时内停止 DNA 合成和增殖。据此特性，可将 IL-2 依赖细胞株作为指示细胞，测定待测样品中 IL-2 活性。

实验材料

试剂：IL-2 依赖细胞株 CTLL、RPMI1640 培养液、待测 IL-2 样品、标准 IL-2 样品

器材：96 孔平底培养液、^{3}H-TdR 掺入所用仪器，试剂同前

实验方法：

将标准和待测 IL-2 样品用 1640 培养液倍比稀释 1∶2、1∶4、……1∶256，一式三份加入 96 孔平底培养板，每孔 0.1ml。同时做不含样品的对照孔。

用不含 IL-2 的培养液将 CTLL 细胞株细胞洗二次，配成 10^5/ml 细胞数，每孔加 0.1ml 细胞悬液。

将培养板放入 37℃ 5%CO_2 温箱，经 18～24 小时后，每孔加^{3}H-TdR20μl，使每孔最终浓度为 1μci/ml，继续培养 5 小时后，用细胞收获器收获细胞，以后过程与小鼠胸腺细胞检测 IL-2 的方法相同。

结果计算：

IL-2 单位的计算，与用小鼠胸腺细胞检测 IL-2 的方法相同。

（王月丹　李爽）

实验五　超敏反应试验

实验 5.1　豚鼠速发型超敏反应

【实验目的】

了解豚鼠发生速发型超敏反应的免疫机制和过程。

【实验原理】

经过敏原刺激的动物机体可产生 IgE 类抗体，此抗体可与肥大细胞、嗜碱性粒细胞表面的 IgE Fc 受体结合，使机体处于致敏状态。同一过敏原第二次刺激机体后，可立刻使肥大细胞、嗜碱性粒细胞脱颗粒，释放出具有药物活性作用的物质如：组胺、缓激肽、慢反应物质等，导致过敏性休克。

豚鼠过敏反应灵敏。给豚鼠注射马血清（变应原）很容易复制出过敏性休克动物模型。

【实验材料】

1. 试剂

正常马血清、鸡蛋清。

2. 器械（仪器）

无菌注射器、针头、解剖用具。

3. 实验动物

豚鼠。

【实验步骤】

1. 取 3 只豚鼠，以甲、乙、丙编号，其中甲、乙两只经腹腔或皮下注射 1∶10 马血清 0.1ml。丙注射 0.1ml 生理盐水做对照。

2. 经 14～21 日，甲豚鼠心脏注射鸡蛋清 1～2ml，乙、丙两只豚鼠经心脏注射马血清1～2ml。

【分析与思考】

1. 注射后密切观察动物状态，乙豚鼠数分钟后出现不安，用前爪搔鼻、咳嗽、打喷嚏、耸毛、痉挛、大小便失禁、呼吸困难、站立不稳，最后窒息而死于过敏性休克（轻者可逐渐恢复而不死亡，此时动物处于脱敏状态，在一定时间内注射同种过敏原，则不再出现过敏症状）。

2. 将死亡豚鼠解剖，可见肺气肿，但肠蠕动正常，颜色正常。

3. 甲、丙豚鼠均不出现过敏症状。

【注意事项】

心脏注射必须准确，有回血后再注入过敏原。

实验 5.2　肥大细胞脱颗粒试验

【实验目的】

了解肥大细胞脱颗粒的原理。

【实验原理】

人血清 IgE 可通过肥大细胞表面的 Fc 受体吸附于肥大细胞表面，当过敏原与肥大细胞表面的 IgE 特异结合后，能使肥大细胞内的嗜碱性颗粒释放出来，此即为脱颗粒。

【实验材料】

1. 试剂

速发型超敏反应患者血清、过敏原（青霉素、花粉等）、Hank 液、中性红染液、乙醚。

2. 器械（仪器）

离心机、显微镜、温箱、玻片、毛细吸管。

3. 实验动物

大鼠。

【实验步骤】

1. 将大鼠乙醚麻醉，心脏采血，分离备用。

2. 给大鼠腹腔注射含 EDTA 的 Hank 液 15～20 ml（EDTA 浓度为 0.5mg/ml）轻揉腹部 1 分钟，切开一小口。

3. 用毛细吸管吸出腹腔液，离心 2000r/min，10 分钟，弃上清，沉在管底部的细胞用含自身血清的 Hank 液洗涤一次（6ml Hank 液加 2ml 自身血清）。

4. 弃上清，将管底部的细胞悬于 1ml 含自身血清的 Hank 液备用（应置于冰浴保存）。

5. 取细胞悬液一滴于载玻片上，并盖上滴有中性红的盖玻片。在高倍镜下观察 100 个细胞（半小时内看完）。正常肥大细胞为圆形、边缘光滑，细胞内有分布均匀的颗粒。如果细胞肿胀，边缘不整齐，颗粒自细胞内流出，则为自身脱颗粒。自身脱颗粒超过 30%者不宜用于正式试验。

6. 取细胞悬液一滴滴于载玻片上，加待检病人血清一滴，混匀后于 37℃孵育 5 分钟，使血清中的 IgE 吸附于肥大细胞表面，再加过敏原一滴（抗原原液或适当稀释），混匀，37℃孵育 55 分钟，使过敏原与肥大细胞表面的 IgE 结合起反应，肥大细胞脱颗粒。

7. 对照试验　抗原对照：细胞悬液一滴＋抗原液一滴混匀后放 37℃5 分钟。血清对照：细胞悬液一滴＋已知阳性患者血清 1 滴，混匀后 37℃5 分钟。

【分析与思考】

1. 盖上滴有中性红的盖玻片，用高倍镜观察 100 个细胞并计算其中脱颗粒细胞的百分率。

2. 对照试验显微镜检查应没有脱颗粒现象。

【注意事项】

制备和保存细胞悬液应尽量在冰浴中，以防细胞死亡。

实验 5.3　被动过敏反应

【实验目的】

了解被动过敏反应的免疫机制和过程。

【实验原理】

经过敏原刺激的动物机体可产生 IgE 类抗体，此抗体可与肥大细胞、嗜碱粒细胞表面的 IgE Fc 受体结合，使机体处于致敏状态。同一过敏原第二次刺激机体后，可立刻使肥大细胞、嗜碱性粒细胞释放出具有药物活性作用的物质如组胺、缓激肽、慢反应物质等，导致过敏性休克。

【实验材料】

1. 试剂

正常马血、鸡蛋清。

2. 器械（仪器）

无菌注射器、针头、解剖用具。

3. 实验动物

豚鼠。

【实验步骤】

全身被动过敏反应：

1. 取致敏动物的血清 5～10ml 注射于正常动物，经一定潜伏期（皮下注射约需 24～48 小时，腹腔注射 12 小时，静脉注射 4 小时），被注射动物即进入致敏状态，给予决定性注射时，即可引起过敏反应。

2. 局部皮肤被动过敏反应（Passive cutaneus anaphylaxis，PCA）。此法多用于测定抗体在同种或异种动物中诱发过敏反应的能力。作 PCA 反应时，先将致敏动物的抗体注入正常动物皮内，经 24～72 小时潜伏期后，将相应的变应原混以适量染料（伊文斯蓝、台盼蓝）静脉注射，在 15～30 分钟内，即可发现染料聚集在原皮内注射部位，根据染料出现部位面积大小以判定抗体的强度。

实验 5.4　Ⅱ型变态反应

药物过敏性血球减少症检测。

【实验目的】

了解 II 型变态反应的免疫机制。

【实验原理】

自体内某些细胞、组织表面带有抗原，或外界半抗原与自身靶细胞、靶组织结合，刺激机体产生抗自身细胞的抗体或半抗原的抗体，抗体与相应靶细胞表面的抗原结合，通过激活补体，吞噬细胞及细胞的细胞毒作用，导致靶细胞、靶组织的溶解、吞噬及消毁。反应引起的疾病临床极为常见，兹介绍检验药物过敏性细胞减少症及自身免疫。

【实验材料】

1. 试剂

病人血清，分离出血清及血细胞，血细胞以盐水配成 2%浓度，血清 56℃ 30 分钟灭活，药物。

2. 器械（仪器）

温箱、水浴箱、吸管。

【实验步骤】

将病人血清倍比稀释，加入等量 2%浓度红细胞悬液，再加致敏药物，在 37℃孵育后即出现红细胞凝集现象，再加适量补体，出现溶血。

【分析与思考】

溶血，说明病人血清内含有能与药物及红细胞复合物结合的抗体。

实验 5.5　Ⅲ型变态反应

免疫复合物型超敏反应（Immune complex hypersensitivity）——Arthus 现象

【实验目的】

了解Ⅲ型变态反应的免疫机制。

【实验原理】

给机体反复多次注射抗原，可使个体内产生高水平抗体，然后在局部皮下组织注射相同性质的抗原，则在局部组织形成大复合物，导致激活补体，释放过敏毒素、组胺，血小板凝聚，释放血管活性物质，最终导致局部出现水肿、出血、坏死等炎症反应，这种现象称Arthus现象。此现象在抗原注射后1～2小时后出现，3小时反应达到高峰，10～12小时反应开始减弱，趋向消退。

【实验材料】

1. 试剂

抗原（马血清）。

2. 器械（仪器）

无菌注射器及针头。

3. 实验动物

豚鼠或家兔。

【实验步骤】

给动物皮下注射马血清3～5ml，共4～6次，每次间隔4～5日。

第四次注射抗原后，在1～2小时于注射局部出现水肿、出血及坏死等炎症反应，3～6小时反应达高峰，10～12小时开始减弱。

实验5.6　Ⅳ迟发型超敏反应

（一）豚鼠结核菌素试验（Tuderculin test）

【实验原理】

结核菌素为结核杆菌的菌体成分，注入机体皮内，若受试者曾受结核杆菌感染或接种过卡介苗，则结核菌素刺激致敏的T细胞，释放多种淋巴因子，在注射局部形成以单核细胞浸润为主的炎症，表现为红肿、硬结、溃烂，此即迟发型超敏反应。

【实验材料】

1. 试剂

1∶1000稀释的旧结核菌素（Old tuberculin，O. T）、卡介苗、碘酒、酒精。

2. 器械（仪器）

注射器及针头。

3. 实验动物

豚鼠两只。

【实验步骤】

1. 取豚鼠两只，其中一只于两个月前曾注射卡介苗，用剪刀将豚鼠背部的毛剪净或用剃刀　　　　　　　剃净，并用碘酒、酒精棉球消毒。

2. 用卡介苗注射器吸取1∶1000的旧结核菌素，于两只豚鼠皮内各注入0.1ml。

3. 注射后48～72小时观察局部皮肤反应。

【分析与思考】

皮肤反应可分为四种情况。

局部皮肤反应情况	结果
无反应	-
有轻度的浸润肿块，直径＜10mm 者	＋
边缘有明显浸润肿块，直径 10～15mm，隆起达 1mm 以上，四周皮肤红肿的范围较大	＋＋
有显著浸润肿块，直径＞15mm，隆起达 2mm，四周皮肤红肿范围更大。	＋＋＋
有广泛浸润块，皮肤发红，有水泡和坏死现象，甚至出现体温升高。	＋＋＋＋

（二）小鼠 DNFB 试验

【实验原理】

DNFB（二硝基氟苯）是一种化学物质，可作为半抗原与皮肤内的组织蛋白结合，成为完全抗原，经此抗原致敏的小鼠，在耳部涂抹 DNFB 后，可对 DNFB 产生特异的迟发型超敏反应，耳部出现肿胀，镜检可见大量的单核细胞、淋巴细胞浸润。

【实验材料】

1. 试剂

1%DNFB 溶液（用 1 份丙酮加 1 份橄榄油稀释）

2. 实验动物

小鼠两只。

【实验步骤】

1. 将两只小鼠腹部的毛刮去，其中一只在腹部涂抹 1%DNFB 100μl，另一只涂抹不含 DNFB 的丙酮橄榄油 100μl，作为对照。

2. 5 天后，在每只小鼠的左耳涂上 1%DNFB 溶液 5μl。

3. 24 小时后，观察小鼠左右耳肿胀情况，亦可做组织切片观察细胞浸润情况。

【分析与思考】

对照小鼠由于未用 DNFB 致敏，左耳不出现肿胀，试验小鼠由于经 DNFB 致敏，受第二次 DNFB 刺激后，在局部产生迟发型超敏反应，此亦称接触超敏反应。

（三）小鼠 DTH 试验

【实验原理】

小鼠经 BSA－FcA 抗原皮下注射后，体内产生致敏的淋巴细胞，再经相同抗原攻击，经 24～48 小时后，在注射抗原的局部发生迟发型超敏反应。

【实验材料】

1. 试剂

抗原与佐剂乳化剂：无菌 BSA 溶液（浓度为 30mg/ml）与 FcA（福氏完全佐剂）以 1∶7体积混合，研磨，直至抗原与佐剂的混合物呈油滴状，不散开。热凝聚 BSA（ABSA）制备：用 2%BSA 经过滤除菌，加热 71～72℃，80 分钟，冷却后，离心 2000r/min 10 分钟，取沉淀，再用无菌生理盐水洗一次，恢复原体积一半。

2. 器械（仪器）

注射器及针头。

3. 实验动物

LACA 小鼠两只。

【实验步骤】

1. 免疫　在小鼠尾根部皮下，分两点，每点注射 BSA－FcA 乳化液各 10μl，对照组注射等体积生理盐水。

2. 攻击　在免疫后第 10～14 天以 2%ABSA 溶液攻击，每只鼠的左后足垫注射 30μl，右后足垫注射 30μl 生理盐水，24 小时后测量左右足垫的厚度。

【分析与思考】

肿胀厚度测量：处死小鼠，用游标卡尺测量每只小鼠的左右后足垫的厚度，以其差值表示肿胀程度。

重量测量法：在一定的解剖部位剪下左右后足垫，分别称其重量，以差值表示肿胀程度。

病理学检察法：剪下足垫以福尔马林液固定，制切片，用苏木精-伊红染色后，镜下观察单核细胞浸润情况。

思考题：在判断迟发型超敏反应所出现的结果时，应考虑些什么？

（王月丹　孟佳子）

实验六　消化道寄生虫的检查

【实验目的】

粪便检查是消化道寄生虫病最常用、最重要的手段。检查消化道寄生虫病的方法很多，对于不同的寄生虫病宜采用相应的病原学检查方法。有时需要两种或多种方法联合使用，才能获得更好的效果。需掌握常用的寄生虫病粪便检查方法。

【实验原理及步骤】

1. 生理盐水直接涂片法

用新鲜粪便直接涂片、镜检，是一种简单快捷的诊断方法。一般每个样本连续做三张涂片以提高检出率，但由于这种方法所用粪便量少，因此容易漏诊。可用于检查蠕虫虫卵和原虫活滋养体（图 2－6－1）。

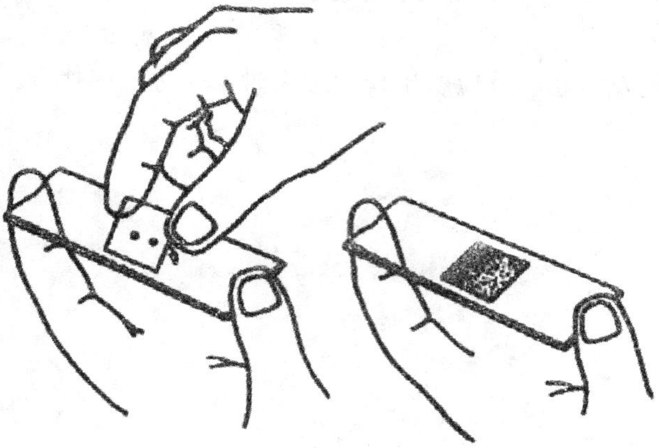

图 2－6－1　直接涂片法示意图

（1）取洁净载玻片一张，在玻片中央滴 1～2 滴生理盐水。

（2）用牙签挑取粪便少许，在生理盐水中涂匀成粪膜，加盖片、镜检。加盖片时注意避免出现空泡。

（3）粪膜的厚度以透过粪膜看到载玻片下教材上的字迹为准。

（4）一般先在低倍镜下观察，每一个视野都要详细观察。为了减少遗漏，可按一定方向推进。遇有疑似结构再转至高倍镜下仔细辨认。

（5）制好的涂片不能干燥，否则不易辨认虫卵。

（6）光线要适当，过亮不利于观察。

（7）检查原虫滋养体时，如遇秋冬季气温较低，应先将载玻片及生理盐水略加温，以保持原虫的活动能力。

2. 碘液涂片法

操作方法与生理盐水涂片法相同，涂片时以碘液代替生理盐水，适于检查原虫包囊。

碘液配制方法：将 4 克碘化钾放入少量蒸馏水中溶解，随后加入 2 克碘，完全溶解后加蒸馏水至 100 毫升，放入具有磨口玻璃塞的棕色玻璃瓶中，置于暗处保存。

3. 改良加藤法

用于检查蠕虫卵并可虫卵计数。此法检出率较直接涂片法明显提高，且简便，省时，费用低，适用于较大规模人群的寄生虫感染检查。

将定量板放在载玻片中部，通过尼龙网（80～100 目，网孔径约 150μm）刮取粪便，将刮得的粪便置于载玻片上的定量板模孔内，使粪便添满定量板全孔并刮平。提起并小心移去定量板，载玻片上留下 1 个椭圆形粪块。将浸透甘油-孔雀绿溶液的亲水玻璃纸片覆盖粪块，用橡皮塞在玻璃纸上轻压，使粪便铺开。

将玻片置于 30～36℃温箱中约 0.5h 或室温（25℃）下约 1h，即可镜检。

操作时应注意粪膜厚度和透明时间。如粪膜厚，透明时间短，虫卵难以发现；如透明时间过长，则虫卵变形不易辨认。

如需虫卵计数，则在粪膜透明后置显微镜下计数。所得虫卵数×24 即为每克粪便虫卵数（eggs per gram，EPG）。

甘油-孔雀绿溶液：3%孔雀绿 1ml、纯甘油 100ml、蒸馏水 100ml。

玻璃纸准备：将玻璃纸剪成约 22mm×30mm 大小，浸于甘油-孔雀绿溶液中至少 24h，至玻璃纸呈绿色。

定量板：为改良聚苯乙烯板，中央模孔长椭圆形，大小为 8mm×4mm×1.37mm，两端呈半圆形，定量板所取的粪样平均为 41.7mg。

4. 浓集法　这种方法可浓集粪便中的包囊和虫卵，提高检出率。

（1）自然沉淀法：原虫包囊和蠕虫卵较水的比重大，因此可沉集于水底。沉淀所需时间取决于包囊和虫卵的比重，比重小的需较长时间。常见蠕虫卵和包囊的比重见表 2-6-1。

表 2-6-1　常见蠕虫卵和包囊的比重

虫卵或包囊	比重
华支睾吸虫卵	1.170～1.190
姜片吸虫卵	1.190
日本血吸虫卵	1.200
带绦虫卵	1.140
微小膜壳绦虫卵	1.050
钩虫卵	1.055～1.080
鞭虫卵	1.150
蛲虫卵	1.105～1.115
受精蛔虫卵	1.110～1.130
未受精蛔虫卵	1.210～1.230
溶组织内阿米巴包囊	1.060～1.070
结肠内阿米巴包囊	1.070
蓝氏贾第鞭毛虫包囊	1.040～1.060

取粪便 20～30g 加水成混悬液，经金属筛（40～60 孔）或 2～3 层湿纱布过滤，加清水冲洗残渣，过滤粪液在容器中静置 30min（虫卵）或 6h（包囊），弃上液再重新加满清水。如此重复 3～4 次，直至上液清晰为止。最后弃上液，取沉渣涂片镜检（图 2-6-2）。

（2）离心沉淀法：将滤去粗渣的粪液离心（1500～2000r/min）1～2min，弃上液，再加

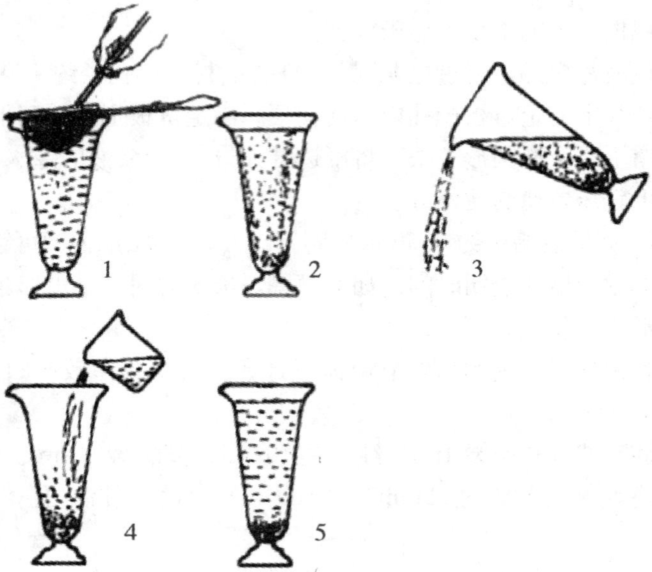

图 2-6-2　自然沉降法示意图

入清水重新离心沉淀。如此反复 3～4 次，直至上液澄清为止。最后弃上液，取沉渣镜检。

5. 饱和盐水浮聚法

用竹签取黄豆粒大小的粪便置于浮聚瓶（高 3.5cm，直径约 2cm 的圆形直筒瓶）中。加入少量饱和盐水调匀粪便，再慢慢加入饱和盐水至液面略高于瓶口，但不溢出为止。在瓶口覆盖一载玻片，注意勿使产生气泡。静置 15～20min 后，将载玻片提起并迅速翻转，显微镜镜检（图 2-6-3）。本法适用检查比重较小的虫卵如钩虫卵、带绦虫卵及微小膜壳绦虫卵。

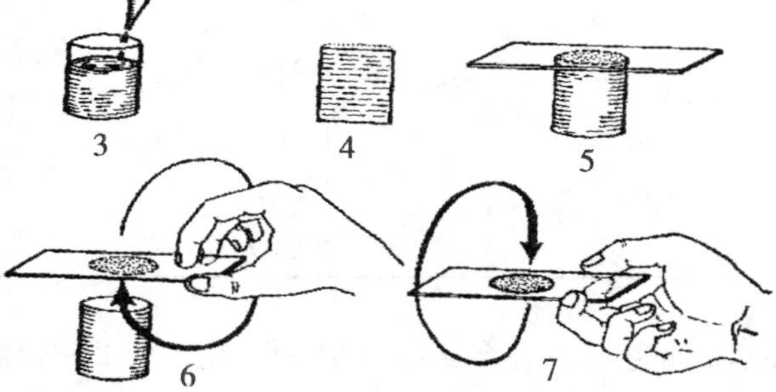

图 2-6-3　饱和盐水漂浮法示意图

6. 钩蚴培养法

在适宜的温、湿度条件下，钩虫卵在数日内可发育并孵出幼虫。

加凉开水于清洁的试管（1cm×10cm）内，将滤纸剪成与试管等宽但较试管稍长的 T 字型纸条，用铅笔书写受检者姓名或编号于横条部分。用竹签挑取粪便约 0.2～0.4g，均匀地涂抹在纸条竖部的上 2/3 处，再将纸条插入试管，下端浸泡在水中，注意勿使粪便接触水面，置 25～30℃温箱内孵育。每天从滤纸对侧的试管壁添加少量清水，以保持水面高度。孵育 3～5 天后，可见试管底部有作蛇形运动的钩蚴。通常用肉眼或放大镜即可观察。此法检出率较直接涂片法高，根据孵出的幼虫还可鉴定钩虫虫种（图 2－6－4）。

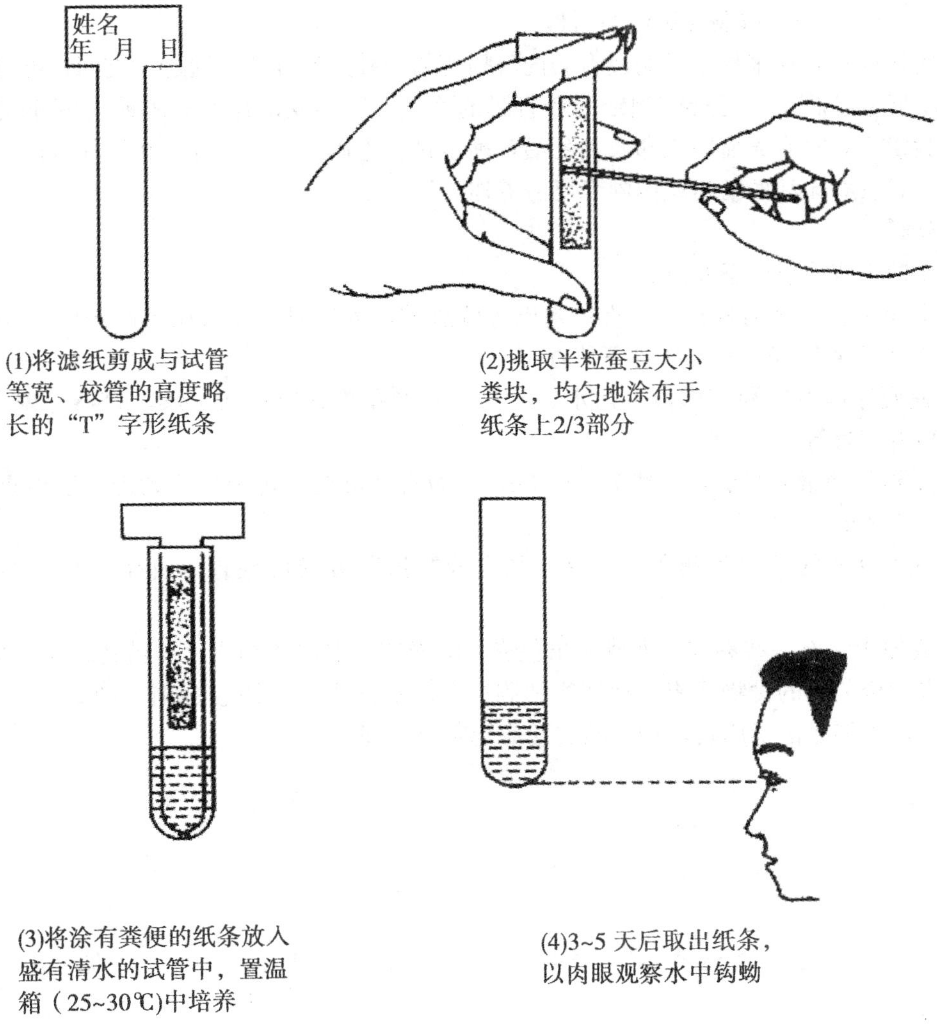

(1)将滤纸剪成与试管等宽、较管的高度略长的“T”字形纸条

(2)挑取半粒蚕豆大小粪块，均匀地涂布于纸条上2/3部分

(3)将涂有粪便的纸条放入盛有清水的试管中，置温箱（25~30℃)中培养

(4)3~5 天后取出纸条，以肉眼观察水中钩蚴

图 2－6－4　钩蚴培养方法

7. 透明胶纸法　此法用于蛲虫和猪带绦虫卵的检查。

（1）用长约 6cm，宽约 2cm 的透明胶纸粘贴肛门周围皱襞皮肤数次。

（2）取下胶纸，将有胶面平贴载玻片上，镜检。

（3）如在胶面下加 1 滴二甲苯，可使胶面平覆、虫卵清晰，利于检查。

(4) 此法用于蛲虫和猪带绦虫卵的检查，检查蛲虫卵应于清晨大便前取材。

8. 十二指肠引流液检查

取十二指肠引流收集的各部分引流液（A液胆总管液；B液胆囊液；C液肝胆管液；D液十二指肠液），滴于载玻片上，加盖片后直接镜检。为提高检出率，常将各部分引流液加生理盐水稀释搅拌后，分装于离心管内，以2000r/min，离心5～10min，吸取沉渣涂片镜检。此法常于华支睾吸虫和蓝氏贾第鞭毛虫的诊断。如引流液过于黏稠，应先加10% NaOH消化后再离心。但消化法不适用于原虫滋养体的检查。引流中的蓝氏贾第鞭毛虫滋养体常附着在黏液小块上，或虫体聚集成絮片状物。肝片形吸虫卵与姜片虫卵不易鉴别，但前者可出现于胆汁；而后者只见于十二指肠液中。

9. 结肠镜检查，取肠黏膜组织活检

结肠镜检查是用来检查结肠及直肠内部病变的一种诊断方式。通过一支细长可弯曲、直径大约1厘米结肠镜，可观察到结肠和直肠的病变。取病变部位的黏膜或溃疡作切片或压片，显微镜下观察有无血吸虫卵及其死活，确定是否患血吸虫病。也可在压片时加少量的生理盐水，观察有无活的溶组织内阿米巴滋养体。

【注意事项】

粪便检查应注意以下几点：

1. 新鲜粪便要及时检查，检查阿米巴等原虫的滋养体时，要求在粪便排出30min内进行，或暂时保存在35～37℃条件下待查。

2. 粪便标本不应混有尿液、污水、药物，容器和竹签应清洁干燥，容器外要贴标签，注明受检者编号等。

3. 受检粪便量要足够，一般为5～10g，若做自然沉淀或血吸虫毛蚴孵化法检查，粪便量应不少于30g。

4. 注意粪便的性状和颜色，选择有脓血或黏液部分粪便检查，或在粪便的不同部位取材。

5. 粪便中常有一些易与虫卵或原虫包囊、滋养体相混淆的物质，如植物纤维、酵母菌、花粉、未完全消化的食物残渣、动植物细胞以及脂肪滴等，应注意鉴别（图2-6-5，6）。检查完毕后要彻底消毒用具，剩余的粪便应无害化处理。

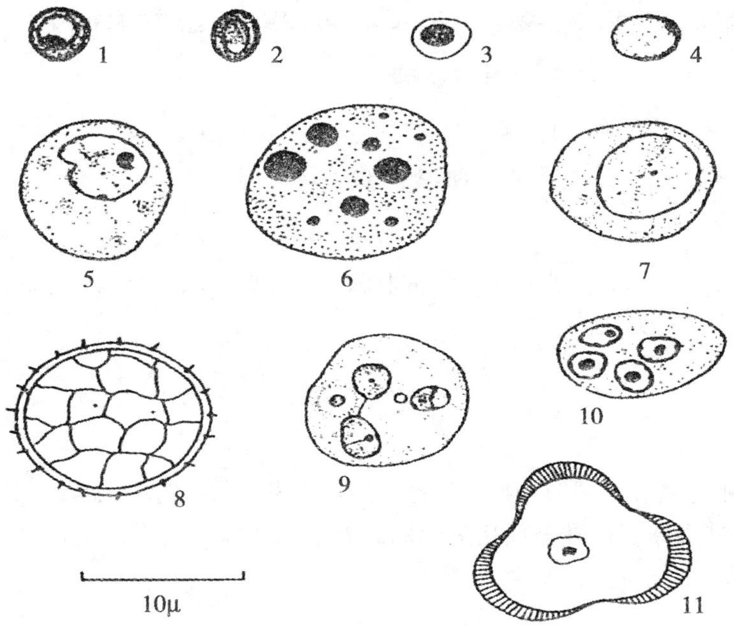

图 2-6-5　粪便中可见的非寄生虫物

1～4：酵母，5、7：直肠黏膜扁平细胞，6：退化的无细胞核巨噬细胞，8、11：花粉粒，9、10：多形核白细胞

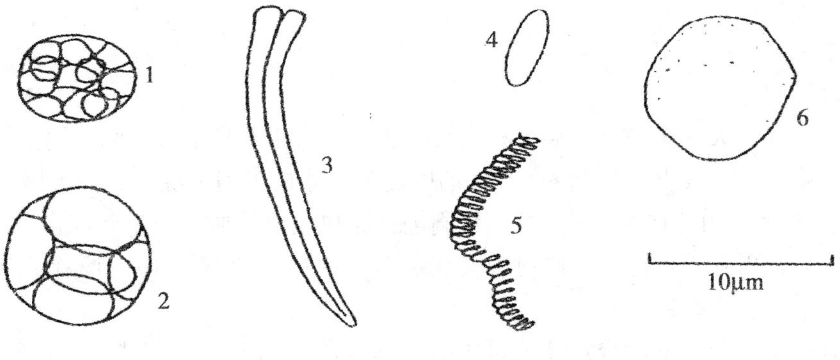

图 2-6-6　粪便中可见的植物结构

1、2：聚集的淀粉粒，3. 植物毛，4、6：无定形物，5. 植物导管

（吴伟）

实验七　血液、排泄物、分泌物与组织器官中的寄生虫检查

实验 7.1　血液检查

【实验目的】

血液检查是诊断疟疾和丝虫病的首选方法：通常取患者外周血作涂片查病原体。使用前涂血膜用的载玻片要处理干净，无油渍。

【实验步骤】

1. 薄血膜法

主要检查疟原虫。

（1）采血时间：恶性疟患者在发热时采血，其他疟疾病在发作数小时后采血。

采血方法　用 75%酒精棉球消毒耳垂或指尖，刺破绷紧的皮肤，挤出血滴，涂在载玻片上。

（2）涂血片方法

薄血膜制作：将一小滴血置于载玻片的 1/2～1/3 交界处，用左手拇指与中指夹持载玻片两端，右手用边缘光滑的载玻片作推片。将推片一端与血液接触，待血液沿推片端缘扩散后，将推片与载玻片间夹角保持 30°～45°，自右向左均匀而迅速地推成薄血膜。理想的薄血膜，血细胞应是均匀单层分布。薄血膜法的主要优点是虫体结构清晰完整，易于辨认，临床多用此方法检查疟原虫。

2. 厚血膜法

（1）厚血膜制作

取疟疾受检者 1 大滴血（丝虫病受检者 3 大滴血），置载玻片的一侧，用推片的一角将血滴自内向外旋转，涂成直径为 0.8～1cm 的厚血膜，厚血膜为多层重叠血细胞，约等于 20 倍薄血膜的厚度，血膜晾干后，用蒸馏水数滴加在厚血膜上溶血，脱去血红蛋白，血膜呈灰白色时将水倒去，再晾干，理想的厚血膜应在每个油镜视野中看到 10～15 个白细胞核（图 2-7-1）。

固定：血片须充分晾干，否则染色时血细胞易脱落。用甲醇滴在薄、厚血膜上，晾干，用姬氏染剂或瑞氏染剂染色。

（2）染液配制与染色步骤

1）姬氏液染色法：该方法染色效果好，血膜保色时间长，但染色时间较长。

染液配制：姬氏染粉 1g，甲醇 50ml，中性甘油 50ml。将姬氏染粉置于研钵中，少量多次加入甘油充分研磨，直到 50ml 甘油加完为止。倒入棕色玻璃瓶中，然后再分数次用甲醇冲洗钵中的甘油染粉，倒入玻璃瓶，直至 50ml 甲醇用完，摇均，置 65℃温箱中 24 小时或室温一周后过滤备用。

染色步骤：用 pH7.0～7.2 缓冲液按 10∶1 稀释染液。将稀释的染液滴于已固定的薄、厚血膜上。染色 30 分钟（室温），再用缓冲液冲洗，血片晾干后镜检。

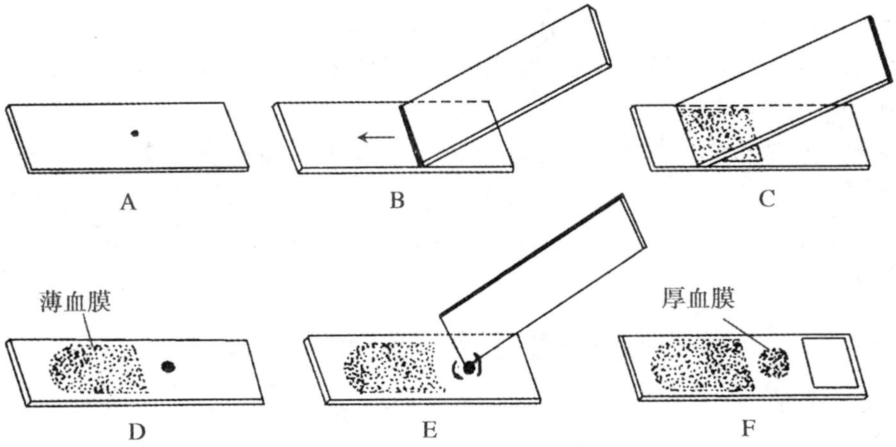

图 2－7－1 血液涂片的操作步骤

A. 自耳垂或指尖取血一滴，滴在载玻片上。

B. 用推片一端缘接触血滴。

C. 推片与载片成 30°～45°角，向载片另一端匀速推进。

D. 制成的薄血膜。

E. 用推片一角将大血滴涂成直径 1cm 的厚血膜。

F. 已制成的薄、厚血膜。

2）瑞氏染液染色法：此法操作简便，染色时间短，但易褪色，保存时间不长。多用于临床检验，瑞氏染液含甲醇，所以薄、厚血膜不需事先固定。

瑞氏染液配制：瑞氏染粉 0.1～0.5g，甲醇 97ml，甘油 3ml，将瑞氏染粉加入甘油中充分研磨，然后加入少量甲醇，研磨后倒入瓶中，分几次用甲醇冲洗研钵中的甘油溶液，倒入瓶内，摇匀，置 37℃温箱中 24 小时或室温 1～2 周后，过滤待用。

染色步骤：染色前先将血膜用蜡笔划好染色范围。将瑞氏染液数滴覆盖血膜，经 30 秒～1 分钟，即可固定血膜，之后用滴管加等量的缓冲液或蒸馏水，轻轻摇动载玻片。使稀释液与染液混合均匀，此时出现一层灿铜色浮膜，3～5 分钟后用水慢慢地从玻片一端冲洗（注意勿先倒去染液或直接对血膜冲洗），晾干后镜检。

理想的厚、薄血膜染色后，红细胞呈淡红色，疟原虫细胞核呈深红色，细胞质为蓝色。

3. 检查丝虫微丝蚴

根据丝虫微丝蚴有夜现周期性的特点，故应在晚 9 时到次日晨 2 时取丝虫病患者外周血检查。

（1）厚血膜检查：厚血膜的制作、溶血、固定与疟原虫厚血膜相同。可用姬氏染液或瑞氏染液染色，但以苏木素染色效果最好。

1）苏木素染色法：

苏木素染液配制：苏木素粉 1g 溶于无水乙醇或 95％乙醇 10ml 中，加饱和硫酸铝铵（8％～9％）100ml，倒入棕色瓶中，瓶口用两层纱布扎紧，在阳光下氧化 2～4 周，过滤，加甘油 25ml 和甲醇 25ml 备用。

2）染色步骤：把原染液用蒸馏水稀释 10 倍。将已溶血、固定的厚血膜置于稀释的苏木素染液内约 10～15 分钟，在 1％酸酒精中分色 1～2 分钟，用蒸馏水洗涤 5 分钟，至血膜呈蓝色。再用1%伊红染色0.5～1分钟，以水洗涤5分钟，晾干后镜检。

(2) 新鲜血检查：将1～2滴外周血滴于洁净的载玻片上，加蒸馏水数滴，混匀后加盖玻片，在低倍镜下镜检，如发现蛇形游动的幼虫则为阳性者。此方法简便易行，但不能鉴定虫种，常用于卫生宣传和教学。

(3) 活微丝蚴浓集法　在离心管内装蒸馏水半管，加入受检者外周血液10～12滴，再加生理盐水混匀，离心沉淀3分钟，取沉渣镜检。亦可取静脉血1ml，加于盛有3.8%枸橼酸钠0.1ml的试管中，摇均，加水9ml待红细胞溶解后，离心2分钟，倒去上清液加水再离心，取沉渣镜检。

实验7.2　排泄物与分泌物中的寄生虫检查

(一) 痰液检查

【实验目的】

痰液检查可用于诊断肺吸虫病、溶组织内阿米巴病、包虫病、肺孢子虫病等。

【实验步骤】

1. 直接涂片法　在洁净的载玻片上加1～2滴生理盐水，挑取受检者痰液少许，最好选用铁锈色痰，涂成痰膜，加盖玻片镜检。如果未查到肺吸虫卵，可改用浓集法。检查溶组织内阿米巴滋养体时，应取新鲜痰液作涂片，并注意保温。

2. 浓集法　收集患者24小时痰液于玻璃杯中，加入等量10%NaOH溶液，用玻璃棒搅匀，置于37℃温箱中，静置2小时后痰液成稀液状。离心沉淀，取沉淀物镜检。

(二) 十二指肠液和胆汁检查

【实验步骤】

用十二指肠引流管抽取十二指肠液及胆汁。以直接涂片法镜检，也可加生理盐水稀释，经离心沉淀后，取沉渣镜检。可检查蓝氏贾第鞭毛虫滋养体、华支睾吸虫卵等，如果引流液过于黏稠，可加10%NaOH消化后，再离心，镜检虫卵。

(三) 尿液检查

【实验步骤】

用于检查丝虫微丝蚴或阴道毛滴虫滋养体，丝虫病人的乳糜尿直接涂片，镜检。如果为阴性时，可加2ml乙醚与5ml乳糜尿于试管中，用力振荡，使脂肪溶于乙醚，弃去上层乙醚液，离心沉淀后取沉渣镜检。怀疑有阴道毛滴虫感染的女性或男性尿液经离心沉淀后，取沉渣镜检。

(四) 阴道分泌物检查

【实验步骤】

取阴道分泌物可检查阴道毛滴虫，临床检验常用阴道分泌物直接涂片法。用消毒棉签取受检者阴道后穹窿、子宫颈上的分泌物，置于载玻片上的生理盐水中，加盖玻片即刻镜检，如果看到活动的虫体可确诊。天气寒冷时应注意保温，此外，待涂片干燥后，亦可用姬氏或瑞氏染色镜检虫体。

如果涂片未查到虫体，可将分泌物置于培养基中，使其数量增加后再镜检，方法如下：

常用肝浸汤培养基

1. 培养基的制备　15%肝浸液100 ml，蛋白胨2.0g，葡萄糖0.5 g，氯化钠0.5g，半胱氨酸盐0.2g，麦芽糖1.0 g。将以上成分混合，加热溶解，经滤纸过滤，pH调至5.5～

6.0。每管分装5ml，0.103MPa灭菌20分钟，冷却后，置37℃温箱中24～48小时，证明无菌后，置4℃冰箱中备用。接种前每管加灭活马血清1ml，即可用。

15%肝浸液的制备　取牛或兔肝15g，洗净、剪碎如小米粒大小，浸入100ml蒸馏水中，置冰箱中冷浸48小时，将冷浸液煮沸半小时，用4层纱布过滤除去残渣，补充蒸馏水至100ml 。

2. 培养方法　用灭菌棉拭子取阴道分泌物或前列腺液1～2 ml或尿液2～3ml（离心取沉淀物），接种于培养基中，置35～37℃温箱中培养48～72小时，取培养基内沉渣镜检。初次接种和第一次、第二次转种时，每2ml培养基内应加20万单位青霉素。

实验7.3　组织器官中的寄生虫检查

（一）肌肉活检

【实验目的】

常用于旋毛虫病、猪囊尾蚴病、裂头蚴病及皮肤型肺吸虫病的诊断。

【实验步骤】

1. 旋毛虫病　从患者的腓肠肌或肱二头肌取米粒大小的肌肉一块，置于载玻片上，加50%甘油一滴，用解剖针分离肌纤维后，盖上另一张载玻片，均匀用力压紧，在低倍镜下观察幼虫。注意取材后应立即检查，否则幼虫可能变形、模糊不清。亦可经组织固定后染色，或切片染色检查。

2. 猪囊尾蚴病、裂头蚴病及皮肤型肺吸虫病：将用外科手术从皮下或肌肉中摘取的结节，剥除外层纤维被膜，放在两张载玻片中间，压平镜检。亦可经组织固定后染色，或切片染色检查。

（二）皮肤活检

【实验目的】

用于检查皮肤型黑热病、疥疮及蠕形螨病患者。

【实验步骤】

1. 皮肤型黑热病：可选择皮肤损害明显处，作局部消毒，用干燥灭菌注射器，抽取组织液作涂片，或用消毒的手术刀切一小口，刮取皮肤组织作涂片。用姬氏或瑞氏染色后镜检杜氏利什曼原虫无鞭毛体。

2. 疥疮及蠕形螨病

（1）疥螨检查

【实验材料】

器械、材料　消毒针、甘油、载玻片、盖玻片、酒精灯。

【实验步骤】

可用消毒针尖挑破隧道盲端，取出虫体移至滴有甘油或10%KOH溶液的载玻片上镜检，或用消毒的矿物油滴于数个丘疹的表面，以消毒刀片轻刮皮肤，将刮取物置玻片上镜检。或用解剖镜直接检查皮损部位，发现隧道和其盲端有疥螨轮廓时，用手术刀尖端挑出疥螨镜检。

（2）蠕形螨检查

【实验材料】

器械：透明胶带或痤疮压迫器、甘油、载玻片、盖玻片、酒精灯。

【实验步骤】

可用透明胶带晚上睡前贴在鼻尖、鼻翼、鼻沟等受检部位皮肤上，次晨取下贴在载玻片上镜检；也可用痤疮压迫器或用手挤压鼻尖、鼻沟、鼻翼等患处的皮肤，将挤出物刮下置于载玻片上，滴甘油或50%甘油酒精，加上盖玻片待虫体透明时镜检；亦可在检查部位粘贴透明胶纸后，再用拇指挤压胶纸粘贴部位，取下胶带镜检。

（三）骨髓与淋巴结穿刺

【实验目的】

用于诊断黑热病患者。

【实验步骤】

骨髓穿刺主要检查杜氏利什曼原虫无鞭毛体，检出率较高，常用髂骨穿刺，抽取少量骨髓液作涂片，晾干、甲醇固定。用姬氏或瑞氏染色后油镜检查。

淋巴结穿刺一般选腹股沟淋巴结，用左手固定较大淋巴结，右手用干燥无菌的注射器刺入淋巴结，抽取淋巴液，作涂片、固定、染色后镜检。

如果涂片未查到虫体，可将穿刺物物置于培养基中，使无鞭毛体转变为前鞭毛体且数量增加后再镜检，方法如下：

常用NNN培养基进行培养。

1. 培养基的制备　琼脂14.0g，氯化钠6.0 g，蒸馏水900ml混合后煮沸使其完全溶化，以每管4～5 ml分装于口径为15 mm，长150 mm试管中，用棉塞塞紧管口。经0.103MPa高压灭菌20分钟，置冰箱中备用。

使用时将培养基置热水浴中，加热至48℃，每管加去纤维蛋白兔血1.5～2.0ml，用橡皮塞塞紧管口，摇转试管使其充分混合，立即斜置于冰上，使之迅速冷却，使斜面上盖有冷凝水。如冷凝水太少，每管可加0.2～0.3ml洛克氏液，置37℃温箱中，经24小时，检查无菌生长即可使用。

2. 培养方法 取患者的骨髓或淋巴穿刺液、皮肤刮取物或感染动物标本与0.2ml无菌洛克氏液混合，迅速接种于培养基中，置20～25℃温箱中培养，7～10天检查结果，若接种物内含虫数较少，或为阴性，应继续培养1个月左右，才能确定培养结果。

（四）活组织内阿米巴培养

【实验目的】

主要可诊断阿米巴痢疾与肝脓肿患者。

【实验步骤】

1. 阿米巴痢疾、肝脓肿　用直肠镜刮取溃疡边缘或深部组织及阿米巴肝脓肿穿刺物作涂片，加少量生理盐水、盖玻片，即刻镜检溶组织内阿米巴滋养体。亦可将病变组织固定作切片，染色检查。

掌握溶组织内阿米巴的培养方法可为实验教学提供标本，亦能作为病原检查的手段，介绍如下：

(1) 洛克氏营养琼脂血清培养基

固体部分　牛肉浸膏3.0g，蛋白胨5.0g，琼脂15.0 g，洛克氏液1000ml

液体部分（洛克氏液）　氯化钠8.0 g，氯化钾0.2 g，氯化钙0.01g，氯化镁0.01g，磷酸氢二钠2g，磷酸二氢钾0.3g，蒸馏水1000ml

制备　先配制洛克氏液2000 ml，氯化钙与氯化镁另装小瓶，分别高压灭菌（压力

0.103MPa，20 分钟）后冷却，再混合在一起，以免发生沉淀。取 1000 ml 洛克氏液配固体部分，置沸水浴 2～3 小时，使其完全溶解，若有残渣可用纱布过滤除去，趁热分装于试管内，每管 4～5ml，高压灭菌后制成斜面，冷却后放冰箱中备用。接种前，每管加洛克氏液 4.5ml，灭活血清 0.5ml 和米粉 20mg（大米置研钵中，研成细末，再加水细研，烘干后分装小瓶内，180℃烤箱消毒 3 次）。为控制细菌繁殖，可加青霉素 2000 U，链霉素 2mg。

（2）洛克氏液鸡蛋血清培养基

洛克氏液　氯化钠 9.0 g，氯化钾 0.4g，氯化钙 0.2g，碳酸氢钠 0.2g，葡萄糖 2.5g，蒸馏水 1000ml，其中氯化钙需分开消毒。

培养成分　洛克氏液 70ml，灭活血清（每管加 0.5ml），米粉（每管加 20mg），鸡蛋 4 个。

制备　先配置洛克氏液 1000 ml 经 0.055 MPa 高压灭菌 20 分钟。鸡蛋用肥皂水洗刷干净，用 70%乙醇消毒蛋壳，以灭菌玻璃棒敲破蛋壳，将蛋青、蛋黄倾入含有 70ml 洛克氏液的三角烧瓶内，加玻璃珠若干，充分摇动使其混匀，然后分装于消毒试管内，每管 4～5ml，塞紧管口，置斜位（倾斜 30°），加温 3 次（第一次 70℃，第二次 80℃，第三次 85℃，每次 1 小时，每日 1 次）每次消毒冷却后均置冰箱内冷藏。接种前每管加洛克氏液 4.5ml，马血清 0.5ml，米粉 20mg。

（3）培养方法：转种液或从不同部位取含有溶组织内阿米巴包囊或滋养体的粪便约 0.5g（稀便约 1ml）与肝脓肿穿刺物，无菌操作，在培养管壁上研碎，混于培养液中，并直立于试管架上，置 35～37℃温箱中培养 24～48 小时，吸取管内黏稠沉淀物镜检。

（程眉苏）

实验八　感染血吸虫家兔的病理解剖和实验室诊断

实验 8.1　血吸虫尾蚴感染家兔

【实验步骤】

1. 获得活尾蚴

（1）获得阳性钉螺　阳性钉螺采自流行区钉螺孳生地，或专门实验室培养。

（2）逸出尾蚴　将阳性钉螺数只放入小烧杯，烧杯内注入去氯水，注意在烧杯上覆盖钢丝网以防钉螺爬出。将烧杯置于25℃环境，光线充足的条件下，2～4h可发现逸出的尾蚴。如尾蚴未逸出，则增加培养时间直到发现水中尾蚴。

2. 动物接种

（1）将家兔四肢套住，使其腹面向上固定在接种板上。

（2）去除家兔腹部的兔毛露出皮肤，其范围为1～2个盖玻片大小，用水洗净腹壁。

（3）用金属耳勺挑取尾蚴置于盖玻片上，在镜下计数，一般每只家兔接种的尾蚴数为800条左右。

（4）将含尾蚴的盖玻片覆盖在家兔去毛的皮肤处，使其与皮肤直接接触。用滴管在盖玻片与皮肤间滴加少量清水，水量以使接种处湿润但水不外流为宜。

（5）15～20min后取下盖玻片，将家兔从接种板取下，放回饲养笼，同时记录接种时间、尾蚴数，以备参考。

（6）消毒、处理使用过的器材。

实验 8.2　家兔的病理解剖

【实验步骤】

1. 尾蚴接种后40d，用粪便水洗沉淀法检查排出的虫卵。

2. 发现虫卵后将家兔处死，打开病兔腹腔。肠壁和肝上可见很多白色的虫卵结节，有时亦可见肿大的脾脏。

3. 挑取组织内的虫卵结节，用载玻片做压片检查。低倍镜下即可见到很多血吸虫虫卵。

4. 检查肠系膜静脉，可发现缓慢移动的成虫。用解剖针将血管挑一缺口，把虫体挤出并置于清水中，仔细观察雌虫、雄虫和雌雄合抱虫体。

实验 8.3　病原学诊断

【实验步骤】

1. 粪便生理盐水涂片法　操作方法详见“消化道寄生虫的检查”。

2. 改良加藤法　操作方法详见“消化道寄生虫的检查”。这是WHO推荐使用的日本血吸虫病病原学诊断方法。

3. 毛蚴孵化法　这是日本血吸虫病常用的病原学诊断方法。

（1）取待检粪便约30g，经粪便水洗沉淀法处理。

（2）将处理后所得残渣倒入500ml洁净三角烧瓶中，加去氯清水至瓶口，25～30℃放置2～6h，毛蚴即可孵出。

（3）将三角烧瓶举高，对光平视烧瓶颈部，可见很多呈直线运动的白色毛蚴，大小如针尖。

（4）如未发现毛蚴，则延长培养时间，每隔 4h 检查一次，连续 3 次阴性可判定为阴性结果。

实验 8.4 环卵沉淀试验（Circumoval precipitin test，COPT）

【实验原理】

COPT 是以血吸虫虫卵为抗原的特异性免疫学试验。虫卵内的毛蚴分泌物自卵壳微孔渗出，与待检血清内特异性抗体相结合，在虫卵周围形成抗原-抗体复合物沉淀。根据所形成的沉淀物大小可判定反应强度。

【实验步骤】

1. 用注射器针头挑取少许血吸虫干卵粉末置于洁净载玻片上，用滴管滴加一滴待检血清，使虫卵与血清充分混匀。根据试验需要同时设置阳性和/或阴性对照。

2. 覆盖盖玻片，用石蜡密封四周，防止水分蒸发和细菌孳生、繁殖。

3. 将玻片置于 37℃温箱，48h 后镜检观察、记录结果。

【结果判定】

1. 环沉率　是指 100 个虫卵中出现沉淀物的虫卵数（阳性虫卵数/观察虫卵数×100%）。

（1）环沉率≥5%为阳性。

（2）环沉率 1%～4%为弱阳性。

（3）若环沉率为阴性，要检查全片。

2. 分级强度　COPT 阳性反应为泡状、片状或细长卷曲状折光性沉淀物，牢固粘于卵壳四周。可根据沉淀物面积及性状，判定反应的强弱。

“－”　折光淡，与虫卵有似连非连的“影状”物（外形不甚规则，低倍镜下有折光，高倍镜下为颗粒状）及出现直径小于 10μm 的泡状沉淀物者，皆为阴性。

“＋”　虫卵外周出现泡状沉淀物（＞10μm），累计面积小于虫卵面积的 1/2，或呈指状的细长卷曲样沉淀物，不超过虫卵的长径。

“＋＋”　虫卵外周出现泡状沉淀物的面积大于虫卵面积的 1/2，或细长卷曲样沉淀相当或超过虫卵的长径。

“＋＋＋”　虫卵外周出现泡状沉淀物的面积大于虫卵本身面积，或细长卷曲样沉淀物相当或超过虫卵长径的 2 倍。

实验 8.4 间接血凝试验（Indirect haemagglutination test，IHA）

【实验原理】

抗原与其对应的抗体相遇，在一定条件下形成抗原-抗体复合物，如果复合物量少，则肉眼无法辨别。IHA 以绵羊红细胞和人“O”型红细胞作为反应的载体，将抗原吸附在醛化、鞣化的红细胞表面。被致敏的红细胞可与待检血清中的抗体发生凝集反应，根据红细胞在血凝板孔底的沉积状态判定反应结果和强度。

【实验步骤】

（1）在血凝反应板上标号。

	1	2	3	4	5	6	7	8	9	10
A										
B										
C										
D										

（2）将装有血凝抗原的试剂打开，加入 1ml 蒸馏水，混匀备用。

（3）在反应孔 A1 内加入生理盐水 40μl，A2～A9 孔内分别加 25μl。

（4）在 A1 孔内加入阳性血清 10μl，充分混匀，注意不要产生气泡。混匀后取 25μl 加入 A2 孔，混匀 A2 孔后取出 25μl 加入 A3 孔，依此类推直到 A9 孔，最后弃去 A9 孔中吸取的 25μl 液体。此时，A1～A9 孔内血清的稀释度分别为 1∶5、1∶10、1∶20、1∶40、1∶80、1∶160、1∶320、1∶640、1∶1280。此为阳性对照。

（5）重复步骤（3）和（4），在 B 行滴加阴性血清（阴性对照），C 行滴加感染尾蚴 4 周的家兔血清，D 行滴加感染尾蚴 6 周的家兔血清。

（6）将步骤（2）准备好的抗原液充分混匀，在 A1～A10 孔、B1～B9 孔、C1～C9 孔、D1～D9 孔分别加入 25μl。其中 A10 孔为空白对照。

（7）加入抗原液后立即旋转血凝反应板 1min，室温下静置 45min，观察记录结果。

注意：每次加不同样本时都应更换移液器吸头。

【结果判定】

“＋＋＋＋”　红细胞呈片状凝集或边缘卷曲。

“＋＋＋”　红细胞呈片状凝集充满整个孔底。

“＋＋”　红细胞呈片状凝集，面积较小，边缘松散，其中可出现淡淡的环形圈。

“＋”　红细胞大部分沉在孔底，形成一圆点，周围模糊或出现较明显的环形圈。

“－”　红细胞全部沉于管底，呈点状，外周光滑。

实验 8.6　间接荧光抗体试验（Indirect fluorescent antibody test，IFA）

【实验原理】

根据抗原抗体反应的原理，使抗原与待检血清中的抗体相结合，然后与用荧光标记的抗免疫球蛋白抗体（抗抗体）结合，三者的复合物发出荧光。

【实验步骤】

（1）取三个抗原切片置于 0.01 mol/L pH7.8 的 PBS 中洗 5 min。

（2）用滴管在切片上分别滴加尾蚴感染的家兔血清、阴性血清和 PBS，将切片置湿盒中 37℃孵育 30min。

（3）用 PBS 洗涤 3 次，每次 5min，去掉未反应的血清，吹干。

（4）在切片上滴加特异荧光抗体，置湿盒中 37℃孵育 30min。

（5）如步骤（3）进行洗涤去除未反应的抗体，用 0.01%伊文思蓝染色 10min。

（6）用 PBS 冲洗切片 0.5～1min，暗处晾干。

（7）用 pH8.5 或 pH8.0 碳酸（或磷酸）缓冲甘油封片，荧光显微镜下镜检。

【结果判定】

“－”　不呈现荧光

“±”　荧光暗淡

“＋”　荧光较弱

“＋＋”　荧光较明亮

“＋＋＋”　荧光明亮

注意：IFA 结果判断有很强的主观性。

实验 8.7　酶联免疫吸附试验

(Enzyme－linked immunosorbent assay，ELISA)

【实验原理】

抗原或抗体与酶结合，该结合物具有免疫学和酶的双重活性。加入酶反应底物后，底物被酶催化成为有色产物，根据呈色深浅可进行定性或定量的分析。

【实验步骤】

ELISA 类型多样，在此我们只介绍目前检测抗体最常用的间接法。

（1）在反应板上标号 A～E。

（2）用包被缓冲液将抗原稀释至蛋白含量为 1～10μg/ml。

（3）在反应板各孔中加入 100μl 稀释的抗原液，设不加抗原液的反应孔为空白对照（E）。反应板加盖置 4℃过夜。

（4）试验前取出反应板，甩去抗原液。每孔滴加洗涤缓冲液洗 3 次，每次 3min，甩干。

（5）在 A～E 孔分别加入 100μl 阳性血清、阴性血清、感染尾蚴 4 周的家兔血清、感染尾蚴 6 周的家兔血清、PBS。反应板置 37℃1h。

（6）如步骤（4）洗涤 3 次，甩干。

（7）每孔加稀释的酶标抗体 100μl，置湿盒内，37℃1h。

（8）如步骤（4）洗涤 3 次，甩干。

（9）按照说明配置底物溶液。

（10）每孔加入新鲜配置的底物溶液 100μl，置暗盒室温孵育 15min，观察是否显色。

（11）每孔加入 50μl 反应终止液终止反应。

【结果判定】

（1）肉眼判定　阴性反应为无色或极浅，反应孔颜色深于阴性对照的为阳性结果。反应孔内颜色越深，阳性程度越强。依据所呈颜色的深浅，以“＋”、“－”号表示。

（2）酶标检测仪　于 450nm 处，以空白对照孔调零后测各孔 OD 值，若大于规定的阴性对照 OD 值的 2.1 倍，即为阳性。

（贾默稚）

高级实验

实验一　脉冲场电泳技术在细菌基因组物理图构建中的应用

（Pulsed Field Gel Electrophoresis：Application in Physical Mapping of Bacterial Genomes）

【实验目的】

通过脉冲场电泳技术将细菌DNA片段分开，综合应用各种技术分析手段如Southern杂交、Tn*10* 插入失活、双酶切、DNA内切酶不完全酶切等构建细菌的基因组物理图谱。

【实验原理】

1. DNA内切酶

DNA内切酶可以在DNA上特定的酶切位点将DNA切断。通过选择性使用特定的内切酶，可以将需要研究的DNA切成所需片段。

2. 脉冲场电泳

酶切片段在特定的电泳系统中通过电场方向不断交替变换及合适的脉冲时间等条件下而得到良好的分离。

3. Southern印迹

将待检测的DNA分子用内切酶消化后，通过琼脂糖凝胶电泳进行分离，继而将其变性并按其在凝胶中的位置转移到硝酸纤维素薄膜或尼龙膜上，固定后再与同位素或其他标记物标记的DNA或RNA探针进行反应。如果待检物中含有与探针互补的序列，则二者通过碱基互补的原理进行结合。洗净游离探针，然后用自显影或其他合适的技术进行检测，从而显示出待检的片段及其相对大小。

4. 转座子插入失活

转座子是染色体上一段可移动的DNA片段，可从染色体的一个位置跳到另一个位置。当转座子跳跃而插入到某个功能基因时，就会引起该基因的失活，导致突变型。本实验使用Tn*10* 转座子。

5. 不完全酶切、双酶切和作图

根据不完全酶切的片段大小与完全酶切片段大小对比可以得到各个片段在基因组中的相对位置。为了得到精确的图谱，需要联合多种限制性内切酶进行交叉双酶切。根据酶切片段的大小排定各片段的顺序即可构建出全基因组的物理图。

【实验材料】

1. 试剂（参见注意事项1）

（1）细菌培养、细胞裂解和基因组DNA分离

1）LB肉汤（每升）：胰蛋白胨10g，酵母提取物5g；LB平板还含有15g琼脂。如果需要还可以加入四环素和卡那霉素。四环素可以加到15μg/ml，卡那霉素可以加到50μg/ml。

2）0.5mol/L EDTA，pH8.0：乙二胺四乙酸（EDTA，二钠盐）186.12g，H_2O 600 ml，NaOH 30g。EDTA和NaOH都完全溶解后，用浓HCl或NaOH调节pH到8.0。对于EDTA游离酸，用142.12 g EDTA和大约60g NaOH，然后用浓HCl或NaOH调节pH到8.0，高压灭菌后用灭菌水调节容量到1L（参见注意事项2）。

3）1 mol/L Tris HCl（pH 8.0）：Tris碱121.14 g，H_2O 600 ml，浓HCl 60 ml。在玻

璃烧杯中放入磁力搅拌子，磁力搅拌直到 Tris 碱完全溶解。用浓 HCl 或 NaOH 调节 pH 到 8.0，高压灭菌后，用灭菌水调节容量到 1L。

4）10% 十二烷基硫酸钠（SDS）：SDS 100 g，H_2O（灭菌）600 ml。68℃下磁力搅拌，直到 SDS 完全溶解。用灭菌水调节容量到 1L，无需高压灭菌。

5）结核菌素注射器（去尖端，使用前后浸于 70%酒精中）。每个 DNA 样品都需要一个注射器。

6）1.4%琼脂糖：配制 10ml（实际操作中应根据具体情况增减）的 1.4%琼脂糖，应先将水加入塑料或玻璃容器，再加入 140mg 琼脂糖在水中。摇动容器后煮沸，然后置于 72℃水浴中。

7）细胞悬浮液（1 mol/L Tris HCl [pH 8.0] 10 ml，5 mol/L NaCl4 ml，0.5 mol/L EDTA200 ml，H_2O400 ml，高压灭菌后用无菌水加至 1L）。

8）细胞裂解液（1 mol/L Tris HCl [pH 8.0] 10 ml，5 mol/L NaCl 10 ml，N－laurylsarcosine sodium 10g，0.5 mol/L EDTA 200 ml，H_2O 400 ml。高压灭菌后加 10% SDS 20 ml 并用无菌水加总容积至 1L。N－laurylsarcosine sodium 有毒，因此称取时需戴口罩。

9）洗液（1 mol/L Tris HCl [pH 8.0] 10 ml，0.5 mol/L EDTA 200 ml，H_2O 600 ml，高压灭菌后用无菌水加至 1L）。

10）蛋白酶 K 溶液（0.5 mol/L EDTA 200 ml，H_2O 700 ml，N-laurylsarcosine sodium 10g，高压后加 10% SDS 20 ml 并用无菌水加至 1L。使用前将蛋白酶 K 粉末加入溶液中调节浓度，一般 1 mg/ml）。

11）100 mmol/L 苯甲基磺酰氟（PMSF）（PMSF 870 mg，用异丙醇 50 ml 溶解，储存于－20℃。使用前将冻结的 PMSF 异丙醇溶液放入温水浴（如 37～50℃，1～2min）中融化，用毕立即放回－20℃。

12）DNA 标本储存液（1 mol/L Tris HCl [pH 8.0] 1 ml，0.5 mol/L EDTA 20 ml，H_2O 600ml，高压灭菌后用无菌水加至 1L）。

（2）核酸内切酶和脉冲场电泳

1）核酸内切酶：I-CeuI（NEBiolabs），XbaI（Roche），AvrII（NEBiolabs），和 SpeI（NEBiolabs）。

2）电泳缓冲液：5×Tris/硼酸电泳缓冲液（TBE）Tris 碱 54 g，硼酸 27.5 g，0.5 mol/L EDTA 20 ml，H_2O 900ml，高压灭菌后用无菌水加至 1L，使用前稀释 10 倍至 0.5×TBE。

3）溴化乙锭（EB）原液（10 mg/ml）：EB 1g，H_2O 100 ml，在磁力搅拌器上搅拌至 EB 完全溶解。容器用铝箔包好或盛于不透光容器室温保存。

4）0.5%琼脂糖胶：琼脂糖 2 g 加入 200 ml H_2O，煮沸 10s，再加 200 mlH_2O 和 12μl EB 溶液，摇匀后倒入模板（底面积 400 cm^2，厚度 1 cm 的长方体）。

（3）Southern 杂交

1）Immobilon-P 转移薄膜（Millipore 公司

2）0.4 mol/L NaOH

3）0.25 mol/L HCl

4）20×SSC 溶液：NaCl 175.3 g，枸橼酸钠 88.2.g，H_2O 800 ml，高压灭菌后用无菌

水加至1L。

5）随机引物DNA标记试剂盒。

6）50×Denhardt溶液（水相）：1%Ficoll 400，1%polyvinylpyrrolidone，1%牛血清白蛋白（Fraction V），过滤灭菌后储存于－20℃。

7）杂交液：45%甲酰胺，5×SSC，1×Denhardt溶液，20 mmol/L磷酸钠［pH 6.5］，0.02%剪切变性鲑精DNA，5%右旋糖酐。除Denhardt溶液和甲酰胺外高压灭菌。Denhardt溶液已经通过滤除菌，甲酰胺无需过滤除菌或高压灭菌。

8）洗膜液：溶液1（2×SSC和0.5% SDS）、溶液2（2×SSC和0.1% SDS）、溶液3（0.1×SSC和0.1% SDS）、溶液4（0.1×SSC）。

（4）噬菌体P22介导的Tn*10*转导插入

1）在*S.typhimurium*LT2菌株已知基因中插入Tn*10*转座子（SalmonellaGenetic Stock Center，SGSC；搜索并获得相关信息：www. ucalgary.ca/～kesander）

2）噬菌体P22（SalmonellaGenetic Stock Center，SGSC；搜索并获得相关信息：www.ucalgary.ca/～kesander）

（5）表型测定

1）5×M9盐：$Na_2HPO_4\cdot 7H_2O$ 64 g，KH_2PO_4 15 g，NaCl2.5 g，NH_4Cl 5 g，加水至1L，高压灭菌。

2）M9基本培养基：5×M9盐200 ml，灭菌水600 ml，1 mol/L $MgSO_4$ 2 ml，20%碳源溶液20 ml，1 mol/L $CaCl_2$ 0.1 ml。加灭菌水至1L。1 mol/L $MgSO_4$和1 mol/L $CaCl_2$需分别制备和高压灭菌并在5×M9盐溶液稀释后加入。

3）Tn*10*插入失活菌表型测定所用的氨基酸和其他营养成分。

4）用于细菌动力测定的LB半固体琼脂平板：LB肉汤中加琼脂至0.3%，做出2%凝胶。高压灭菌后摇匀倒于平放在操作台上的培养皿内。此步骤以后不得再移动培养皿。将菌株接种于培养皿中央可以观察细菌运动的情况以测定细菌动力。

5）用于细菌动力测定的软营养明胶琼脂（NGA）平板：倒入营养肉汤（Difco Laboratories，Detroit，Mich），加入8.0%的明胶和0.3%的琼脂。

（6）双酶切

1）选择核酸内切酶（沙门氏菌最常用的酶为I-CeuI，XbaI，AvrII和SpeI）。

2）安全刀片。

3）末端标记液（使用成品随机引物寡聚合成试剂盒Random Priming Oligo－synthesis kit）：dNTP（混合试剂）3μl，α－^{32}P－dCTP 1μl，H_2O 1 ml，Klenow片段1μl（做末端标记反应时需迅速加入Klenow片段，轻轻上下摇动溶液2～3次，不能甩动或吹吸）。

2. 仪器脉冲场电泳仪、离心机、摇床、微波炉、恒温水浴箱、恒温温箱。

3. 标本待测基因图谱的沙门氏菌。

【实验步骤】

1. 将培养细菌的完整DNA包埋入琼脂小片

（1）挑选新鲜单个菌落于LB肉汤5ml中培养，37℃摇床孵育过夜（15～18 h）。

（2）离心，3500r/min，10min，弃上清，将细菌混悬于0.5 ml细胞悬浮液待用。

（3）也可也从琼脂平板培养基上取菌：在LB平板上划线分区，一块LB平板上可以培养4～8个菌落，但必须密切注意不能相互污染。当细菌生长起来以后用接种环挑取半环细菌于0.5 ml细胞悬液，吹吸混匀待用（参见注意事项3）。

（4）制备1.4%琼脂糖，煮沸后置于72℃水浴，取0.5ml琼脂糖与0.5ml细胞悬液混匀（参见注意事项4）。

（5）立即将混合液吸入去头结核菌素注射器，避免产生气泡。

（6）注射器室温静置10min，在石蜡膜上把已经凝固的琼脂糖小圆柱从注射器中挤出并用安全刀片切成约1mm厚的小片。

（7）将琼脂糖小片装入12ml塑料试管中并加入3ml细胞裂解液，盖严小管。在72℃水浴中以20r/min的速度振摇小管。振摇中避免标签脱落或标记褪色。

（8）轻轻倒出液体，确保琼脂糖小片完整（参见注意事项5）。加入3ml洗液，室温20r/min振摇15min。重复一次。

（9）轻轻倒出液体，加入3ml新鲜制备的蛋白酶K。42℃、12r/min水浴振摇72 h（参见注意事项6）。

（10）轻轻倒出蛋白酶K溶液，加入3ml洗液，室温20r/min振摇15min。重复一次。

（11）加入3ml洗液和0.03 ml PMSF储存液（参见注意事项7），室温20r/min振摇2h。

（12）轻轻倒出PMSF溶液，加入3ml洗液，室温20r/min振摇15min。重复一次。

（13）轻轻倒出洗液，加入3ml储存液，室温20r/min振摇15min。重复一次。

（14）轻轻倒出储存液，加入3ml新鲜储存液，保存于4℃。DNA在这种条件下可以保持稳定至少10年（参见注意事项8）。

2. 酶切与脉冲场电泳

（1）离心未开封的内切酶的小管，使所有液体都集中到管底。

（2）倍数稀释找到内切酶作用合适的浓度（参见注意事项9）。记录下各种酶的合适浓度。

（3）DNA中加入酶，在合适的浓度下作用一定时间。各种酶的最佳作用时间虽然没有定则，但一般来说各个供应商提供的XbaI，AvrII a和SpeI消化6 h都比较理想。而I-CeuI一般最佳作用时间2 h。

（4）在等待酶消化的时间里，制作脉冲场电泳的凝胶。除了一些特殊的实验以外，0.5%琼脂糖凝胶对于1～2000 kb的DNA分离都是适合的。凝胶在室温下至少静置0.5h，但为了PFGE的条带清晰和不发生弯曲，一般至少要静置2h以上。

（5）将内切酶消化完毕的DNA小片加入琼脂糖凝胶的加样孔内，用融化的液态琼脂糖封好加样孔。小心将凝胶加入电泳槽中。第一轮电泳的条件设置应将全基因组DNA分开，如从数千到数百万碱基，这需要将脉冲时间设置为10～100s，泳动10～16h。第二轮电泳一般分离小片段，如从数千到约10万碱基，可将脉冲时间设置为3～12s，泳动6～8h。中等大小（200～500 kb）和大片段（超过1000 kb）需要两轮以上电泳。它们分别需要设置为20～30s和60～100s。对不同大小的DNA片段分别设置条件的效果要好过设置一个固定的条件。电压一般设置为6 V/cm。对于非常大的片段，如2～3Mb，则要降低电压，如2～3 V/cm，这通常要跑1周甚至更久。电泳液一般需保持在16℃。电泳液温度升高DNA片段移动会加快，但通常并不能得到最好的效果，因此要确保冷却器工作正常。

（6）使用凝胶成像系统观测和记录电泳结果（参见注意事项10）。

3. Southern印迹（包括杂交探针的制备）以定位或鉴定脉冲场电泳条带

（1）按凝胶的大小裁剪一块 Immobilon－P 膜，避免手指触碰膜（使用镊子或戴手套）。

（2）甲醇浸湿 Immobilon－P 膜，用水洗去甲醇，将膜置于 0.4mol/L NaOH 溶液中待用。

（3）紫外线下将胶上不含 DNA 的部分切去，将胶浸入 0.25mol/L HCL 中 15min 以脱嘌呤，使 DNA 更易转移到膜上。

（4）倒掉 0.25mol/L HCL，用水把凝胶漂洗一次，后将胶置于 0.4mol/L NaOH 溶液中使 DNA 变性成单链。

（5）取一宽和长分别大于胶 2～3 cm 和 4～5 cm 的玻璃或塑料容器。在容器中央放置一个 4～8 cm 高的支持物。在支持物上平铺一块 3～5 mm 厚的玻璃或塑料薄板。薄板大小与胶的大小相同或稍大。薄板上放一层滤纸。滤纸与薄板同宽但应稍长，两端达到容器底部。容器中倒入 0.4mol/L NaOH 至支持物的三分之二高度。

（6）0.4mol/L NaOH 浸湿滤纸，将胶反面向上倒扣在滤纸上。除尽滤纸与薄板以及胶与滤纸之间的气泡。

（7）标记 IP 膜的方向，如在左上角剪掉一个小角。将膜覆盖在胶上（此时剪掉的角应在右上方）。膜上覆盖三张与膜等大的滤纸。

（8）在滤纸上放一叠（约 10cm）吸水纸，其大小与膜相当或稍大。在吸水纸上放一块与膜大小相当或稍大的玻璃或塑料平板。在平板上放 500g 左右的重物。

（9）容器用保鲜膜（在超市可买到的任何品牌的食物保鲜塑料薄膜）封好，防止 0.4mol/L NaOH 溶液蒸发。静置容器 18～24h 使 DNA 随着 0.4mol/L NaOH 通过毛细作用转移到膜上。

（10）小心地将膜从胶上取下。将膜正面（与胶接触的面）朝上放在吸水纸上风干至少 30min。

（11）80℃真空烤箱烤膜 2h。

（12）将膜卷起放入杂交滚筒中，放入杂交液，调节温度至 42℃预杂交。如果探针相同可以将几张膜同时放入一个杂交滚筒中，但膜之间必须用尼龙布隔开。预杂交实验最佳为6～12h。

（13）把含有探针 DNA 的小管放入沸水中 5min 以变性探针 DNA，然后立即放入冰水中，冰浴 5min。

（14）探针 DNA 有时埋藏于低熔点凝胶中。在这种情况下，可将低熔点凝胶放置于 80℃数分钟使其融化，然后超声处理以打碎 DNA。将小管在沸水中加热 5min 后放在 37℃水浴箱并立即进行以下操作：按照试剂盒的说明将 dNTP，α-^{32}P-dCTP 和 Klenow 片段加入变性 DNA 中，37℃水浴 30min。

（15）小管沸水浴 5min 后立即将内容物（已标记的探针）加至 5～10ml 杂交液中，稍加混合后立即倒入正在预杂交的含有杂交膜的杂交滚筒中，保持滚筒于 42℃滚动 2d。

（16）在一个长宽都超过膜 2cm 以上的容器中加入适量溶液 1（参见实验材料-试剂-Southern 杂交-洗膜液），溶液量需能盖过整张膜。停止杂交，将膜从杂交滚筒中直接转移至溶液 1 中。轻轻摇动容器 15min。回收杂交液并存于－20℃（参见注意事项 11）。记录所使用的探针。

（17）在另一个同样大小的容器中加入 200～300ml 溶液 1，尽快将膜从第一个容器中转移至第二个容器中。轻轻摇动容器 15min。同上操作方法将膜顺序在溶液 2、溶液 3、溶液 4

中分别洗 2 遍，每遍 15min。洗完后将膜正面朝上，放在一张吸水纸上吸干洗膜液，转移膜至另一张吸水纸上风干。

(18) 把膜放在一张薄纸板或滤纸上，用保鲜膜封好放入 X 线胶片盒内，在其上放一张 X 线胶片曝光。准确记录曝光时间。

(19) 更换胶片以不同时间曝光。一般至少需要 3 张以上曝光度不同的胶片。其中一张正常曝光用于分析或发表，一张曝光不足使多个条带拥挤区域易于观察，一张曝光过度用以显示在正常曝光度显示不了的条带（图 3-1-1）。

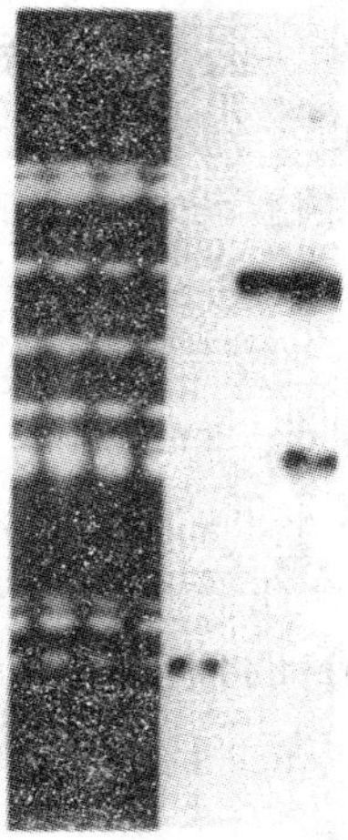

图 3-1-1 XbaI 消化的 *S. typhimurium* 菌株基因组的 PFGE 分型（图左）和 Southern 印迹（图右）的分析

图左显示的胶已印迹到膜上，各泳道的探针如下：泳道 1 为质粒 pJN13 探针，该质粒含有 pyrE 基因，可以和 O 片段杂交。泳道 2 为 D 片段 pyrF 杂交探针。泳道 3 为 TT15246 pyrF：MudP 探针，这个探针含有 XbaI 的酶切位点。可以和 D 和 G 片段杂交（引自 *J Bacteriol* 杂志）。

4. 从 *S. typhimurium* LT2 菌株中转导 Tn*10* 以定位基因

(1) 选择高滴度噬菌体 P22（10^{11} pfu/ml 或更高）以 10 倍浓度梯度稀释，在 *S. typhimurium* LT2 菌膜上试验。

(2) 在含四环素的 LB 平板上，划线接种 Tn*10* 插入到已知基因的 *S. typhimurium* LT2 突变株。

(3) 挑选单个菌落，接种于 1 ml LB 肉汤，37℃振摇过夜。

(4) 加入 3ml 新鲜 LB 肉汤到小管中，继续振摇 3h。

(5) 加入 10μl P22 裂解液（10^{11} pfu/ml 或更高），在 37℃下孵育 6 h。

(6) 为释放和收集噬菌体，在噬菌体培养物中加入 100μl 氯仿，用蜗旋震荡器剧烈震荡小管 20s，离心，转移上清液到一新的小管中。操作之前需确认塑料小管对氯仿稳定。裂解液在−4℃可以保持稳定 10 年以上。这种裂解液中含有 Tn*10* 插入片段和 *S. typhimurium* LT2 基因组 DNA 的邻近区域的颗粒，总长度大约 45kb，这些都包含在 P22 的蛋白头部中。这种伪噬菌体能黏附到沙门氏菌体上，并且像野生 P22 噬菌体一样以沙门氏菌的 O12 抗原为受体，与之结合并把 DNA 注入到菌体中。许多情况下，伪噬菌体颗粒的 DNA 能整合到宿主的 DNA 的同源位置。这样，经过 XbaI 或 AvrII 切割的基因组 DNA 在 PFGE 分离后，可以对靶基因在沙门菌基因图谱中的位置进行定位（图 3－1－2）。

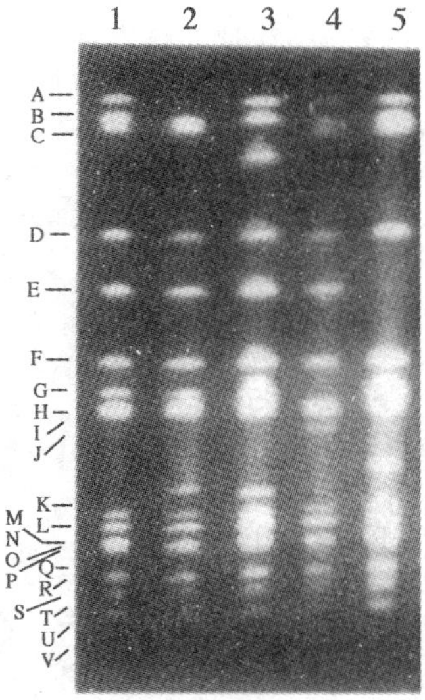

图 3－1－2 XbaI **消化的** *S. typhimurium* LT**2 菌株和** Tn*10* **插入的转化株基因组的** PFGE **分型**

泳道 1：野生型 LT2；泳道 2：A 片段中 zbf 基因中 Tn*10* 插入；泳道 3：C 片段中 srl 基因中 Tn*10* 插入；泳道 4：G 片段中 ompD 基因中 Tn*10* 插入；泳道 5：E 片段中 mel 基因中 Tn*10* 插入（引自 *J Bacteriol* 杂志）。

（7）Tn*10* 转座子含有 XbaI 或 AvrII 的切割位点，所以额外的 XbaI 或 AvrII 的切割位点处就是 Tn*10* 转座子或靶基因定位处。

（8）对于能表达抗原 O12 的菌株，为了确定 P22 所携带 Tn*10* 转座子在新的沙门氏菌基因组中的定位，挑选单个菌落在 1ml LB 培养基中培养过夜。第二天早晨取 100μl 细菌培养液放置于一个含有四环素的 LB 平板中央，另取 1～2μl *S. typhimurium* LT2 Tn*10* 插入变异株裂解液到细菌培养液上。用 T 形涂布棒把细菌和噬菌体混合物在 LB 平板上均匀涂布。

（9）对于不能表达抗原 O12 的菌株，为了确定 P22 所携带 Tn*10* 转座子在新的沙门氏菌基因组中的定位，首先要把编码 O12 抗原的 cosmid pPR1347（此 cosmid 含有卡那霉素抗性基因）引入到该沙门氏菌中，使其对 P22 敏感。这个 cosmid 可以通过 F 菌毛接合转移，但接合转移要求该沙门氏菌对某种抗生素如链霉素耐受。将细菌放在链霉素浓度梯度的环境中生长。链霉素的浓度从 5μg/ml 开始（参见注意事项 12）。

（10）当链霉素抗性达到 1000μg/ml 时，将培养的菌株与含有 F 质粒和 pPR1347 质粒的大肠杆菌（*E. coli*）按 5∶1 的比例混合，如 5ml 链霉素抗性沙门氏菌和 1ml 大肠杆菌混合。离心混合菌，把混合菌放到 2ml 新鲜 LB 肉汤中，37℃下培养 3～6h。培养中避免晃动。然后将细菌涂布在含有链霉素（500 ～1000μg/ml）和卡那霉素（50μg/ml）的平板上。检测在含有链霉素和卡那霉素的平板上生长的细菌对 P22 的敏感性。挑取 P22 敏感细菌的单个菌落在 1ml LB 培养基中 37℃下培养过夜。第二天早晨取 100μl 细菌培养液到一个含有四环素的 LB 平板中央，取 1～2μl *S. typhimurium* LT2 Tn*10* 菌株裂解液到细菌培养液上。用 T 形涂布棒把噬菌体混合物在 LB 平板上均匀涂布。

（11）从 LB 平板上挑取 3～6 个四环素耐受性菌株用以表型测定。

5. 表型测定

（1）营养需求试验：取四环素耐受性转化菌株在 M9 基础培养基上生长，同时在 M9 基础培养基上加入细菌插入 Tn*10* 以后生物合成所必需的营养后培养（参见注意事项 13）。

（2）动力测定：四环素耐受性转化菌株在 LB 平板上生长，取一个菌落在半固体 LB 琼脂平板或软 NGA 平板上培养，或在以上两种平板上同时培养。*S. Typhi* 菌株的鞭毛缺陷型、动力缺陷型、趋向缺陷型的判定见后（图 3-1-3）。

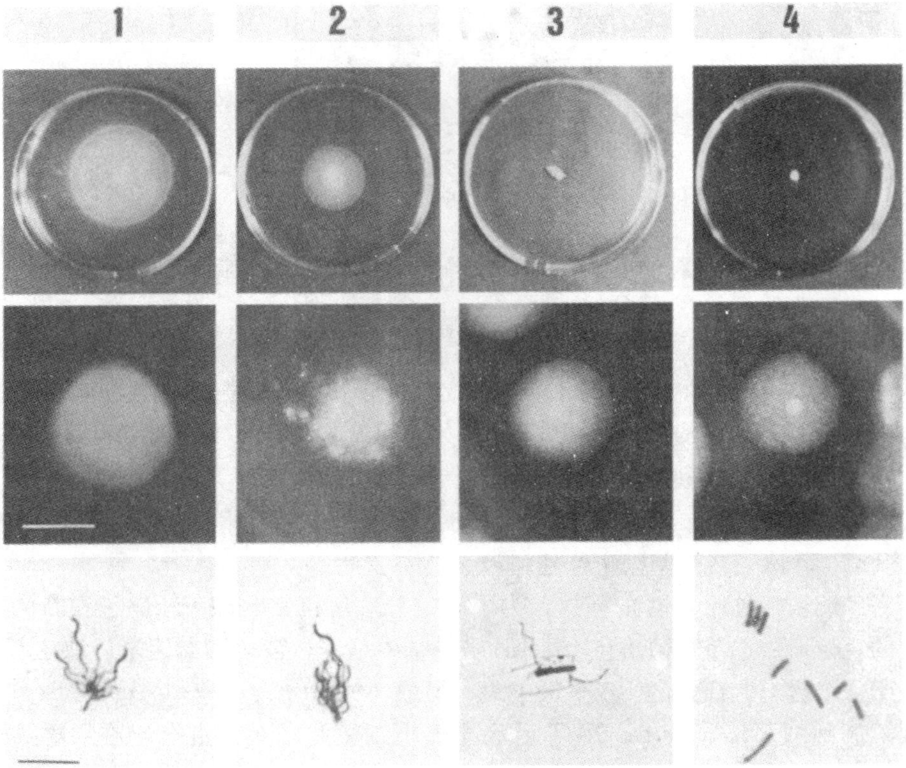

图 3-1-3　野生株和动力突变株的表型差异

在 LB 半固体琼脂培养基上培养的动力观察；中行：NGA 平板上的菌落形态（图示比例尺为 1mm）；末行：鞭毛染色（图示比例尺为 5μm）。菌株从左至右依次为：1，野生型 S. typhi；2，che-突变株；3，mot-突变株；4，fla-突变株（引自 *Infection and Immunity* 杂志）。

6. 双酶切法制作沙门氏菌基因图谱

（1）双酶切法每个酶一般需要 3～5 个 PFGE 泳道。例如，I-CeuI 可以把沙门氏菌的基因组切成 7 个片段。为了确定这 7 个片段在基因组中的物理距离，常应用其他内切酶如 XbaI，AvrII，SpeI 等。一般至少需要 3 条泳道，每种酶一条。每个酶多跑两个或更多泳道则更好，因为切下来的胶可能破损，丢失或质量达不到要求。切下的胶条可以保持稳定一周左右。

（2）在 PFGE 照相的图片上标记要剪切下来的条带。

（3）标记将要盛放切下的胶条的离心管，每管加 0.5ml 储存液。

（4）在紫外灯下按图中的标记用刀片切下含有 DNA 的胶条，不含有 DNA 的部分弃之。把 DNA 胶条放入标记好的小离心管中。注意不要使 DNA 在紫外灯下暴露超过 10s，也不要放错离心管。

（5）用第二种酶作用于 DNA，一般酶用量和作用时间均小于第一种酶。因为经电泳分离的 DNA 纯度远高于第一次植入琼脂糖时的纯度。

(6) 第二种酶切以后，大部分 DNA 由于随机断裂和各种操作丢失了。一般剩下的 DNA 不到 20%。这时一些条带在紫外灯下或 EB 染色后照相时已变得模糊，这时往往需要用同位素末端标记。

(7) 末端标记时，吸尽储存液，加入 0.5mlH_2O，5min 后吸干水加入 50μl 末端标记液在 37℃条件下作用 30min。

(8) 将样品加入 PFGE 胶加样孔，进行脉冲场电泳。因为末端标记的 DNA 含有放射性，不能在每一轮跑胶中在紫外灯下直接看到 DNA 分离情况，因此所有条件在一开始就应全部设置好。大部分沙门氏菌双酶切实验中，以下设置都是适用的（有时会根据第一轮跑胶情况做适当调整）：① 脉冲时间 10～80s 电泳 12h；②3～18s 电泳 3h；③20～30s 电泳 6h。设置电压为 6 V/cm ，电泳液温度为 16℃。要确保冷却器工作正常。

(9) 细心清理做同位素操作的区域，妥善处理固体和液体有放射性的废物。

(10) 在 PFGE 电泳过程中，没有结合的同位素会从样品上洗脱下来游离到电泳槽中。这些游离的放射性同位素需要清除掉，否则整块胶都会含有放射性在 X 线片上会形成浓重的背景。如在第一天下午或晚上开始跑胶，在第二天清晨将所有电泳液放掉，收集到放射性液体专用的容器中（参见注意事项 14）。用足量蒸馏水（大约 3～4L）冲洗电泳槽，冲洗的时候保持水泵运转约 15min。重复冲洗一次。然后用 0.5×TBE 电泳液把剩下的时间跑完。

(11) PFGE 电泳结束以后，排干电泳液，同上一步骤清洗电泳槽两次后拿出胶。在 Bio-Rad 干胶仪（gel dryer）上放一张比凝胶四边都长大约 1cm 的滤纸，把胶放在滤纸上。用比滤纸稍大的保鲜膜包好胶，滤纸和胶之间以及包装膜和胶之间都要尽可能地保持平整。把干胶仪的软页放在胶上后打开真空泵。当软页紧贴胶周围的金属网眼和液体被抽到真空瓶中时，关上干胶仪的硬盖并加热。条件为 80℃加热 2h。2h 后，加热会自动停止，但要等到金属网眼冷却到室温时才能关掉真空泵。

(12) 在滤纸背面用铅笔记录下胶的编号，这项工作也可以在干燥之前完成。剪掉胶周围没有覆盖住胶的滤纸和保鲜膜。在暗室把胶放入 X 线暗盒，放入 X 线胶片。X 线下曝光 3h 后显影和定影。根据情况确定下一张胶片曝光时间。至少保存适度曝光，过度曝光以及曝光不足照片各一张。图 3-1-4 为适度曝光举例。

7. I-CeuI 不完全酶切确定全基因组图谱

(1) 滴定法确定 I-CeuI 的适宜浓度，用 I-CeuI 处理细菌全基因组 DNA。

(2) 确定完全和不完全酶切的 DNA 片段。

(3) 利用完全和不完全酶切片段的大小计算出各片段的上下游顺序。如图 3-1-5，如果完全酶切片段之间的大小相差很大时，如 50kb 以上，定位各片段则比较容易。

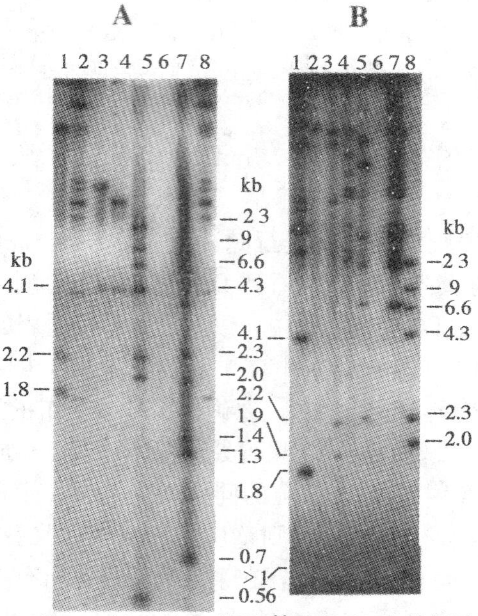

图 3-1-4 *Salmonella typhimurium* LT**2 基因组** DNA **的双酶切和**^{32}P **末端标记**

(A) 设置 1. 泳道 1：I-Ceul 酶切 C 片段用 AvrII 再次酶切；泳道 2 和泳道 8：LT2 的 DNA 只用 AvrII 酶切；泳道 3：I-Ceul 酶切 E 片段用 AvrII 再次酶切；泳道 4：I-Ceul 酶切 D 片段用 AvrII 再次酶切；泳道 5：HindIII 标准酶切；泳道 6：DNA 多联体（未用^{32}P 末端标记）；泳道 7：BstEII 标准酶切，标准酶切的部分片段大小见右图，部分小片段见左图。

(B) 设置 2. 泳道 1：LT2 的 DNA 只用 AvrII 酶切；泳道 2：I-Ceul 酶切 A 片段用 AvrII 再次酶切；泳道 3：I-Ceul 酶切 B 片段和 G 片段用 AvrII 再次酶切（这些片段分子质量相差很小，很难用 PFGE 完全分开）；泳道 4：I-Ceul 酶切 A 片段用 XbaI 再次酶切；泳道 5：I-Ceul 酶切 B 片段和 G 片段用 XbaI 再次酶切；泳道 6：DNA 多联体（未用^{32}P 末端标记）；泳道 7：LT2 的 DNA 只用 XbaI 酶切；泳道 8：HindIII 标准酶切，标准酶切的部分片段大小见右图，部分小片段见左图（引自 *J Bacteriol* 杂志）。

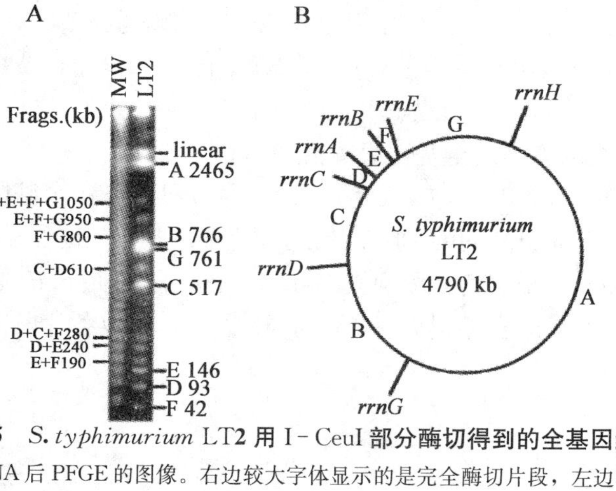

图 3-1-5 *S. typhimurium* LT**2 用** I-CeuI **部分酶切得到的全基因组结构**

A 图：I-CeuI 酶切基因组 DNA 后 PFGE 的图像。右边较大字体显示的是完全酶切片段，左边较小字体显示的是不完全酶切片段。MW 泳道是分子质量 marker。B 图：利用完全和不完全酶切的数据做出的环状基因图（引自 *J Bacteriol* 杂志）。

（4）如果确定一个不完全酶切片段时出现了问题，把相应的片段从胶上切下用 I-CeuI 重新消化。把双酶切的结果和单酶切完全酶切片段的结果对比就能很好地发现问题所在。

8. 构建物理图

(1) 对于沙门氏菌的全基因组图谱，最方便的方法是先用 I-CeuI 作图，再联合 XbaI，AvrII 或 SpeI 作图。

(2) 虽然最后要做出环状的基因图谱，但先画出线性的图比较易行。画图比较有效的步骤是：①利用 I-CeuI 完全和不完全酶切的数据做一张图；②用 I-CeuI/XbaI，I-CeuI/AvrII 或 I-CeuI/SpeI 联合双酶切的数据做出一张粗略的基因图；③利用 XbaI/AvrII，XbaI/SpeI. AvrII/XbaI，AvrII/SpeI，SpeI/XbaI，和 SpeI/AvrII 双酶切的数据调节 XbaI，AvrII 或 SpeI 酶切片段的位置；④ 必要时利用 XbaI/I-CeuI，AvrII/I-CeuI，和 SpeI/I-CeuI 双酶切的数据作图。

(3) 利用 Tn*10* 转座子插入的数据对图进行进一步的修正。这时的基因图已经相当精确。

(4) 一些沙门氏菌的基因组比其它菌株更难画出基因图。例如 *S. enteritidis* 基因图制作花费 3 个月时间，*S. paratyphi* B 基因图制作只用了一个月。但 *S. typhi* Ty2 的基因图直到 SpeI 酶切片段上的 Tn*10* 的数据获得后才制作出，而其它已发表的沙门氏菌的基因图时则不需要 SpeI 酶切片段上的 Tn*10* 的数据分析。Tn*10* 没有 SpeI 酶切位点，但它使片段长度增加 9.3 kb。当它们在不同的 XbaI and AvrII 酶切片段但相同的 SpeI 的片段时，这个增加的长度会对两个基因相对甚至绝对距离的估计有很大帮助。SpeI 酶切片段上的 Tn*10* 插入的应用（图 3-1-6）。

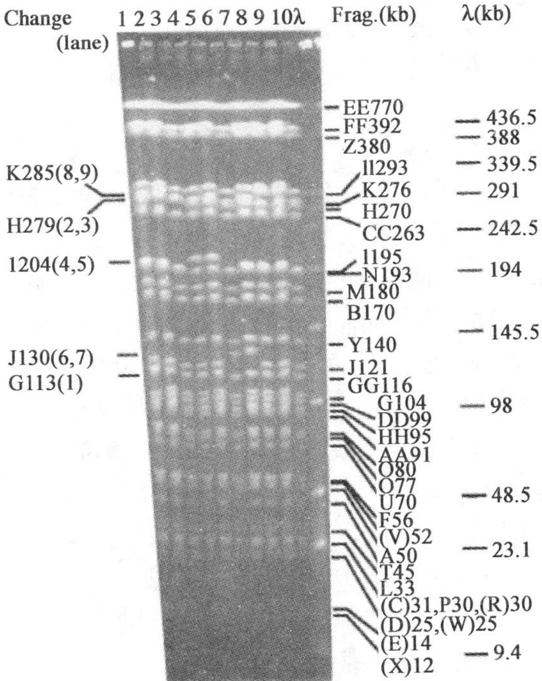

图 3-1-6　*S. typhi* Ty2 Tn10 插入突变株的 SpeI 酶切 PFGE 结果

各泳道：1，proBA::Tn*10*；2，purE::Tn*10*；3，ahp::Tn*10*；4，nadA::Tn*10*；5，bio::Tn*10*；6，aspC::Tn*10*；7，pncB::Tn*10*；8，flgL::Tn*10*；9，trp::Tn*10*；10，Ty2 野生株；11，分子质量 marker。图左显示 Tn*10* 插入引起的改变；图右示野生株 SpeI 酶切片段大小以及分子质量 marker（引自 *J Bacteriol* 杂志）。

【分析与思考】

1. 简述脉冲场凝胶电泳的原理。结合实验说明脉冲场凝胶电泳基因作图与全基因组测序相比有哪些优缺点。

2. 本实验很多试剂中很多配制时使用了 EDTA，已知它是一种二价阳离子螯合剂，请思考它在实验的试剂中有什么作用，查阅相关资料证实你的猜想。

3. 脉冲场凝胶电泳每一轮的条件设置（电场变换周期、电压 、电泳时间）的依据是什么？为什么第一轮要对全基因组分离？

4. 简述 Southern 印迹的原理，步骤。为什么 Southern 印迹要用高盐溶液？预杂交有什么作用？

5. 在使用 I－CeuI 对基因组酶切时为什么要不完全酶切？控制什么条件才能达到不完全酶切？

6. 为什么第二种酶切以后要使用末端标记法？

7. 联合多种限制性内切酶进行双酶切的目的是什么？

【注意事项】

1. 除非有特别用途，塑料或玻璃容器的化学材料没有特别要求。

2. 本章中提到的水（H_2O）是指电阻为 18.2 M 的纯水。

3. 上下震荡常不能充分分散细菌，使细菌加入琼脂糖时常聚集成簇。

4. 使用的塑料或玻璃小管应为平底，容积约为 1.5～2ml。不推荐使用普通离心管，因为结核菌素注射器不能伸到较窄的底部。

5. 倒出液体时可用类似纱窗的网状物盖住管口。

6. 对许多沙门氏菌株来说，蛋白酶 K 的在 42℃下作用 3h 就足够了，但绝大多数沙门菌和其他肠道菌来说 72h 为最佳。

7. PMSF 在使用前不要与水接触。

8. 不要冷冻 DNA 样品。如果 DNA 偶尔放置在不低于－3℃条件下且不超过 6h，DNA 一般还可以使用，但不保证能获得好的数据。

9. 不同的供应商提供的同一种酶活性差异很大。一般同一个供应商提供的不同批次的酶质量比较稳定。最好使用同一个供应商提供的内切酶。一般滴定一批酶以后，从同一个供应商购买的酶一般不需要重复滴定。

10. 许多实验者在胶跑完以后染色，但 EB 直接加在胶中通常会使条带更清晰。

11. 当放射性同位素^{32}P 几乎完全衰变以后回收的杂交液可以重复使用。

12. 链霉素耐受性筛选时从 5μg/ml 开始。在含有 10μg/ml 链霉素的 LB 平板上涂布 100μl 培养肉汤过夜培养。从其中挑取一个菌落在含有 20μg/ml 链霉素的 LB 肉汤中培养。重复以上操作直到 LB 平板只能够含有 1000μg/ml 链霉素。

13. 一些沙门氏菌是特定营养缺陷株。例如 S. Typhi 在 M9 平板上生长时需要半胱氨酸。这些营养素需要在实验中加入培养基。

14. 放射性废物应按照有关部门的规定处理。

（王承志　刘树林）

实验二　沙眼衣原体临床标本的分离培养与鉴定

沙眼衣原体感染引起的非淋菌性尿道炎和宫颈炎是目前最常见的性传播疾病之一，由沙眼生物变种 D～K 血清型引起。男性多表现为尿道炎，不经治疗可缓解，但多数转变成慢性，周期性加重，并可合并副睾炎、直肠炎等。女性可引起尿道炎、宫颈炎等。

沙眼衣原体感染的实验室检查包括：细胞培养、免疫荧光、直接涂片染色镜检以及核酸检测。细胞培养法特异性高，极少有假阳性，敏感性约为 80%～90%，是目前确诊衣原体感染的最可靠方法，为公认的金标准。直接免疫荧光法（DFA）敏感性较高，可达 95%以上。将细胞培养法和免疫荧光法联合使用，不仅特异性高，还可大大提高检测的敏感性。

【实验目的】

了解泌尿生殖道沙眼衣原体感染的实验室诊断方法，熟悉用细胞培养和免疫荧光技术联合使用的方法检测泌尿生殖道沙眼衣原体感染的临床标本。包括临床标本的采集、运送、标本处理、接种培养以及鉴定技术。

【实验原理】

衣原体是寄生于细胞内的原核细胞型微生物，它主要寄生于机体黏膜上皮细胞。目前多数使用 McCoy 或 Hep－2 细胞株培养衣原体，在接种衣原体前，以 X 线照射细胞，或于细胞培养中加入代谢抑制物放线菌酮，使细胞生长代谢缓慢，以利于衣原体的寄生性生长。样品经细胞培养后，用荧光素标记的特异单克隆抗体直接检测培养物中的衣原体抗原。

【实验材料】

1. 试剂　DMEM（Dulbecco’s Modified Eagle’s Medium）培养液、蔗糖磷酸盐缓冲液、沙眼衣原体荧光单克隆抗体、链霉素、万古霉素、两性霉素 B、放线菌酮、McCoy 细胞株。

2. 器械　离心机、荧光显微镜、细胞培养板、盖玻片、吸量管、棉拭子。

3. 标本　泌尿生殖道分泌物标本。

【实验步骤】

1. 采集标本

先以消毒棉球擦去男性尿道口或女性宫颈口分泌物，再用消毒棉拭子插入男性尿道2～3 cm，或女性宫颈 1～3 cm，旋转棉拭子 3～5 次收集上皮细胞，然后将棉拭子放入 1ml 运输液中，挤压震荡 10～15 s 后弃去拭子，迅速送实验室进行细胞接种。运输液为蔗糖磷酸盐缓冲液，其中含 100U/ml 链霉素、50μg/ml 万古霉素、5μg/ml 两性霉素 B。

2. 细胞培养

将 24 孔细胞培养板每孔内放一圆形盖玻片，使单层细胞生长在盖玻片上。用 DMEM 细胞生长液培养细胞。

3. 处理细胞

选择已培养好的 McCoy 单层细胞，吸去原培养液，用含 1mg/L 放线菌酮的磷酸盐缓冲液洗细胞 3 次。

4. 接种标本

将 0.2ml 标本接种至上述已处理好的细胞，室温 3 000r/min 离心 60min，然后补加 1.5ml 衣原体生长液。衣原体生长液为 87%DMEM，10%胎牛血清，1%放线菌酮（1

μg/ml)，1%链霉素（100U/ml)、1%两性霉素 B（0.25μg/ml ）。培养板置 37℃ 5%CO_2 环境下培养 48～72 h。试验同时设正常细胞对照。

5. 荧光抗体染色

吸去孔内液体，冷丙酮固定 10min。干燥后用荧光素标记的沙眼衣原体单克隆抗体染色 15min，蒸馏水冲洗。

6. 观察结果

荧光显微镜下观察，有 10 个以上苹果绿色的荧光颗粒者判作阳性。

【分析与思考】

1. 接种衣原体标本后离心的目的是什么？
2. 培养沙眼衣原体所用细胞应经过什么处理？

【注意事项】

1. 沙眼衣原体培养成功与否，标本的正确采集和运送方法十分重要。标本的保存温度及检测时间是关键之一。标本中衣原体的活力随保存温度的升高和时间的延长而明显下降，若标本在 2h 内接种，阳性检出率最高；若在 24h 内接种，标本可暂时保存在 4℃备用。故临床标本采集后，应尽快进行细胞接种，以确保检测的准确性。

2. 沙眼衣原体感染的初次培养有一定的漏诊率，因此对初次培养阴性者应盲传复检。

（闫玲）

实验三　病毒样品感染滴度的测定

【实验目的】

学习并掌握用组织细胞培养方法进行病毒的50%组织细胞感染量（50% tissue culture infectious dose，$TCID_{50}$）定量检测。

【实验原理】

目前，通过体外细胞培养测定样品中病毒的感染滴度通常采用空斑法（plaque method）和终点滴定法（end - point method）。终点滴定法由于灵敏度高、重复性好、简便易操作，是目前常用的一种测定$TCID_{50}$的方法。

病毒的50%组织细胞感染剂量是指能使50%（半数）感染病毒的细胞出现细胞病变效应（cytopathic effect，CPE）的最高病毒稀释度，即50%感染单位，简称$TCID_{50}$。它所测定的不是病毒颗粒的数目，而是病毒感染引起的CPE。因为受染细胞的CPE程度与病毒的量及毒力间有一定的量效关系，所以借此用于病毒的定量分析。

【实验材料】

1. 试剂　10% FBS（fetal bovine serum）DMEM（Dulbecco' s Modified Eagle' s Medium）培养液、2%FBS DMEM维持液、0.25%胰酶水溶液。

2. 器械及仪器　25cm² 细胞培养瓶，96孔细胞培养板，吸管，微量加样器，无菌1.5ml离心管，冰盒，酒精灯，细胞计数板，倒置光学显微镜，制冰机，低温冰箱，生物安全柜等。

3. 标本　单纯疱疹病毒2型（HSV - 2）病毒株，人胚肾细胞293细胞（human embryonic kidney 293 cells，HEK 293 cells）。

【实验步骤】

1. 病毒的扩增和制备

（1）将冻存的HSV - 2病毒株从低温冰箱中取出，冰浴融化。

（2）将病毒液进行10^{-1}、10^{-2}、10^{-3}稀释，分别接种到生长良好的HEK293细胞培养瓶中。加3～4ml细胞维持液培养，2天换1次维持液使病毒增殖。

（3）培养后的18、24、36、48、72、48、96h观察细胞病变情况，出现75%细胞病变时收获细胞和培养液。

（4）将收获的细胞和培养液放置在冰箱－20℃，反复冻融3～4次，使细胞内病毒完全释放，－80℃保存备用。

（5）细胞病变情况及病变程度判断：

HSV - 2感染后24～48h细胞开始肿胀、变圆、发亮，如小水泡样改变。细胞病变严重时，可以进一步出现条索状，成片状改变，细胞坏死脱落等。根据细胞病变程度分成以下5个等级。

“-”：无细胞病变（细胞呈梭形，排列紧密）；

“＋”：1/4（25%）以下的细胞病变；

“＋＋”：1/4～1/2（25%～50%）的细胞有病变；

“＋＋＋”：1/2～3/4（50%～75%）的细胞有病变；

“＋＋＋＋”：3/4以上（75%～100%）的细胞有病变。

2. 单层培养细胞的制备

(1) 将对数生长期的 HEK 293 细胞用 0.25%胰酶消化 0.5min，用培养液反复吹打成单个细胞悬液。

(2) 用细胞板计数细胞悬液后，1000r/min、4℃离心 5min，去除上清，重悬细胞配成每毫升 1×10^5 个细胞的细胞悬液。

(3) 用微量加样器将 0.1ml 细胞悬液接种于 96 孔细胞培养板中，37℃ CO_2 孵箱中培养，24h 后使得生长的细胞覆盖细胞板表面达到 80%，即 80%细胞融合（confluence）。

3. 病毒 $TCID_{50}$ 滴定

(1) 取出-80℃保存的待测病毒，冰上融化后，将病毒液在 1.5ml 管内用细胞维持液 10 倍递减连续稀释，使得病毒液的浓度分别为 10^{-1}、10^{-2}、10^{-3}……10^{-10}。

(2) 取出上述生长单层细胞的 96 孔培养板，做好标记，如细胞种类、代数，接种的病毒及浓度、接种时间，操作者等。

(3) 将 96 孔培养板中的培养液弃去，依次对号加入不同稀释度的病毒液，每孔 0.1ml，每个稀释度 4 个孔；设立不加病毒的细胞对照孔。置 37℃ CO_2 孵箱中培养，于接种后不同时间点，如 12、24、36、48、72h 直至第 5 天，在倒置显微镜下不断观察细胞病变情况并记录结果。

(4) 培养细胞以出现大于 50%细胞病变者判定为阳性病变孔，整理 5 天的观察记录，根据最后一天观察数据整理出表 3-3-1 和表 3-3-2。

表 3-3-1　细胞病变记录表

病毒稀释度		10^{-1}	10^{-2}	10^{-3}	10^{-4}	10^{-5}	10^{-6}	10^{-7}	10^{-8}	10^{-9}	10^{-10}
4 个复孔		0.1ml	0.1ml	0.1ml	0.1ml	0.1ml	0.1ml	0.1ml	0.1ml	0.1ml	0.1ml
病变情况	1	++++	+++	++	+++	++	+	—	+	—	—
	2	++++	+++	++++	++	+	—	+	—	+	—
	3	++++	++++	++	+++	+	+	+	+	—	—
	4	++++	++	++++	++	+	+	—	—	—	—
病变孔数		4	3	2	2	0	0	0	0	0	0
细胞对照		—	—	—	—	—	—	—	—	—	—

根据表 3-3-2，引起半数细胞感染产生 CPE 的病毒稀释度介于 10^{-3} 和 10^{-4} 之间，按下式计算距离比例数：

距离比例数 =（高于 50%病变的最小病变率－50% ）/（高于 50%病变的最小病变率－低于 50%病变的最大病变率）

=（57.1－50）/（57.1－28.6）

=0.25

按 Reed-Muench 法，$TCID_{50}$ =10－［高于 50%感染的病毒稀释度的对数＋（距离比例数×log10)］

即病毒的 TCID50=$10^{-3.25}$，即本实验测定的每毫升病毒原液中含 $10^{-3.25}$ $TCID_{50}$。

表 3-3-2 细胞病变效应百分率计算表

病毒稀释度	病变孔数/接种孔数	细胞病变分布		累积孔数		病变细胞孔	
		（+）孔数	（-）孔数	（+）↑	（-）↓	比数（阳性病变孔/阳性病变孔+阴性病变孔）	病变率（%）
10^{-1}	4/4	4	0	11	0	11/11	100
10^{-2}	3/4	3	1	7	1	7/8	87.5
10^{-3}	2/4	2	2	4	3	4/7	57.1
10^{-4}	2/4	2	2	2	5	2/7	28.6
10^{-5}	0/4	0	4	0	9	0/9	0
10^{-6}	0/4	0	4	0	13	0/13	0
10^{-7}	0/4	0	4	0	17	0/17	0
10^{-8}	0/4	0	4	0	21	0/21	0
10^{-9}	0/4	0	4	0	25	0/25	0
10^{-10}	0/4	0	4	0	29	0/29	0

实际工作中，常用一定量的 $TCID_{50}$ 感染细胞，因此需要将病毒原液进行稀释。如需要配制 5 个 $TCID_{50}$ 的病毒稀释液，具体的计算方法是 $5\times10^{-3.25}$，即 $5\times5.6\times10^{-4}=2.8\times10^{-3}$；也就是将病毒原液稀释 3.6×10^{2} 倍。具体配制方法为：将病毒原液 10 倍递减稀释到 10^{-2}，即稀释了 10^{2} 倍；然后取 10^{2} 倍稀释的病毒液 1 份与 2.6 份稀释液（如细胞维持液）混合，即得到 5 个 $TCID_{50}$ 的病毒稀释液。

【分析与思考】

举例计算表 3-3-3 中病毒的 $TCID_{50}$。

表 3-3-3 细胞病变记录表

病毒稀释度		10^{-1}	10^{-2}	10^{-3}	10^{-4}	10^{-5}	10^{-6}	10^{-7}	10^{-8}	10^{-9}	10^{-10}
4 个复孔		0.1ml	0.1ml	0.1ml	0.1ml	0.1ml	0.1ml	0.1ml	0.1ml	0.1ml	0.1ml
病变情况	1	++++	+++	+++	+++	++	+	+	+	-	-
	2	+++	+++	++++	+	++	++	+	-	-	-
	3	++++	++++	++	+++	++++	++	+	+	-	-
	4	++++	++++	++++	++	+	+	+	-	-	-
病变孔数		4	4	3	2	1	0	0	0	0	0
细胞对照		-	-	-	-	-	-	-	-	-	-

【注意事项】

1. 细胞培养和病毒接种要注意无菌操作，根据使用病原微生物的生物安全分级，在相应级别的试验环境下操作。

2. 细胞培养时，将细胞瓶放在培养架上轻轻摇动，使得细胞平铺在瓶壁上。

3. 病毒液稀释时，需要在冰浴上操作。

4. 在96孔板中更换病毒维持液时，操作要轻柔，避免贴壁的细胞卷起。
5. 实验结束后，按照生物安全操作规程处理废弃物。

（周琦　彭宜红）

实验四　乙型肝炎病毒基因分型实验

【实验目的】

应用型特异性引物聚合酶链反应法（PCR）进行乙型肝炎病毒（HBV）基因分型，了解慢性乙型肝炎患者所携带的 HBV 基因型，为流行病学调查及临床治疗提供病毒学依据。

【实验原理】

1988 年 Okamoto 等通过对 18 株不同血清型 HBV DNA 进行全序列分析，首先将 HBV 分为 A、B、C、D 4 种基因型。目前，根据 HBV 全基因组核苷酸序列差异≥8%，或 S 基因序列差异≥4%，将 HBV 分为 8 个基因型，分别命名为 A～H。各基因型之间还存在混合感染，如 B 与 C、C 与 D 混合感染等。

基因型从核酸水平上体现了 HBV 序列间的差异，揭示了不同基因型毒株间在病毒突变、复制及其引起临床病变上的不同。随着 HBV 全基因组序列的不断积累，HBV 基因型的研究逐步深入，与血清型相比，可更准确地反映 HBV 的流行病学特征。近年来，各国学者的研究表明，HBV 基因型分布具有明显的种族和地域性差异，且可能与 HBV 的感染途径、疾病的感染谱、疾病的进展、对干扰素应答以及对抗病毒药物的耐药变异等有一定的相关性，已引起国内外研究者和临床医生关注。

目前 HBV 基因型的分型方法主要有型特异性引物 PCR 法、序列测定法、聚合酶链反应-限制性片段长度多态性分析（PCR－RFLP）、基因型线性特异性探针检测法和基因型特异性表位单克隆抗体酶联免疫法（ELISA）。

本实验介绍型特异性引物 PCR 方法，HBV A～F 基因型的型特异性引物是由日本学者 Natio 等设计。本法的基本原理是从 HBV DNA 阳性的慢性乙型肝炎患者血清标本中提取 HBV DNA，采用巢式 PCR 法在 2 个反应管中（一管扩增 A、B、C 基因型，另一管扩增 D、E、F 基因型）扩增，其产物经琼脂糖凝胶电泳，溴化乙锭染色后，置紫外灯下观察，经与标准分子质量 DNA 比较判定基因型。该法有较高的灵敏度和特异度，是目前应用较广的 HBV 基因型检测方法。

【实验材料】

1. 试验材料及试剂

（1）血清标本：采集 HBV DNA 阳性的慢性乙型肝炎患者的血清标本若干份。其中慢性乙型肝炎患者的诊断符合我国 2005 年颁布的《慢性乙型肝炎防治指南》。

（2）主要试剂：

1）裂解液

异硫氰酸胍	4mol
柠檬酸钠	25mol
十二烷基肌氨酸钠	0.5%
2 巯基乙醇	0.1mol

如配置 100ml 裂解液，按下方配置：

称取 47.28g 异硫氰酸胍、0.375g 柠檬酸钠及 0.5g 十二烷基肌氨酸钠，加 60ml 二乙基焦碳酸（DEPC）水，充分溶解后，以 DEPC 水将体积调至 100ml，然后加入 0.7ml 2 巯基乙醇，混匀，再经 0.22μm 微孔滤膜过滤，最后分装至 1.5ml 的离心管中，每管 500μl，

−20℃保存备用。

2）Tris 饱和酚

3）氯仿：异戊醇（49：1）溶液

4）异丙醇

5）2mol/L，PH4.0 的醋酸钠溶液

6）75%预冷乙醇

7）灭菌双蒸水（DDW）

8）dNTPs （dATP、dGTP、dCTP、dTTP，2.5mmol/L each）

9）DNA 分子质量标志（phiX174 DNA/HaeⅢ）。

10）Taq DNA 聚合酶及 10×Taq DNA 聚合酶缓冲液（15 mmol/L $MgCl_2$）

11）琼脂糖

12）引物：根据日本学者 Natio 等设计的 HBV A～F 基因型的特异性引物，由上海生工生物技术公司合成，详细序列如下：

<For HBV genotyping by PCR，pre-S1 to 5′ end of S gene>

P1：5′-TCA CCA TAT TCT TGG GAA CAA GA-3′（23 bases）sense，universal

S4R：5′-AGA AGA TGA GGC ATA GCA GC-3′（20 bases）antisense，universal

B2：5′-GGC TCM AGT TCM GGA ACA GT-3′（20 bases）（for types A-E-specific，sense）

BA1R：5′-CTC GCG GAG ATT GAC GAG ATG T-3′（22 bases）（for type A-specific，antisense）

BB1R：5′-CAG GTT GGT GAG TGA CTG GAG A-3′（22 bases）（for type B-specific，antisense）

BC1R：5′-GGT CCT AGG AAT CCT GAT GTT G-3′（22 bases）（for type C-specific，antisense）

BD1：5′-GCC AAC AAG GTA GGA GCT-3′（18 bases）（for type D-specific，sense）

BE1：5′-CAC CAG AAA TCC AGA TTG GGA CCA-3′（24 bases）（for type E-specific，sense）

BF1：5′-gyt acg gtc cag ggt tca ca-3′（20 bases）（for type F-specific，sense）

B2R：5′-GGA GGC GGA TYT GCT GGC AA-3′（20 bases）（for types D-F-specific，antisense

2. 器械

（1）10μl、100μl、1000μl 移液枪各 1 支

（2）PCR 热循环仪 1 台

（3）台式高速离心机 1 台

（4）紫外灯 1 台

（5）凝胶成像仪 1 台

（6）0.5μl 及 0.2μl 的 eppendof 管及 200μl 和 1 000μl 的吸头各若干

【实验步骤】

1. 血清 HBV DNA 提取

将 50μl 待检血清加入到 60μl 裂解液中，混匀，37℃水浴 10 min，加入 30μl Tris 饱和酚和 30μl 氯仿：异戊醇（49：1）溶液，充分混匀后，14 000r/min 离心 10 min，取上清，加入等体积异丙醇和 10μl 醋酸钠（NaAc）溶液（2mol/L，pH4.0），－20℃沉淀 2 h，14 000r/min 离心 15 min，弃上清，加入 75%预冷乙醇 500μl，14 000r/min 离心 10 min，弃上清，沉淀于 50℃干燥后，溶于 20μl 灭菌双蒸水（DDW）中，－20℃保存备用，作为 PCR 反应的模板。

2. HBV DNA 基因分型：主要扩增 preS1 和 S 基因区进行分型

（1）第一轮 PCR

先按标本数配置所需反应液总量。一般每份被检标本所需的各种试剂如下：10×Taq 酶缓冲液 4μl，dNTPs 4μl，Primer P1（100 ng/μl）和 Primer S4R（100 ng/μl）各 0.5μl，Taq DNA 聚合酶（5 U/μl）0.2μl，DDW 25.8μl，混匀，按每反应管 35μl 分装，然后各反应管加相应的 HBV DNA 模板溶液 5μl，混匀并快速离心后，放入 PCR 热循环仪中。预变性 95℃10min 后，进行 PCR 循环，循环参数为 95℃20s，55℃20s，72℃60s，共 40 个循环，最后 72℃延伸 5min。

（2）第二轮 PCR

每一样品第一轮的 PCR 产物需要分别加入以下两个反应管中：① MixA（for types A, B and C），先按标本数配制所需反应液总量。一般每份被检标本所需的各种试剂量如下：10×Taq 酶缓冲液 4μl，dNTPs 4μl，B2 primer（100 ng/μl）和 BA1R / BB1R / BC1R primers（100 ng/μl）各 0.4 μl，Taq DNA 聚合酶（5 U/μl）0.4 μl，DDW 30.4 μl），按每反应管 39μl 分装。②MixB（for types D, E and F），先按标本数配制所需反应液总量。一般每份被检标本所需的各种试剂量如下：10×Taq 酶缓冲液 4μl，dNTPs 4μl，BD1 / BE1 / BF1 primers（100 ng/μl）和 B2R primer（100 ng/μl）各 0.4 μl，Taq DNA 聚合酶（5 U/μl）0.4 μl，DDW 30.4 μl，按每反应管 39μl 分装。

在各反应管中加入第一轮 PCR 产物 1μl，混匀并快速离心。放入 PCR 热循环仪中。预变性 95℃ 10min 后，进行 PCR 循环，循环参数为 94℃ 20s，65℃ 20s，72℃ 30s，共 40 个循环，最后 72℃延伸 5min。

3. 结果判定

取第二轮 PCR 扩增产物 10μl，加入 3.0%琼脂糖凝胶（含溴化乙锭 0.5μg/ml）的样品槽内，在 100V 电压下电泳 20min 后，置紫外灯下观察结果，经与标准分子质量 DNA 及阴、阳性和空白对照比较，观察电泳条带的大小确定其基因型，使用凝胶成像仪保存结果。各基因型片段的大小如下：

*Judgment：type A=68 bp ⎫
type B=281 bp ⎬ Mix A
type C=122 bp ⎭
type D=119 bp ⎫
type E=167 bp ⎬ Mix B
type F=97 bp ⎭

【分析与思考】

近年来，对 HBV 基因亚型的研究也逐渐深入，每个基因型又可分为不同亚型，如 A 型可进一步分为 A1（Aa）、A2（Ae）、A3（Ac）亚型；B 型分为 B1（Bj）、B2（Ba）、B3、B4 和 B5 亚型；C 型可分为 C1（Cs）、C2（Ce）、C3、C4 和 C5 亚型；D 型可分为 D1、D2、D3 和 D4 亚型；F 型分为 F1 和 F2 亚型等。

虽然 Natio 等设计的方法较为成熟，而且灵敏、特异，但结合我国 HBV 基因型的分布特点，此方法需要在第二轮 PCR 反应中进行 2 个反应管的扩增，加大了 PCR 操作和后续电泳的工作强度，而且该法只能检测 HBV 的基因型，要想确定其基因亚型，还需在此基础上重新进行巢式 PCR 扩增，既耗时又耗试剂，并增加了污染的机会，故有待于改进。

思考题：

1. HBV 基因型的分型依据是什么？

2. HBV 基因分型有何重要的临床意义？

3. 根据你自己的实验体会谈谈实验过程中的注意事项。

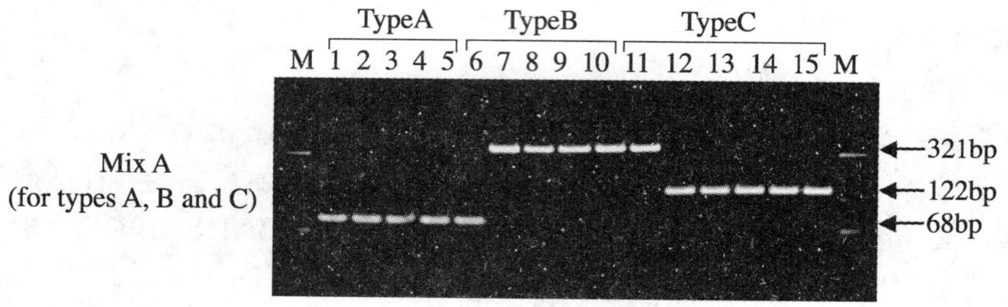

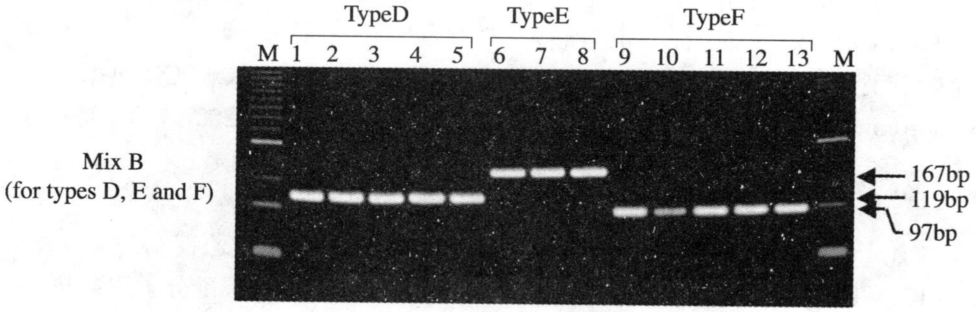

图 3-4-1　HBV DNA 基因分型琼脂糖凝胶电泳图谱

【注意事项】

1. 样品处理方法直接影响本法的灵敏度，因此，选择合理的、科学的样品处理方法极为重要。在提取过程中注意待检标本与裂解液充分混匀；用饱和酚及氯仿：异戊醇提取时也应充分混匀，离心后取上相（即水相）切勿多吸；用于沉淀 DNA 的无水乙醇需置−20℃预冷；用 75%乙醇洗 DNA 时，切勿吹打；在弃上清时勿将 DNA 同时弃去。

2. 引物用量、Taq DNA 聚合酶及 dNTPs 浓度、循环参数等均需优选，确定最佳的试验条件。在操作过程中，应将全部试剂置于冰盒内。

3. 操作人员应戴手套，所有器皿需经灭菌处理，在操作过程中应防止交叉污染，以免出现假阳性。

（李杰）

实验五　多克隆抗体的制备

【实验目的】

了解多克隆抗体的制备原理和方法。

实验 5.1　免疫接种

【实验原理】

机体的特异性免疫反应是指机体受抗原物质刺激后产生体液免疫（抗体）和细胞免疫（致敏的T淋巴细胞及其产物多种细胞因子）的过程。一种抗原能否引起免疫，一方面取决于抗原分子表面有无特异性的抗原决定簇。另一方面，取决于机体有无相应的免疫活性细胞。上述条件具备时，抗原经合适途径选择合适剂量及次数进入机体内，经过一段潜伏期，抗体水平就逐渐升高，维持高峰，即高效价抗体。利用此原理可制备血清学实验所需的抗血清、各种免疫球蛋白及溶血素等。

制备优质的免疫血清，除需要纯化抗原外，还需注意选择合适的动物及注射的途径，抗原剂量、注射次数等有密切关系。

【实验材料】

1. 试剂

福氏完全佐剂

2. 器械（仪器）

离心机、温箱、细胞培养板、解剖器械、平皿、酶标仪、加样器、细胞计数板、CO_2培养箱、倒置显微镜等

3. 实验动物

家兔

【实验步骤】

1. 抗原制备和动物的选择

抗原的制备：为了制备特异性强，亲和力和效价满意的抗血清，首先选择合适的抗原。抗原的特异性除与其分子质量大小有关外，还与其分子表面上决定簇性质、位置、立体构型有密切的关系。抗原种类可分为天然抗原、人工抗原及合成抗原。在天然抗原中又可分为可溶性抗原（血清、毒素、组织浸出液等）；颗粒性抗原（如细菌、红细胞等）及半抗原（本身无免疫原性，必须与载体结合才有免疫原性）。

动物的选择：实验室多选用家兔、豚鼠（或鸡），商品性生产多用马、羊，特殊情况选用猴。在免疫前应预先测定体内有无存在低滴度交叉反应的天然抗体。

2. 抗原的注射途径和剂量

注射抗原的途径：通常可采用静脉、腹腔或皮下途径，皮内或肌肉途径较少采用。近期发展在局部淋巴结或足趾等部位注射抗原。不同途径注射，抗原在体内代谢速度不同，因而产生抗体的水平不同。在皮下组织中能长期贮留的抗原，特别是与佐剂相混合的抗原，可以从皮下组织内缓慢释放出来，有利于抗体的产生。

抗原剂量及注射次数：应随抗原的性质而异。

每次注射间隔时间：不同抗原和不同免疫方法，可从数日到数周，一般无佐剂抗原为

2～4 天。加佐剂抗原为 10～15 天。

3. 佐剂的作用原理及种类

原理：佐剂又称免疫增强剂。它可以增强抗原的免疫原性及改变机体的免疫反应性，达到增强免疫力或提高抗体产生水平及在体内维持时间明显延长。

种类：通常多用福氏佐剂（Freund adju Vant）它分为福氏不完全佐剂（Incomplete Freund adju Vant）和福氏完全佐剂（Complete Freund adju Vant）。福氏不完全佐剂即抗原水溶液 1～5mg/ml、油剂（液体石蜡）4ml、乳化剂（羊毛脂）1g 混合而成油和水的乳悬液。福氏完全佐剂在上述成分中按 10mg/ml 加入卡介苗。

配制方法：先将羊毛脂与液体石蜡混合分装小瓶，高压蒸汽灭菌，8 磅 20min，保存4℃冰箱，使用前再溶化，制备可分研磨法和注射法。前者将乳悬液在微火上溶化后，按比例加入卡介苗，边滴边研磨，使菌体完全分散，按同法加抗原，每加 1 滴应研磨数转直至小滴消失，加抗原要慢，待抗原全部滴入后则成乳白色黏稠的油包水乳剂。后者将等量的乳悬液和抗原卡介苗混合液分别吸入两个附有针头的 5ml 注射以内。将其中之一与约长 6cm 的塑料管连接，针头穿入约 1cm，然后稍稍推动针管，使液体进入塑料管开口端相连，左手固定针头与注射器的连接处，右手交替推动针管，反复操作，直至形成黏稠的乳剂为止。

制成的乳剂是否为油包水乳剂，直接影响到免疫的效果，因此每次制成后要进行检查。方法是将佐剂抗原滴入冷水表面，滴入后应保持完整而不分散，若滴入后分散，说明不合格，要另行配制。

4. 免疫的方法

无佐剂免疫法：应根据抗原的性质采用合适方法。颗粒性抗原（红细胞、细菌）通常不需采用加佐剂方法。将某种抗原（浓度约 1%）根据下列顺序，每次间隔 3～5 天免疫动物（兔）

皮下注入抗原	0.3ml
肌肉	0.4ml
足趾	0.4ml
静脉（耳）	0.4ml
皮内	0.5ml

于最后一次注射后 7 天，采耳血，分离血清，用特异抗原测定其效价。

福氏佐剂免疫法：

（1）一般免疫方法：第一针剂量为每只家兔注射 1ml 加佐剂的抗原。注射途径为两只后足掌，每只 0.2ml，其他各淋巴结附近部位，多点皮内注射。总量为 0.6ml，第二针间隔另在第一针免疫后 3～4 周。剂量为不加佐剂的抗原 1ml。注射途径为背部多点皮下注射。

第三针间隔时间为第二针免疫后 1～2 周，剂量和途径同第二针。

（2）淋巴结免疫法：卡介苗致敏，每只兔后足各注射活卡介苗，（75mg/ml）0.3ml，10～14天后两侧腘窝淋巴结可肿大，如蚕豆大小，即可作淋巴结注射。

第一针于两侧腘窝淋巴结内注射佐剂抗原（1mg/ml），每个淋巴结内注射 0.25ml。

注射加强针，两次间隔时间，注射次数，剂量，用途与一般免疫方法相同。

【分析与思考】

利用蛋白质免疫印迹法或免疫电泳方法检测抗体产生情况。

实验5.2　免疫血清的采集

【实验步骤】

1. 采血

试血：一般在最后一次注射后的7～10天，即可由耳缘静脉取少量血，分离血清进行试血。多采用环状试验，在10min内能出现“++”沉淀环为合格。目前更多采用双向扩散法：经37℃ 24h后观察结果，效价在1∶16以上即可用。

放血：当免疫血清效价达到所需要的度时，颈动脉无菌采血。

2. 分离血清

将收集血置无菌试管或三角瓶内，凝固后，用无菌滴管沿试管边缘将血块与瓶壁脱离，先放37℃，2h后，再放4℃过夜，使血清充分析出，经离心2000r/min，20min，分离处血清，待鉴定合格后方可使用。

实验5.3　免疫血清的鉴定、纯化和保存

【实验原理】

各类免疫球蛋白及其与其他血清蛋白间，根据它们的分子大小、电离密度、等电点以及在水溶液中的溶解度不同等，得以相互鉴别与分类。利用上述特性，还可以从液体中分离和提取各种免疫球蛋白。

【实验材料】

器械（仪器）

细胞培养板、解剖器械、平皿、酶标仪、加样器、细胞计数板、CO_2培养箱、倒置显微镜等。

【实验步骤】

1. 免疫球蛋白的分离提取

（1）盐析法（salt fractionation）：蛋白质在不同浓度的盐溶液中相对溶解度不同。血清γ球蛋白在一定浓度盐溶液中易于沉淀，而白蛋白则不易于沉淀，据此可将二者分离。其方法步骤如下：

配制饱和硫酸铵溶液：取500ml蒸馏水加热至70～80℃，将400g硫酸铵溶于其中，搅拌20min，冷却。待硫酸铵结晶沉于瓶底，其上清即为饱和硫酸铵。在使用前用28%氨水调pH为7.0。

用50%饱和硫酸铵提取血清中β、γ球蛋白：血清一份加生理盐水一份混匀，然后逐滴加入饱和硫酸铵二份中，边加边搅拌，防止形成团块降低沉淀的特异性。混匀后静置30min或置4℃冰箱过夜。

高速低温离心10 000r/min，10min，将上清液（含白蛋白）弃去，取沉淀物（含球蛋白）溶于少量生理盐水中。

用33%饱和硫酸铵提取（球蛋白，方法是将上述提取物生理盐水溶液两分加一份饱和硫酸铵。然后再离心10 000r/min，其余操作同上。

按同样方法用33%饱和硫酸铵再提取一次。

将提取物装入透析袋，在生理盐水中透析，以除去其中所含的硫酸铵。

经生理盐水提取的蛋白质为粗提的免疫球蛋白，若要获得纯化的免疫球蛋白，必须经凝

胶过滤或离子层析提纯。

（2）凝胶过滤法（Gel filtration）

利用具有分子筛效应的多孔网状凝胶作为介质，可分离提纯分子质量不同的大分子物质。在凝胶过滤过程中，分子质量大的物质因不能进入凝胶网孔而沿凝胶颗粒间的空隙先流出凝胶柱外；分子质量小的物质因能进入凝胶网孔而受阻滞，流速缓慢而最后流出柱外，这样就能将分子质量不同的物质分离。

1）材料

样品（正常人血清），Sephadex－G－200，2.5～100mm 层析柱，洗脱液（PBS 或含 NaCl 的 Tris－HCl 缓冲液）。

2）方法

①处理凝胶：将 Sephadex－G－200 用蒸馏水经充分膨胀后进行浮选。

②装柱：在层析柱地步铺加一层尼龙纱，然后将洗脱液饱和凝胶粒子沿插入柱底的玻璃棒缓缓倾注于层析柱内。

③加样：在凝胶柱表面再加一层尼龙纱，沿管壁缓缓加入样品，所加样品的体积不超过凝胶柱的 10％。

④洗脱：洗脱液洗脱，流速 20ml/h。待样品洗脱下来（用 20％磺酸水杨素检测）即用试管分段收集。

⑤蛋白测定：在紫外分光光度计上测定各管样品的 OD280nm，以判断各管蛋白含量。

附：样品洗脱完毕后，凝胶即已再生。一次装柱可反复使用多次。凝胶悬液加防腐剂后于冰箱内可保存数月。

3）结果分析：正常人血清经凝胶过滤后可分出三个主要蛋白酶。IgM 是在第一峰中，和 IgM 分子量质分子质量接近的 d8－巨球蛋白也在第一峰。第二峰主要是 IgG，在第二峰开始部位含 IgA 和 IgD，第三峰为蛋白和分子质量 100 000 以下的球蛋白。

（3）离子交换层析（Ion exchange chromatography）

以离子交换剂为介质，吸附带相反电荷的高分子物质，由于高分子物质的电荷量、等电点不同，用不同离子强度或 pH 值的洗脱液能置换不同的高分子物质。据此可分离提出免疫球蛋白，是目前最广泛应用的高分子物质提纯方法之一。

材料：样品（经 pH8.0，0.015mol/L PB 透析过的正常人血清，或经饱和硫酸铵提取的免疫球蛋白），DEAE－纤维素（阴离子交换剂），2.5～25cm 层析柱，及洗脱剂（不同离子强度的 PB）。

方法：

1）离子交换剂的预处理：取适量 DEAE－纤维粉剂，用 0.5mol/L NaOH 除去色素和细粒，用蒸馏水洗至中性后，再用 0.5mol/L HCl 洗涤，最后用蒸馏水洗成中性并用缓冲液平衡。

2）装柱：与凝胶过滤相同。

3）加样：在层析柱顶部留有少量缓冲液时，即开始加样。在样品渗入柱内液面约留有 0.5ml 时，以数毫升缓冲液冲洗柱壁。然后滴加洗脱剂并调整流速为 1～2ml/min，进行洗脱。

4）洗脱：根据提取免疫球蛋白种类的不同而选择不同 pH 值及浓度。例如提取血清 IgG 用 pH7.4 0.01mol/L PB 的洗脱，而血清 IgA 则用 pH6.4，1mol/L PB 为洗脱液。

5）蛋白测定：同凝胶过滤法。

2. 免疫球蛋白的鉴定

血清学方法鉴定：经提纯的免疫球蛋白可作为抗原，用已知的抗免疫球蛋白抗体进行鉴定，方法可选用琼脂单向扩散法、双向扩散法及免疫电泳等方法。

聚丙烯酰胺凝胶电泳（Polyacrylamide gel electrophoresis，PAGE）：聚丙烯酰胺凝胶电泳时利用丙烯酰胺（Acrylamide，Acr.）与双丙烯酰胺（N，N－methylene Bisacrylamide，Bis）在催化剂作用下聚合成大分子凝胶后再进行电泳，因此它兼有分子筛效应与电泳效应。各种蛋白质分子通过凝胶孔时所受阻力程度与其大小、形状有密切关系，因此可分开泳动率很相近而分子大小形状不同的蛋白质。可用于鉴定和分离高分子物质。

（1）材料：样品（提纯的免疫球蛋白），丙烯酰胺，加速剂（TEMED或DMPN），催化剂（过硫酸铵），Tris（三羟基氨基甲烷），HCl，甘氨酸，20％蔗糖，0.5％溴酚蓝，0.05％氨基黑染色，5％醋酸，圆盘电泳仪。

（2）方法

配制聚丙烯酰胺凝胶：

贮存配制：

A液（pH8.9 Tris－HCl缓冲液）：48ml 1mol/L的HCl加36.6g Tris，再加蒸馏水至100ml。

B液：28g丙稀酰铵，再加蒸馏水至100ml。

工作液配制：

1）甲液：1份A液，2份B液，1份蒸馏水混匀。

2）乙液：0.4g过硫酸铵加蒸馏水100ml。

临用前以甲液1份＋乙液1份＋DMPN或TEMED（配8ml工作液时加2滴）。

配制电极缓冲液（pH8.3的Tris－甘氨酸缓冲液）；

Tris6.0g加甘氨酸28.8g，加蒸馏水至1 000ml。临用时将此液再稀释10倍。

3）聚胶：在电泳圆盘上装入凝胶管，下口用玻璃珠堵塞，加入配制好的凝胶工作液。凝胶面上加0.5mm水层，凝聚后再吸去水层并取下玻璃珠。

4）加样：加入血清或提纯的免疫球蛋白约10μl，样品上加1滴20％蔗糖（防止样品与电极缓冲液对流）。为便于示踪，样品内可加0.5％溴酚蓝5μl做指示剂。最后在样品管和电泳槽中加满电极缓冲液。

5）电泳：每管3mA，电压220V，泳动3h。

6）染色：从管中取出凝胶，浸于0.05％氨基黑染色液中染色约0.5h，再放入5％醋酸中脱色至无余色脱下为止（约需1天）。

（3）结果分析：可以通过标准品进行定位。

3. 保存

经鉴定合格后，将免疫血清中加1％的柳硫汞或5％的叠氮钠，使其最后浓度分别为0.01％、或0.05％，然后将免疫血清分装1～2ml/小瓶（或安瓿）内，放－20℃冷冻，可保存两年，如有条件可将免疫血清冷冻干燥保存。

（王月丹　孟佳子　李爽）

实验六　单克隆抗体的制备

【实验目的】

了解单克隆抗体制备的原理、主要步骤和方法。

【实验原理】

骨髓瘤细胞在体外培养能大量无限增殖，但不能分泌特异性抗体；而抗原免疫的B淋巴细胞能产生特异性抗体，但在体外不能无限增殖。将免疫脾细胞与骨髓瘤细胞融合后形成的杂交瘤细胞，继承了两个亲代细胞的特性，既具有骨髓瘤细胞能无限制增殖的特性，又具有B细胞合成和分泌特异性抗体的能力。经在HAT培养基［含有次黄嘌呤（H）、氨基蝶呤（A）和胸腺嘧啶核苷（T）］中进行选择性培养，未融合的脾细胞因不能在体外长期存活而死亡；未融合的骨髓瘤细胞合成DNA的主要途径被培养基中的氨基蝶呤阻断，又因缺乏次黄嘌呤-鸟嘌呤-磷酸核糖转移酶（HGPRT），不能利用培养基中的次黄嘌呤完成DNA的合成过程而死亡。只有融合的杂交瘤细胞，由于从脾细胞获得了次黄嘌呤-鸟嘌呤-磷酸核糖转移酶，因此能在HAT培养基中存活和增殖。经过克隆选择，可筛选出能产生特异性单克隆抗体的杂交瘤细胞，在体内或体外培养，即可无限制地大量制备单克隆抗体。

【实验材料】

1. 器械（仪器）

细胞培养板、解剖器械、平皿、酶标仪、加样器、细胞计数板、CO_2培养箱、倒置显微镜等。

2. 实验动物

BALB/c小鼠

【实验步骤】

1. 抗原制备和免疫动物

对抗原的要求是纯度越高越好，尤其是初次免疫所用的抗原。如为细胞抗原，可取1×10^7个细胞作腹腔免疫。可溶性抗原需加完全福氏佐剂并经充分乳化；如为聚丙烯酰胺电泳纯化的抗原，可将抗原所在的电泳条带切下，研磨后直接用以动物免疫。选择与所用骨髓瘤细胞同源的BALB/c健康小鼠，鼠龄在8～12周，雌性为佳。为避免小鼠免疫效果不佳或免疫过程中死亡，可同时免疫3～4只小鼠。免疫过程和方法与多克隆抗血清制备基本相同。免疫效果因动物、抗原形式、免疫途径不同而异，但均以获得高效价抗体为最终目的。免疫间隔一般2～3周。一般被免疫动物的血清抗体效价越高，融合后细胞产生高效价特异抗体的可能性越大，而且单克隆抗体的质量（如抗体的浓度和亲和力）也与免疫过程中小鼠血清抗体的效价和亲和力密切相关。末次免疫后3～4天，分离脾细胞融合。

2. 免疫脾细胞和骨髓瘤细胞的制备

最后一次加强免疫3天后小鼠拉颈处死

↓

无菌取脾脏，培养液洗一次

↓

脾脏研碎，过不锈钢筛网

↓

离心，细胞用培养液洗2次

↓

计数

↓

取10^8脾淋巴细胞悬液备用

↓

取对数生长骨髓瘤细胞离心

↓

用无血清培养液洗2次

↓

计数，取得$\times10^7$细胞备用

3. 细胞融合

（1）将骨髓瘤细胞与脾细胞按1∶10或1∶5的比例混合在一起，在50ml离心管中用无血清不完全培养液洗1次，离心，1 200r/min，8min；弃上清液，用吸管吸净残留液体，以免影响聚乙二醇（PEG）浓度。轻轻弹击离心管底，使细胞沉淀略松动。

（2）90s内加入37℃预温的45%PEG1ml（分子质量4 000）溶液，边加边轻微摇动。37℃水浴作用90s。

（3）加37℃预温的不完全培养液以终止PEG作用，每隔2分钟分别加入1ml、2ml、3ml、4ml、5ml和6ml不完全培养液。

（4）离心，800r/min，6min。

（5）弃上清液，用含20%小牛血清HAT选择培养液重悬。

（6）将上述细胞，加到已有饲养细胞层的96孔板内，每孔加100μl。一般一个免疫脾脏可接种4块96孔板。

（7）将培养板置37℃、5%CO_2培养箱中培养。

4. 杂交瘤细胞的选择培养

HAT选择杂交瘤细胞脾细胞和骨髓瘤细胞经PEG处理后，形成多种细胞的混合体，只有脾细胞与骨髓细胞形成的杂交瘤细胞才有意义。在HAT选择培养液中培养时，由于骨髓瘤细胞缺乏胸苷激酶或次黄嘌呤鸟嘌呤核糖转移酶，故不能生长繁殖，而杂交瘤细胞具有上述两种酶，在HAT选择培养液可以生长繁殖。

在用HAT选择培养1～2天内，将有大量瘤细胞死亡，3～4天后瘤细胞消失，杂交细胞形成小集落，HAT选择培养液维持7～10天后应换用HT培养液，再维持2周，改用一般培养液。

5. 杂交瘤细胞的筛选

在上述选择培养期间，杂交瘤细胞布满孔底1/10面积时，即可开始检测特异性抗体，筛选出所需要的杂交瘤细胞系。

6. 杂交瘤细胞的克隆化和单克隆抗体的检定

克隆化的方法很多，最常用的是有限稀释法和软琼脂平板法。

（1）有限稀释法克隆

1）克隆前1天制备饲养细胞层（同细胞融合）。

2）将要克隆的杂交瘤细胞从培养孔内轻轻吹干，计数。

3）调整细胞为3～10个细胞/ml。

4）取头天准备的饲养细胞层的细胞培养板，每孔加入稀释细胞100μl。孵育于37℃、5%CO_2孵箱中。

5）在第7天换液，以后每2～3天换液1次。

6）8～9天可见细胞克隆形成，及时检测抗体活性。

7）将阳性孔的细胞移至24孔板中扩大培养。

8）每个克隆应尽快冻存。

（2）软琼脂培养法克隆

1）软琼脂的配制：含有20%NCS（小牛血清）的2倍浓缩的RPMI1640。

①1%琼脂水溶液：高压灭菌，42℃预热。

②0.5%琼脂：由1份1%琼脂加1份含20%小牛血清的2倍浓缩的RPMI1640配制而成。置42℃保温。

2）用上述0.5%琼脂液（含有饲养细胞）15ml倾注于直径为9cm的平皿中，在室温中待凝固后作为基底层备用。

3）按100/ml，500/ml或5 000/ml等浓度配制需克隆的细胞悬液。

4）1ml 0.5%琼脂液（42℃预热）在室温中分别与1ml不同浓度的细胞悬液相混合。

5）混匀后立倾注于琼脂基底层上，在室温中10min，使其凝固，孵育于37℃、5%CO_2孵箱中。

6）4～5天后即可见针尖大小白色克隆，7～10天后，直接移种至含饲养细胞的24孔中进行培养。

7）检测抗体，扩大培养，必要时再进行亚克隆。

7. 单克隆抗体的制备和冻存

筛选出的阳性细胞株应及早进行抗体制备，因为融合细胞随培养时间延长，发生污染、染色体丢失和细胞死亡的几率增加。抗体制备有两种方法。一是增量培养法，即将杂交瘤细胞在体外培养，在培养液中分离单克隆抗体。该法需用特殊的仪器设备，一般应用无血清培养基，以利于单克隆抗体的浓缩和纯化。最普遍采用的是小鼠腹腔接种法。选用BALB/c小鼠或其亲代小鼠，先用降植烷或液体石蜡行小鼠腹腔注射，1周后将杂交瘤细胞接种到小鼠腹腔中去。通常在接种1周后即有明显的腹水产生，每只小鼠可收集5～10ml的腹水，有时甚至超过40ml。该法制备的腹水抗体含量高，每毫升可达数毫克甚至数十毫克水平。此外，腹水中的杂蛋白也较少，便于抗体的纯化。接种细胞的数量应适当，一般为每只鼠5×10^5，可根据腹水生长情况适当增减。

选出的阳性细胞株应及早冻存。冻存的温度越低越好，冻存于液氮的细胞株活性仅有轻微的降低，而冻存在－70℃冰箱则活性改变较快。细胞不同于菌种，冻存过程中需格外小心。二甲亚砜（DMSO）是普遍应用的冻存保护剂。冻存细胞复苏后的活性多在50%～95%之间。如果低于50%，则说明冻存复苏过程有问题。

【分析与思考】

1. 单克隆抗体用什么进行鉴定？注意事项有哪些？
2. 杂交瘤细胞培养过程中有哪些注意事项？
3. 单克隆抗体和多克隆抗体有何异同？

【注意事项】

1. 整个制备过程需严格无菌。
2. 细胞传代培养时注意适时更换培养液。

（王月丹　李爽　孟佳子）

实验七　特异性 T 细胞识别的抗原表位分析与鉴定

实验 7.1　抗原表位的免疫信息学分析

【实验目的】

掌握利用网络数据库对抗原分子中的表位进行预测和筛选。

【实验原理】

机体的 T 细胞只能通过表面的 TCR 识别经过抗原提呈细胞 MHC 分子提呈的抗原肽分子，因此采用抗原分子表位预测的网上数据库能够较准确地预测出抗原分子上能与人白细胞抗原（HLA）分子结合的 T 细胞表位序列（如 SYFPEITHI 系统目前预测 HLA－A2 识别的表位可靠性为 80%左右）。这些数据库主要是依靠收集经过实验验证的各种能与 HLA 分子结合的多肽序列（如 SYFPEITHI 系统目前收集了超过 33 000 个能与各种组织相容性抗原复合体（MHC）分子结合的表位多肽的实验数据），并通过一系列计算将组成这些多肽序列的氨基酸残基按其所在的位置进行评分，据此在未知抗原分子中找到可能的抗原表位位点。随着更多新的表位多肽的被发现和被补充入数据库，这些网络数据库的预测准确性也在不断地提高。本次课程以 SYFPEITHI 系统为例，自己预测一段待测抗原序列中的 T 细胞表位，也可以根据需要在教师的指导下或自行选择一个其他的数据库（常用的网上免疫信息学数据库名称及网址见表 1）进行抗原表位的预测。

表 3－7－1　常用的网上免疫信息学数据库名称及网址

数据库名称	网址	用途
PREDEP	http：//bioinfo. md. huji. ac. il/marg/Teppred/mhc－bind/	MHC Ⅰ分子结合肽预测数据库
MMBPred	http：//www. imtech. res. in/raghava/mmbpred/	
SVMHC	http：//www. sbc. su. se/svmhc/information. html	
ProPred－I	http：//www. imtech. res. in/raghava/propred1/	
BIMAS	http：//bimas. dcrt. nih. gov/molbio/hla _ bind/	
ProPred	http：//www. imtech. res. in/raghava/propred/	MHC Ⅱ分子结合抗原肽预测数据库
EPIPREDICT	http：//www. epipredict. de/index. html	
HLA Ligand/Motif Database	http：//hlaligand. ouhsc. edu/prediction. htm	HLA 配体、提呈抗原肽及 CTL 表位预测数据库
RANKPEP	http：//mif. dfci. harvard. edu/Tools/rankpep. html	
nHLAPred	http：//www. imtech. res. in/raghava/nhlapred/	
MHCBN	http：//www. imtech. res. in/raghava/mhcbn/	MHC 及 TAP 结合肽数据库
JenPep	http：//www. jenner. ac. uk/jenpep/	
MHCPEP	http：//wehih. wehi. edu. au/mhcpep/	MHC 结合肽数据库
SYFPEITHI	http：//www. syfpeithi. de	能被提呈的 MHC 结合肽数据库，具有抗原肽预测功能

续表

数据库名称	网址	用途
HIV Molecular Immunology Database	http：//www. hiv. lanl. gov/content/immunology/	HIV 上的 CTL 和 Th 细胞识别表位数据库
BCIPEP	http：//www. imtech. res. in/raghava/bcipep/	B 细胞识别表位数据库
FIMM	http：//sdmc. lit. org. sg：8080/fimm/	抗原、MHC 及 TCR 等信息的免疫基因组学数据库
IMGT	http：//www. ebi. ac. uk/imgt/	

【实验材料】

1. 实验仪器

电脑及网络设备

2. 实验样本

待分析的抗原序列

【实验步骤】

1. 登录 SYFPEITHI 的网站地址（http：//www. syfpeithi. de/），进入预测页面（如下图）；

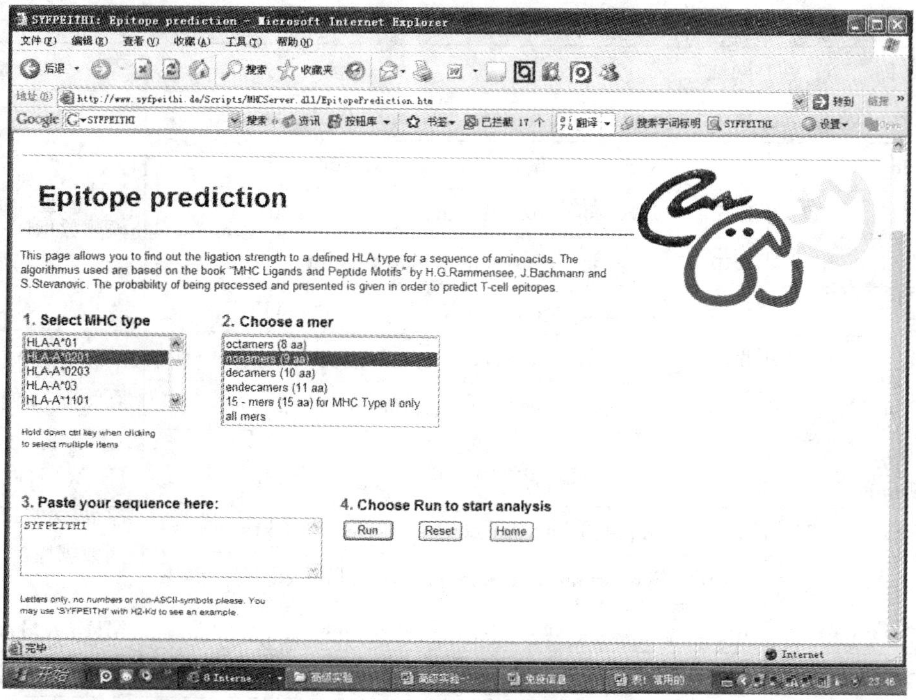

2. 在 1. Select MHC type 栏中，选择要分析的 MHC 分子类型（该系统可以提供人 HLA 和小鼠 H－2 系统的部分表型进行选择）；

3. 在 2. Choose a mer 栏中，选择需要分析的抗原肽分子长度（可以根据需要进行选择，如分析 MHC Ⅰ类分子结合的信号时，一般选择 9 或 10 个氨基酸残基的长度）；

4. 在 3. Paste your sequence here 栏中，输入需要分析的抗原分子序列；

5. 在 4. Choose Run to start analysis 栏中，按下 RUN 的按钮，启动分析步骤；

根据程序分析的表位得分数值，获得该分子中预测的可能表位。

【分析与思考】

抗原分子表位的预测是目前免疫信息学发展最快的领域。抗原分子表位分析是建立在抗原提呈与识别的 MHC-抗原肽- TCR 三元体形成的 X 射线衍射实验结果和相应的理论研究基础上的。该理论最早来源于以对人类及动物 MHC 多样性研究为主要内容的免疫基因组学研究。1994 年，Rammensee 等建立了以抗原分子表位预测为主要功能的网上分析数据库（SYFPEITHI），标志着抗原分子表位免疫信息学预测方法的建立。现在，越来越多的科学家正在运用各种各样的网上分析数据库（表 3-7-1）或软件分析预测各种抗原分子（如肿瘤抗原分子、与移植排斥相关的抗原分子以及各种病毒蛋白抗原分子）的抗原表位。其中，肿瘤抗原分子表位预测与 HIV 和 SARS-CoV 等病毒抗原表位预测，是研究预防和治疗这些致死性疾病抗原肽疫苗的重要工具。

【注意事项】

由于数据库中积累的实验结果太少（如 SYFPEITHI 数据库中，数据最完整的 HLA-A2 分子识别的九肽仅不足 100 个），依据的免疫学理论体系还存在不足（如抗原加工相关转运体 TAP 识别的多肽序列特异性的规律及其机制还不清楚），采用的计算方法也还不完善（如为减少计算量，大多数系统只考虑了每个氨基酸残基自己的因素而较少考虑不同位置的氨基酸残基之间相互作用对三元体形成的影响），因此其预测准确性受到很大影响。在期待数据库自身完善的同时，人们在运用免疫信息学进行分析时，往往也要采用多种方法，遵循一定的规律，对预测的结果进行综合评价，才能获得比较好的效果，最终达到提高效率和节约成本的效果。必要时，也可以不经过表位肽序列的预测，而直接合成系列的合成肽通过下面的方法进行扫描式的筛选，以确定抗原表位的序列。

实验 7.2　表位与 MHC 亲和力分析

【实验目的】

采用细胞结合试验，对可能的抗原表位与 MHC 分子（以 HLA-A2 为代表分子）的亲和力进行测定。

【实验原理】

T2 细胞由于内源性 TAP 缺陷表面空载 HLA-A2 分子，表达极不稳定，加载的抗原肽与之结合后可以稳定 HLA-A2 分子的表达。在加载抗原肽后，T2 细胞表面 HLA-A2 分子表达量直观地反应了加载的抗原肽与其 HLA-A2 的结合情况。此时，通过抗 HLA-A2 分子的单克隆抗体对 HLA-A2 进行标记，可以分析待测抗原肽（表位）与 MHC 分子的亲和力。

【实验材料】

1. 试剂

待测抗原肽（根据需要，委托公司合成，纯度大于 90%，合成的多肽用 DMSO 溶解后，再用 RPMI1640 培养基稀释至终浓度为 1mg/ml），FITC 标记的鼠抗人 HLA-A2 单克隆抗体（BB 7.2，美国 BD 公司产品），pH 值为 7.0 的 PBS，T2 细胞（37℃，5%CO_2，在

含5%小牛血清的RPMI1640培养基中，进行传代培养）

2. 器械（仪器）

流式细胞仪（美国BD公司产品），试管，冰箱，温控离心机（法国Juoan公司产品）、移液器。

【实验步骤】

1. 将待测的抗原肽（40μg/mL）与T2细胞在37℃共同孵育3h；
2. 用RPMI 1640培养基洗涤去除未结合的抗原肽；
3. 采用射线照射（200 Gy）灭活T2细胞；
4. 将T2细胞调整为1×10^7个/ml的细胞悬液；
5. 将100μl的T2细胞悬液与FITC标记的鼠抗人HLA-A2单克隆抗体（2μg）在4℃共同孵育1h；
6. 用PBS洗涤细胞，去除未结合的单克隆抗体分子；
7. 用PBS或上样缓冲液将细胞浓度调整为1×10^7个/ml的细胞悬液；
8. 在流式细胞仪上分析细胞表面的荧光强度。

【分析与思考】

加载抗原肽后，T2细胞表面HLA-A2分子表达量直观地反应了加载的抗原肽与其HLA-A2分子的亲和力。用特异性抗体通过直接免疫荧光法可以检测到T2细胞表达有一定量的HLA-A2分子，加载抗原肽LMP后，其表达的HLA-A2分子数量明显增多，表现为阳性细胞数的增多或平均荧光强度的增强。

【注意事项】

T2细胞在体外传代时间不宜过长，以免发生突变，影响检测的结果。进行抗原肽亲和力测定，应同时设置阴性对照肽和阳性对照肽（一般以流感病毒M2蛋白的p58～66为阳性对照），以便进行荧光强度的分析。

实验7.3　抗原肽：MHC四聚体（多聚体）的合成与纯化

【实验目的】

合成能与特异性T细胞结合的抗原肽：MHC复合体，用于检测和鉴定样品中的相应特异性T细胞。

【实验原理】

由于可溶性MHC单体分子与T细胞受体（TCR）的亲和力很低。解离快，无法用免疫荧光法标记特异性TCR分子，而MHC多价分子可与一个特异性T细胞上的多个TCR结合，使其解离速度大大减慢，从而提高检测的阳性率。基于以上原理，借助生物素-亲和素级联放大原理构建了四聚体，该方法通过基因工程技术把长度为15个氨基酸的BirA底物肽（BSP）与人HLA-A2重链分子的羧基端连接，形成融合蛋白，在体外按一定比例与β微球蛋白及特异的抗原肽共孵育，使其折叠成正确的构象，成为MHC肽复合物。再经过纯化，把生物素标记在底物肽的赖氨酸残基上，使一个标记荧光素的链亲和素与4个生物素标记的MHC肽复合物结合形成四聚体，MHC肽四聚体与抗原特异性CTL上的TCR结合后，即可以通过流式细胞仪（FACS）进行检测。因此，只要人工合成各种特异性抗原肽，即可通过此法迅速定量检出体内抗原特异性CTL，并能将其分选出以供体外培养扩增和功能分析，这使得四聚体技术大大优于传统的T细胞检测技术。四聚体技术使抗原特异性

CTI的活性检测能够达到特异、高效和直接定量的程度，可应用于免疫学研究和检测、特异性免疫治疗以及疫苗疗效监测等多个方面。

【实验材料】

1. 试剂

HLA-A2/BSP融合蛋白，PE-链亲和素（Streptavidin-PE）、蛋白marker，HRP标记的羊抗鼠IgG、BirA、二氨基联苯胺（diaminobenzidine，DAB）、合成抗原肽纯度大于95%，以DMSO溶解，浓度为10 g/L，分装后在−70℃保存备用。

2. 器械（仪器）

磁力搅拌器、超滤浓缩器（Amicon，Millipore）、阴离子交换树脂（MonoQ 5/50 GL）柱、电泳仪、流式细胞仪（FACSCalibur，美国BD公司产品）、移液器。

【实验步骤】

1. 首先将2 mg合成抗原肽以移液器加入200 ml预冷的复性缓冲液[100 mmol/L Tris-HCl，pH8.0，含400 mmol/L L-精氨酸、2 mmol/L EDTA、5 mmol/L还原的谷胱甘肽、0.5 mmol/L氧化的谷胱甘肽及0.2 mmol/L苯甲基磺酰氟（PMSF）]中，然后将6 mg HLA-A2/BSP融合蛋白[以0.5 ml注入缓冲液（3 mol/L盐酸胍pH4.2，含10 mmol/L醋酸钠及10 mmol/L EDTA）配制]，用带26号针头的注射器快速注入高速搅拌的复性缓冲液中。最后用同样的方法将5 mg的β_2微球蛋白快速注入缓冲液，在4℃搅拌复性3 d。重折叠的复合物以装有Mr排限（MWCO）为10 000超滤膜的200 ml超滤浓缩器浓缩至5 ml左右，用10 mmol/L Tris/HCl缓冲液（pH8.0，含0.2 mmol/L PMSF）透析。得到的重折叠HLA-A2/合成肽复合物，4℃离心（13 000 r/min，10 min）去除沉淀后，即可进行生物素化。

2. 将HLA-A2/合成肽复合物单体进行生物素化修饰（于30℃反应，40 min），反应液中加0.2 mmol/L PMSF以抑制蛋白酶活性。反应完成后，用10 mmol/L Tris-HCl缓冲液（pH8.0，含0.2 mmol/L PMSF）进行透析，上样至阴离子交换树脂（MonoQ 5/50 GL）柱中，用0～300 mmol/L NaCl进行线性梯度洗脱。洗脱液的各组分，用SDS-PAGE电泳进行分析后，合并含有HLA-A2/合成肽复合物（同时含重链和轻链β_2m）的洗脱峰，透析后用Amicon Ultra-4（MWCO10000）离心超滤浓缩至300μl左右，加4 ml PBS（含0.2 mmol/L PMSF和2 mmol/L EDTA）后，再浓缩至300μl，按上述方法测定蛋白浓度，置4℃保存备用。

3. 将HLA-A2/合成肽复合物与Streptavidin-PE按4∶1的比例混合后，即可形成四聚体。样品缓冲液中不加还原剂，也不经加热处理而直接进行SDS-PAGE鉴定生物素化的程度。

【分析与思考】

HLA-A2/合成肽复合物单体通过稀释复性法进行复性，复性后的可溶性HLA-A2/合成肽复合物单体经SDS-PAGE可显示两条主带，即Mr约34 000的重链和Mr为12 000的轻链β_2m。生物素化的HLA-A2/合成肽复合物单体经阴离子交换树脂纯化，以NaCl线性梯度洗脱后可出现2个主峰。SDS-PAGE分析显示，第Ⅰ峰为轻链β_2m，第Ⅱ峰为可溶性HLA-A2/合成肽复合物单体。

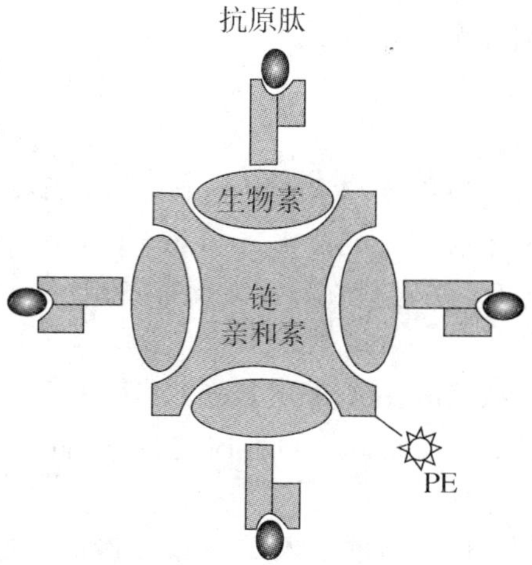

图 3-7-1 四聚体结构示意图

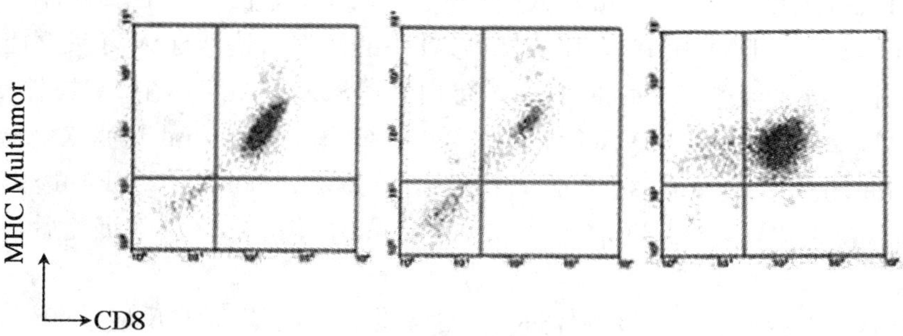

四聚体

图 3-7-2 流式检测

将生物素化的 HLA-A2/合成肽复合物可溶性单体按比例与链亲和素-PE 混合后，即可形成四聚体。由链亲和素与生物素形成的复合物，即使以 SDS 处理，若无还原剂并且不对样品进行煮沸处理，就不会解离，故可利用 SDS-PAGE 对四聚体形成的程度进行估计。HLA-A2/合成肽复合物单体在非还原条件下且不经煮沸处理时，电泳后显示 Mr 为 34 000 的重链和 Mr 为 12 000 的轻链 β_2m 两条主带。经分析显示，四聚体中重链条带一般约为单体的 10%～15%，表明 85%以上的单体能与链亲和素结合形成了四聚体。

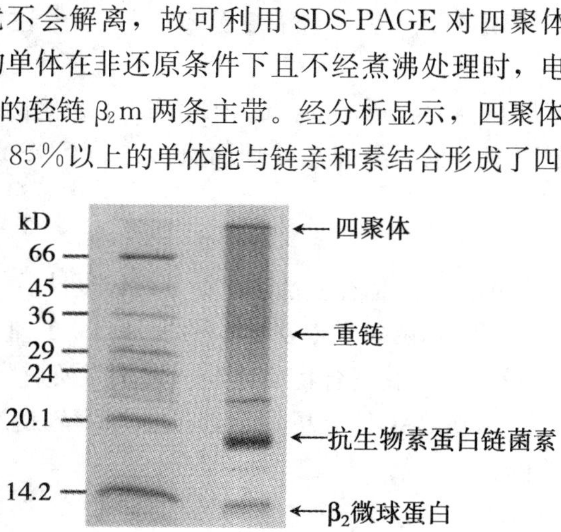

图 3-7-3 western blotting

【注意事项】

在复性过程中，应严格掌握各种溶液的浓度及相应的作用时间，以保证复性的效率，提高四聚体的产量。同时，四聚体在用于使用前，应该首先经过必要的质量控制检测才能投入使用。目前，除了四聚体技术以外，双聚体和五聚体等技术，也可以用于标记特异性 TCR 分子。

实验 7.4　表位肽激活特异性 T 细胞的检测（ELISPOT 法）

【实验目的】

检测能识别特异性抗原肽并活化分泌细胞因子的特异性 T 细胞。

【实验原理】

20 世纪 80 年代，有人根据 ELISA 技术的基本原理，建立了体外检测特异性抗体分泌细胞和 CK 分泌细胞的固相酶联免疫斑点技术（ ELISPOT)。作为一项新型的免疫酶技术——酶联免疫斑点法（enzyme linked immunospot assay，ELISPOT)，是从单细胞水平检测分泌抗体细胞（ASC）或分泌细胞因子（CK）细胞的一项细胞免疫学检测技术。由于该方法具有较高的特异性和敏感性，易操作，成本相对流式细胞分析术也较低，已被广泛用于分泌 CK 细胞检测或 ASC 测定中，对探索自身免疫系统疾病发病机制具有重要意义。ELISPOT 通过显色反应，在细胞分泌这种可溶性蛋白的相应位置上显现清晰可辨的斑点，可直接在显微镜下人工计数斑点或通过 ELISPOT 分析系统对斑点进行计数，1 个斑点代表 1 个细胞，从而计算出分泌该蛋白的细胞的频率。由于是单细胞水平检测，ELISPOT 比 ELISA 和有限稀释法等更灵敏，能从 20 万～30 万细胞中检出 1 个分泌该蛋白的细胞。捕获抗体为高亲和力、高特异性、低内毒素单抗，在研究者以刺激剂激活细胞时，不会影响活化细胞分泌细胞因子。

该技术是目前唯一准许百万分之一 1∶1000 000 的准确分析，如此强效的解析力使流式细胞技术也望其项背，以目前国内外常规的 intracellular cytokine 或者 Dimer/ tetramer 染色，流式技术的灵敏度一般限制在 1∶10 000。由于 T 细胞受到抗原肽刺激活化后，可以分泌 IFN -，因此采用 ELISPOT 技术检测受抗原肽刺激后产生 IFN -的分泌细胞，即可检测出样品中抗原特异性 T 细胞的存在及其频率。

ELISPOT 检测的步骤可大致分为：

（1）利用特定细胞因子的单克隆抗体包被 96 孔板，封闭剩余的空白位点；

（2）加入细胞悬液，用特异性抗原刺激、活化细胞，产生细胞因子，细胞因子会往附近扩散与之前包被的抗体进行特异结合；

（3）洗掉细胞；

（4）加入酶标二抗特异与细胞因子进行结合，通过底物的显色反应，一个细胞所在位置就会显出斑点，最后利用显微镜或者特定的读板机（reader）就可以计算出样品中被激活细胞的数目。

以上是检测分泌细胞因子细胞的流程，如果是检测分泌特异抗体的细胞只需把包被特异抗体变为包被特异抗原即可。

【实验材料】

1. 试剂

鼠抗人 IFN -单克隆抗体（2μg/ml，1 - D1K)、pH 9.6 的碳酸盐缓冲液、人 AB 型血清、ELISPOT 检测试剂盒（Mabtech）、96 孔平底 PVDF 膜细胞培养板（HA Multiscreen；Millipore）

2. 器械（仪器）

立体解剖显微镜或计算机辅助成像分析系统

【实验步骤】

1. 将适量捕获性抗体预先包被于 96 孔 ELISPOT 板上，用胶带封板并在 4℃孵育过夜。将板用 PBS 洗 6 遍，再用含体积比 10%胎牛血清（FCS）的培养基封闭，室温下孵育至少 1h。

2. 将待测细胞用含 10%FCS 的培养基稀释至 5×10^4～2×10^5个/孔，加入 ELISPOT 板孔中，再加入特异的刺激物，如多肽或基因表达产物，提取的抗原等，阴性对照孔中只加入培养基，阳性对照孔加入植物血凝素（PHA，2μg/ml）或阳性多肽，37℃，5% CO_2培养 24～48h。

3. 用 0.01%Tween－20 的 PBS 洗 6 次，以弃去细胞，加入生物素化抗细胞因子的检测抗体，孵育 3h。再洗 6 次后，加入 AP 或 HRP 标记的链亲和素，室温孵育 3h。

4. 用 PBS-Tween-20 再洗 5 次，加入底物，在室温下显色，待出现紫色（AKP 和底物的产物）或红色（HRP 和底物的产物）斑点时，即可用立体解剖显微镜或计算机辅助成像分析系统计算斑点数，并用斑点形成单位（sfu/L 百万加入细胞）记录结果。每一个斑点代表一个特异分泌细胞因子的细胞。若预先包被抗原，则可用于抗体分泌细胞的测定，这时，每一个斑点代表一个分泌特异抗体的细胞。

【分析与思考】

在 ELISPOT 检测中，判断哪些斑点是抗原特异性 T 细胞产生的，哪些是无关细胞产生的，对研究其是否对有 T 细胞研究的价值十分重要。同时，应该注意如何定义斑点的最大和最小尺寸，以确定斑点的大小。此外，还应该思考该实验精确度有多高？如果一个细胞产生相似的细胞因子，在多大程度上会干扰分析结果？从而从单个细胞的角度进行结果的分析。

【注意事项】

采用 ELISPOT 技术进行特异性 T 细胞的检测时，一般应该重复几次实验才能使结果更具有实际意义。

实验 7.5　表位肽激活特异性 T 细胞的检测（细胞内细胞因子染色法，CYTOSPOT 法）

【实验目的】

检测能识别特异性抗原肽并活化产生细胞因子的特异性 T 细胞。

【实验原理】

细胞因子是可溶性蛋白，在淋巴细胞应答中有重要的免疫调节作用。细胞因子可以调节细胞生长、分化以及一系列功能，并且介导正常与病理性免疫应答。T 淋巴细胞能合成不同细胞因子，如 TH1（IL-2，IFN-g）与 TH2（IL-4，IL-5，IL-10），这与体内 T 细胞功能具有密切的相关性。采用 Brefeldin（BFA）与 monensin 等药物预孵能阻断胞内高尔基体介导的转运使得细胞因子聚集，蓄积，增强细胞因子信号，从而可采用流式细胞仪进行检测。这一方法可检测单个细胞内多个细胞因子，并可区分表达特定细胞因子的细胞亚群。

目前胞内流式分析法一般基于BD的FastIMMUNE细胞因子检测系统。抗细胞因子抗体与细胞表面或胞内特定亚群标志组合，即可检测不同细胞亚群细胞因子的分泌。此分析采用特殊的化学与抗体选择，确保静止与无细胞因子分泌细胞的最小荧光背景。

【实验材料】

1. 试剂

Ionomycin（用乙醇配制成浓度0.5mg/ml，－20℃储存，实验时用无菌无叠氮钠PBS 1∶10稀释储存液稀释至Ionomycin终浓度1mg/ml细胞悬液）、Brefeldin-A（BFA）（用DMSO调节浓度为5mg/ml，－20℃储存，实验时用无菌无叠氮钠PBS 1∶10稀释储存液）、不含谷氨酰胺的RPMI-1640、无菌无叠氮钠PBS、DMSO、乙醇、洗液（含0.5%BSA与0.1%NaN_3，4℃储存）、含1%多聚甲醛的PBS、细胞表面染色的标记荧光单抗试剂（依据实验需要选择特殊表面标志：如CD45-PerCP圈定所有淋巴细胞、CD3-PerCP圈定T淋巴细胞、CD4-PerCP或CD8-PerCP圈定特定T淋巴细胞亚群、CD19-PerCP或CD20-PerCP圈定B淋巴细胞、CD56-PerCP圈定NK淋巴细胞、CD14-PerCP圈定单核细胞等）、FACS溶血素、FACS通透液、细胞内染色的标记荧光单抗试剂（依据实验需要选择特殊胞内标志。例如，双色标记IFNg-FITC/IL-4PE与CD3PerCP组合是同时研究TH1与TH2型免疫反应常用选择）

2. 器械（仪器）

12mm×75mm有盖的Falcon管、37℃孵箱5%CO_2、混匀振荡器、离心机、加样器、FACS流式细胞仪

【实验步骤】

1. 激活

（1）全血或PBMCs用无血清的RPMI1640 1∶1稀释（此稀释只适用PMA＋I激活，细胞浓度2×10^6/ml则无须稀释）；

（2）25ng/ml PMA或1mg/ml抗原肽，1mg/ml inonmycin，10mg/ml BFA共刺激；

（3）37℃，5%CO_2，孵育4h。

2. 表面染色

（1）在Falcon管中，加入BDIS表面染色试剂20ml；

（2）将100ml稀释的PMA＋I激活的全血或50ml未稀释全血（其他方式激活）加入表面染色试剂中；

（3）混匀，室温暗处孵育15min。

3. 通透与胞内染色

（1）在样品中加入2ml 1×FACS溶血素，室温暗处孵育10min；

（2）离心500g，5min，弃上清，加500ml 1×FACS通透剂室温暗处孵育10min；

（3）加入2～3ml洗液，离心500g，5min，弃上清；

（4）加入荧光标记的细胞因子抗体，混匀，室温暗处孵育30min；

（5）加2～3ml洗液，离心500g 5min，弃上清，加入500ml 1% PFA；

（6）流式细胞仪上机检测。

【分析与思考】

1. 结果分析时，可以选用BD公司生产的FACS流式细胞仪进行分析；

2. 可以使用CaliBRITE标准微球，FACSComp（1.1版本以上）软件调节流式细胞仪

PMT 电压，荧光补偿，灵敏度；

3. 使用 CellQuest 软件获取数据，用荧光或 FSC 设阈值，一般门内收集 10 000 细胞；

4. 设门圈定 FL3＋细胞。以双色点图显示细胞因子的表达。可以用 CellQuest 和 Attractors 分析数据。PMA 激活时，血小板可能会被圈在 FL3 门内，此时可以用 FSC/SSC 设门。以 CD4 设阈值时，以 FSC/SSC 设门可以排除单核细胞。

【注意事项】

1. FACS 溶血素使用前用无离子水 1∶10 稀释，勿用 PBS 或其他缓冲液。

2. 胞内染色有赖于抗体与胞内靶位强效结合，胞内检测使用 BFA 等分泌抑制剂检测蛋白在高尔基体的转运，此时蛋白与分泌型蛋白会有不同，因此用于检测胞外细胞因子的抗体可能无法进行胞内检测。BD 公司在胞内分析条件下筛选了大量抗体供胞内分析使用。

3. 样本上机分析前可以在 4℃避光放置 24h。

实验 7.6 特异性 T 细胞的四聚体（多聚体）标记

【实验目的】

标记检测能识别特异性抗原肽：MHC 复合物的特异性 T 细胞。

【实验原理】

一个标记荧光素的链亲和素与 4 个生物素标记的 MHC 肽复合物结合形成四聚体，MHC 肽四聚体与抗原特异性 CTL 上的 TCR 结合后，即可以通过流式细胞仪（FACS）进行检测。因此，只要人工合成各种特异性抗原肽，再合成相应的 MHC 抗原肽四聚体，即可通过此法迅速定量检出体内抗原特异性 CTL，并能将其分选出以供体外培养扩增和功能分析。

【实验材料】

1. 试剂

鼠抗人 CD3 单克隆抗体（mAb）-FITC、鼠抗人 CD8 mAb-APC、抗 HLA-A2 mAb-FITC、MHC 抗原肽四聚体-PE。

2. 器械（仪器）

流式细胞仪（FACSCalibur，Becton Dickinson）、移液器、试管。

【实验步骤】

1. 取 HLA-A2^{+}志愿者的静脉血（肝素抗凝）100μl，加入 0.5μg HLA-A2/合成肽复合物四聚体，室温避光孵育 15min；

2. 加入 0.2μg 抗-CD8mAb-APC 和 0.5μg 抗-CD3 mAb-FITC，4℃避光孵育 20min；

3. 然后加入 3 ml 红细胞裂解液，于室温避光放置 6～8min；

4. 离心弃上清；

5. 用含 10 ml/L 小牛血清的 PBS 洗涤 2 次，加 0.3 ml 40 g/L 多聚甲醛固定 15min；

6. 上流式细胞仪（FACSCalibur，Becton Dickinson）分析，收集 300000 个细胞的参数，用 CELLQuest 软件分析 CD8＋ T 细胞中 HLA－A2/合成肽复合物四聚体阳性细胞的比率。

【分析与思考】

以 HLA-A2/合成肽复合物四聚体对 HLA-A2^{+}供者全血进行三荧光染色，阴性对照组以荧光标记的链亲和素代替四聚体，以 FACSCalibur 流式细胞仪 CELLQuest 软件获取和分析。先在FSC/SSC二维散点图上划出淋巴细胞区，再利用抗CD3 mAb-FITC在总T细胞上设门，然后分析$CD8^+$细胞中HLA-A2/合成肽复合物四聚体阳性细胞的比率。结果可以发现，该四聚体在部分供者中可染出相应的特异性CTL。右上象限即为该特异性的CTL，但其比率一般较低，不超过总$CD8^+$细胞的1%；而阴性对照组则应未发现四聚体特异性的$CD8^+$T细胞，才能表明样品中具有能与该四聚体特异性结合的CTL。

【注意事项】

目前，除四聚体外，也有用五聚体进行特异性T细胞监测的技术。

实验7.7 抗原肽疫苗的设计与鉴定

【实验目的】

综合运用上述的抗原表位分析与鉴定技术，设计和鉴定抗原肽疫苗。

【实验原理】

上述抗原表位的预测原理与鉴定技术。

【实验材料】

同上一～六。

【实验步骤】

同上一～六。

【分析与思考】

现代抗原肽疫苗的设计与鉴定，基于对抗原基本单位（表位）的分析研究，需要借助免疫信息学的分析与预测。免疫信息学是以信息学和现代免疫学为基础的一个新的交叉学科；是运用信息学的理论和方法解决免疫学问题的学科；同时也是研究免疫应答中免疫信息传递规律的科学。免疫信息学的研究内容是运用生物信息学的分析手段，利用现代免疫学实验的资料和现代免疫学理论，对免疫系统识别/传递的特有信号（特别是指抗原信号）进行研究，从而总结归纳出免疫系统信号识别/传递的规律，对免疫学现象进行科学的预测，并通过免疫学实验对预测的结果进行验证，以解决免疫诊断、免疫治疗和疫苗制备等方面的实际问题。免疫信息学分析就是利用免疫信息学的规律，对免疫学实验结果进行预测，再通过有效的免疫学实验对其预测的结果进行验证，从而能在短期内得到正确的结论。这将大幅度地减少免疫学研究的工作量，节约研究成本，促进现代免疫学的更快发展，使原来不能或不易进行的工作（如通过抗原表位分析寻找疫苗）能够顺利进行。因此，免疫信息学分析正在成为现代免疫学研究的重要研究工具。2003年5月，英国科学家Flower提出免疫信息学是生物信息学的一个新发展，是运用信息学的手段分析免疫大分子活动的机制，是通过计算进行疫苗或免疫学药物设计的重要工具。同月，我国科学家陈慰峰院士和王月丹博士发表了以免疫信息学分析为基础的SARS病毒表位研究结果，并通过免疫信息学分析比较了SARS病毒与人类冠状病毒HCV－229E的免疫应答差异性的可能机制，并在此基础上经过免疫信息学计算和免疫学实验，从千余个可能的T细胞表位中确定了两个人HLA－A2分子识别的SARS表面蛋白特有的T细胞表位，以此证明了免疫信息学在研究现代病原微生物免疫学与疫苗学研究中的重要作用。免疫信息学本身也是在免疫学实验结果大量积累之后，才逐渐形成和发展的。例如，现在被广泛使用的用于各种抗原分子表位预测的网上数据库能够较准确地预测出抗原分子上能与人白细胞抗原（HLA）分子结合的T细胞表位序列（如SYFPEITHI系统，目前预测HLA－A2识别的表位可靠性为80%左右），主要是依靠收集经过实验验证的各种能与 HLA 分子结合的多肽序列（如 SYFPEITHI 系统目前收集了超过 33 000 个能与各种组织相容性抗原复合体（MHC）分子结合的表位多肽的实验数据），并通过一系列计算将组成这些多肽序列的氨基酸残基按其所在的位置进行评分，据此在未知抗原分子中找到可能的抗原表位位点。随着更多新的表位多肽的被发现和被补充入数据库，这些网络数据库的预测准确性也在不断地提高。然而，这些实验数据的积累往往需要很长的时间。例如，1987 年人类发现了第一个 HLA－A2 识别的抗原表位（流感病毒基质蛋白 p58－66），1994 年建立了能较准确预测抗原表位的 SYFPEITHI 数据库（最初的预测准确率约为 12.5%）；至 2002 年 11 月 SYFPEITHI 数据库的最佳预测可信性（以 HLA－A2 为例）达到 80%以上。这前后共用了 15 年的时间进行实验数据的积累和分析。因此，通过抗原肽疫苗的设计与鉴定不仅可以获得有效的新型疫苗，同时也可以为免疫信息学的研究积累数据，提高其准确性，进一步促进新型疫苗的研发工作。

【注意事项】

在抗原肽疫苗的设计与鉴定中，应该从多个角度进行分析，采用多种方法进行鉴定与验证，保证其有效性；同时，也应该注意到有些抗原表位（如某些 HIV 的抗原表位等）虽然可以引起机体的免疫应答，但是不能引起保护性的免疫应答，这类抗原肽一般不是进行抗原肽疫苗设计的理想对象。

（王月丹）

实验八　卡氏肺孢子虫感染动物模型的建立及 PCR 检测

【实验目的】

建立卡氏肺孢子虫动物模型，用 PCR 的方法诊断卡氏肺孢子虫肺炎。

【实验材料】

1. 试剂　地塞米松磷酸钠注射液（福州制药厂，福建）、盐酸四环素（安阳第三制药厂，河南）、Taq DNA 聚合酶、dNTP、蛋白酶 K、DNA marker 购自上海生工生物科技有限公司。其余试剂均为国产分析纯。

2. 实验动物　纯系雄性 Wistar 大鼠（北京大学医学部实验动物中心提供）10 只，体质量 150～200g/ 只。置敞式大鼠笼以颗粒饲料喂养，观察 1 周后随机分为实验组（每组 6 只）和对照组（4 只），同室分笼饲养。

【实验步骤】

1. 给药途径和剂量　实验组均经腹股沟皮下注射地塞米松 1 mg/（只・次），每周 2 次；在饮水中加入四环素 1 g/ L，为预防继发细菌感染，隔天换水 1 次。对照组不给药，仅在饮水中加相同剂量的四环素。饮水量均不加限制。

2. 一般观察　每周定时称重 1 次。观察大鼠的体重、活动、毛色、呼吸及摄食等情况。

3. 标本的采集　诱导 8 周后，腹腔注射 40mg/kg 苯巴比妥钠麻醉实验组和对照组的大鼠，消毒颈部及腹部，剖开腹腔，经腹主动脉采血致死；切开颈部，部分剪开气管，用连有 10ml 注射器的引流管插入气管下端并固定，注入 5ml 生理盐水，反复抽吸收集支气管肺泡灌洗液（BALF）；在无菌操作下解剖分离取出整肺，肉眼观察肺脏的改变，取其肺组织，以肺叶切面印于玻片上制成肺组织印片，作印片 3 张；BALF 于 2 000r/ min 离心 15min，留取沉淀物作涂片 3 张。

实验期间未满 8 周的死亡鼠及濒死鼠也作肺组织印片及 BALF 涂片。

4. 染色镜检　BALF 涂片及肺印片作 Giemsa 染色，油镜下观察 100 个视野检查 Pc 包囊。Pc 包囊壁不着色，囊内小体 5～8 个，紫红色，排列成团。BALF 涂片及肺印片也可作六甲基四胺银（GMS）染色镜检。

5. PCP 模型的确立　经过一定时间诱导后，获取动物的肺脏标本和支气管肺泡灌洗液染色镜检，如发现病原体，同时结合动物的典型表现（如耸毛、体重减轻、呼吸急促、发热等），即可确认为 PCP 模型的建立。

6. PCR 诊断

引物：引物为卡氏肺孢子虫线粒体核糖体 rRNA 大亚基的保守序列，其碱基序列为：正义引物 P1：5′-GATGGCTGTTTCCAA GCCCA-3′；反义引物 P2：5′-GTGTACGTTGCAAAGTACTC-3′。由上海生工生物科技有限公司合成。

实验方法：

（1）模板的制备：卡氏肺孢子虫 DNA 提取

1）肺组织 DNA 提取：取肺组织 $2mm^3$，剪碎，加 TE 缓冲液［含 Tris、乙二胺四乙酸（EDTA）、HCl］0.5 ml，在冰浴中匀浆，之后转移到 1.5 ml 离心管，加 20 % 十二烷基磺酸钠（SDS）25μl、蛋白酶 K（2 mg/ ml）25μl，混匀，60℃水浴 1～3 h。

2）BALF DNA 提取：取 BALF 50μl 于 1.5 ml 离心管中，加 TE 0.5 ml、20 %SDS

25μl、蛋白酶 K (2 mg/ ml) 25μl，混匀，55℃水浴 1～2 h 。

以上处理的肺组织及 BALF 经水浴后与等体积的平衡酚充分混合，2 000 ×g 离心 10min。取上层水相加入等体积酚：氯仿（1：1）混合液，混匀，2 000×g 离心 10 min。再取上层水相加入等体积氯仿，轻轻混匀，2 000 ×g 离心 10 min，取上层水相即为 DNA 模板。

（2）PCR 反应：采用 25μl 反应体系（美国 PE 公司的 9600 型 PCR 扩增仪）：10 × buffer 2.5μl，25mmol/ L $MgCl_2$ 2.5μl，10 mmol/ L 4 ×dN TPs 2.0μl，20μmol/ L 引物 P1 及 P2 各 1.5μl，3U/μl Taq 酶 1μl（购自华美生物试剂公司），模板 2.5μl，无菌去离子水 11.5 μl，涡旋混匀后加无菌石蜡油 45μl 。

反应条件：94℃ 预变性 5 min；94℃ 变性 1 min，55℃ 退火 1.5 min，72℃ 延伸 1.5min，35 个循环后 72℃延伸 7 min 。PCR 扩增产物长度为 346bp。

PCR 扩增时设阳性对照、阴性对照和空白对照。

（3）电泳：取 5μl 扩增产物与 1μl Loading buffer 混匀后行 1.5 %琼脂糖凝胶电泳（AGE），80 mA 电流电泳 40 min，溴化乙锭（EB）染色，置紫外灯下观察结果。

（陈慧红）

附录Ⅰ　常用培养基制备

1. 牛肉浸液（肉汤或肉浸液）

【制法与用途】

将去除脂肪、筋膜的瘦牛肉绞碎，取500g加蒸馏水1 000ml，4℃，浸泡过夜。次日煮沸30min，纱布过滤。于滤液中加入蛋白胨10g、NaCl 5g、K_2HPO_4 1g、补水至1 000ml，加热煮溶。待液体稍凉，加10%NaOH调pH至7.6，再加热至煮出沉淀，滤纸过滤、分装、高压蒸汽0.11MPa、121℃、25min灭菌（常规灭菌）。用于一般细菌的液体培养及供作基础培养基用。

2. 肉汤琼脂（固体琼脂）

【制法与用途】

于肉汤中加入2%琼脂粉，按上法灭菌，如倾注平皿制成平板。用于增菌或细菌分离培养。如分装入试管制成斜面为斜面培养基用于增菌。

3. 半固体琼脂

【制法与用途】

于100ml肉汤中加入0.3～0.5g琼脂粉，常规灭菌，分装小管备用。用于细菌动力观察及一般菌种保存。

4. 血平板（血液琼脂）

【制法与用途】

将100ml肉汤琼脂加热溶解后，待温度降至50℃，以灭菌手续加入8～10ml脱纤维羊血，混匀，立刻倾注平皿制成平板（勿使有气泡）。用于分离营养要求高的细菌。

5. 葡萄糖血清肉汤

【制法与用途】

于100ml肉汤中加入0.25g葡萄糖滤过除菌或0.07MPa、115℃、15min高压灭菌后，加入2ml小牛血清。用于营养要求高的细菌增菌或炭疽芽孢杆菌串珠实验。

6. 肉膏汤、营养琼脂（普通琼脂）

【制法与用途】

将牛肉膏3g、蛋白胨10g、NaC1 5g加入1 000ml蒸馏水中，加热溶解、矫正pH至7.6，分装，常规灭菌备用。用于一般细菌培养，营养比肉汤稍差，可做无糖基础培养基。在该培养液中加入2%浓度琼脂粉，灭菌后趁热倾注平皿制成平板或倒入试管制成斜面为营养琼脂或叫普通琼脂，用于细菌分离或传代。

7. 0.1%石炭酸琼脂平板

【制法与用途】

将石炭酸与营养琼脂加热溶解后，按0.1%浓度将石炭酸加入营养琼脂内，趁热倾碟即可。用于细菌变异试验。

8. 巧克力色琼脂

【制法与用途】

与血液琼脂成分相同，但于培养基中加入血液混匀后，须再置85℃水浴中加热，直至血液由鲜红色变为巧克力色时，立刻倾注平皿制成平板。用于脑膜炎奈瑟氏菌、淋病奈瑟氏菌、流感嗜血杆菌培养。

9. L 型细菌培养基（高渗透压培养基）

【制法与用途】

将 80ml 肉汤与蛋白胨 2g、NaC1 2g 混匀，加入 0.8g 琼脂粉煮溶，矫正 pH7.4，常规灭菌，待温度降至 50℃加入 20ml 兔血浆，混匀后，倾碟。用于培养 L 型菌。

10. 无盐与高盐葡萄糖蛋白胨琼脂

【制法与用途】

将蛋白胨 1g、葡萄糖 0.1g、琼脂粉 2g 加入 100ml 蒸馏水中，加热溶解，调 pH 至 8.0、高压蒸汽 0.07MPa、115℃、15min 灭菌，倾注平板为无盐葡萄糖蛋白胨琼脂平板。按上法如在该培养基内加入 6g NaC1 即为 6%氯化钠高盐葡萄糖蛋白胨琼脂平板。用于副溶血性弧菌嗜盐性试验。

11. 含链霉素（Sm）、利福平（Rif）SS 琼脂

【制法与用途】

按市售 SS 培养基说明称取适量 SS 粉加蒸馏水混匀，煮沸灭菌。待 50℃，加入 Sm（20μg/ml）及 Rif（10μg/ml），趁热倾注平板。用于接合传递试验。

12. 含氨苄青霉素（Ap）、四环素（Tc）伊红-美蓝琼脂

【制法与用途】

将伊红-美蓝培养基（见 EMB 琼脂）加热溶解，待 50℃，以无菌手续加入 Ap（20μg/ml）及 Tc（60μg/ml），趁热倾注平板。用于转化试验。

13. 半乳糖 EMB 培养基

【制法与用途】

将伊红 0.04g、美蓝 0.006g、半乳糖 1g、蛋白胨 1g、K_2HPO_4 0.2g、琼脂粉 2g 加入蒸馏水 100ml 中，加热溶解，矫正 pH7.2，煮沸 30min 灭菌，倾注平板。用于转导试验。

14. L-肉汤液

【制法与用途】

将胰蛋白胨 1g、酵母浸膏 0.5g、NaCl 1g、葡萄糖 0.1g 加入 100ml 蒸馏水中煮溶，调 pH 至 7.2，煮沸 30min 消毒备用。如该液内加入琼脂 2g，可制成 L-肉汤固体培养基。用于大肠杆菌质粒提取。

15. 显色培养基

【制法与用途】

一般为成品培养基，制法只需按产品说明书要求进行（如加水、加温、灭菌及倾碟等）。可用于肠道杆菌（如大肠杆菌、沙门菌和志贺菌等）、霍乱弧菌及葡萄球菌初步分离鉴定。

16. SS 琼脂（SS 平板）

【制法与用途】

取国产 SS 琼脂粉，按瓶签使用说明配制，煮沸灭菌后，待冷至 50℃左右倾注平板，待凝后，置 37℃培养基表面干燥后使用。用于分离肠道杆菌。

【说明】

SS 琼脂为强选择性培养基。由 0.5g%牛肉膏、0.5g%蛋白胨、1g%乳糖、1g%胆盐、1g%硫代硫酸钠、0.05g% 枸橼酸铁、1g% 枸橼酸钠、2g% 琼脂、0.033mg% 煌绿及 2.25mg%中性红组成。其中牛肉膏、蛋白胨为营养物，乳糖为鉴别用糖，煌绿、胆盐、枸

橼酸钠、硫代硫酸钠能抑制非致病菌生长；硫代硫酸钠能缓和胆盐对痢疾杆菌的有害作用，并中和煌绿与中性红的毒性。胆盐有促进沙门菌生长的作用；枸橼酸铁能使产 H_2S 细菌菌落呈黑色。中性红为指示剂，当大肠杆菌分解乳糖产酸时，中性红变红使菌落呈红色，而不分解乳糖的志贺菌与沙门菌，呈透明或半透明状菌落。

17. 中国蓝琼脂（CB 平板）

【制法与用途】

将乳糖 1g 加入 100ml 营养琼脂，煮沸 50min 消毒，待冷至 50℃，加入灭菌 1%中国蓝 0.5ml 及 1%玫瑰红酸（或蔷薇色酸）乙醇溶液 1ml，倾注平板。用于分离肠道致病杆菌。

【说明】

玫瑰红酸可抑制肠道 G^+ 菌生长，乳糖为鉴别用糖；中国蓝为指示剂。当大肠杆菌分解乳糖产酸时，中国蓝遇酸变蓝使菌落呈蓝色。不分解乳糖细菌菌落无此反应。

18. 伊红-美蓝琼脂（EMB 平板）

【制法与用途】

将 100ml 营养琼脂加热深化，加入乳糖 1g 煮沸消毒，待冷至 50℃加入灭菌 2%伊红水溶液 2ml 及灭菌 0.5%美蓝水溶液 1ml，混匀倾注平板。用途同 CB 平板。

【说明】

伊红与美蓝有抑制 G^+ 菌生长的作用（粪链球菌仍能生长），同时作为指示剂。当大肠杆菌分解乳糖产酸，可使伊红与美蓝结合成紫黑色或紫红色化合物附着于菌落，使菌落呈带有金属光泽的紫黑或紫红色。不分解乳糖的沙门菌与志贺菌菌落为无色透明或半透明状。

19. 双糖培养基

【制法与用途】

该培养基分为上下两层。下层是将葡萄糖 0.1g、琼脂 0.3g 加入 100ml 肉膏汤中煮溶，调 pH7.6 加入 0.4%酚红酒精溶液 0.6ml，混匀，分装试管，每管 1ml，高压 0.07 MPa、115℃、15min 灭菌，趁热直立，待凝、放 4℃备用。上层是将乳糖 1g、硫酸亚铁铵 0.01g、硫代硫酸钠 0.1g，琼脂 1.5g 加入 100ml 肉膏汤中煮溶，调 pH7.6，加入 0.4%酚红酒精溶液 0.6ml，混匀，煮沸 30min 消毒后待温度降至 56℃，以无菌手续倒入含下层培养基试管，每管分装 2ml，并躺成斜面（斜面应留 1cm 的直立段）。

【说明】

酚红为指示剂，在碱性时呈红色，酸性时呈黄色，用以观察乳糖、葡萄糖是否分解。该培养基用于肠道杆菌初步鉴定。

20. 尿素斜面培养基

【制法与用途】

将蛋白胨 2g、葡萄糖 0.1g、NaCl 0.5g、KH_2PO_4 0.2g 及尿素 2g 加入 100ml 蒸馏水中加热煮溶，调 pH7.6 后加入 0.2%酚红溶液 0.15ml 及琼脂 2g，煮溶琼脂，分装无菌试管（每管 2ml），将试管放于金属架内再煮 30min 消毒，取出试管将培养基躺成斜面备用。

21. 蛋白胨水

【制法与用途】

将蛋白胨 2g、NaCl 0.5g 加入 100ml 蒸馏水中加热、煮溶、调 pH7.6 分装试管，高压灭菌备用。用于吲哚试验。

22. 葡萄糖磷酸盐蛋白胨水（葡-磷胨水）

【制法与用途】

将葡萄糖 0.5g、蛋白胨 0.5g、K_2HPO_4 0.5g 加入 100ml 蒸馏水煮溶，调 pH7.4 分装试管，高压 0.07 MPa、115℃、15min 灭菌。用于甲基红实验和 V－P 实验。

23. 枸橼酸盐琼脂

【制法与用途】

将枸橼酸钠 0.5g、磷酸二氢铵 0.1g、磷酸二氢钾 0.1g、氯化钠 0.5g、硫酸镁 0.02g、琼脂 2g 加入 100ml 蒸馏水，加热溶解，调 pH6.8，加入 1%溴香草酚蓝酒精溶液 1ml，分装试管，常规灭菌，趁热躺成斜面。用于枸橼酸盐利用试验。

24. 醋酸铅培养基

【制法与用途】

将醋酸铅 0.05g、硫代硫酸钠 0.025g 加入 50ml 蒸馏水，煮沸 30min 消毒，同时煮溶 50ml 肉汤琼脂，再将二者以无菌手续加在一起，混匀分装试管备用。用于硫化氢产生试验。

25. 硝酸盐胨水

【制法与用途】

将硝酸钾 0.2g，蛋白胨 1g 加入 100ml 蒸馏水，煮溶，调 pH7.4，滤纸过滤，分装试管，高压 0.11MPa、121℃、20min 灭菌。用于硝酸盐还原试验。

26. 明胶培养基

【制法与用途】

将明胶 12g 加入 100ml 肉汤中，煮溶，分装试管，0.07 MPa、115℃、15min 高压灭菌。用于明胶液化试验。注意：明胶不宜反复加热，否则失去凝固力。

27. 糖发酵管

【制法与用途】

取肉膏汤 100ml，加入某一种糖、醇或苷类物质 1g，加热溶解后调 pH7.4，加入 1.6%溴甲酚紫酒精溶液 0.1ml，混匀，分装试管，每管 2.5ml，管内再倒装一小发酵管（用于观察糖分解时是否有气体产生）。高压 0.07 MPa、115℃、15min 灭菌。用于观察细菌对不同糖、醇、苷的发酵能力，以鉴别细菌。

【说明】

溴甲酚紫为指示剂，遇酸变黄。常用的糖、醇、苷类物质有：葡萄糖、乳糖、麦芽糖、甘露糖、蔗糖、木糖、鼠李糖、卫矛醇、阿拉伯胶糖、肌醇、山梨醇、水杨苷和七叶苷等。

28. 碱性蛋白胨水

【制法与用途】

取蛋白胨 2g、NaCl 0.85g 加入 100ml 蒸馏水，加热溶解，调 pH8.8，分装试管，常规高压灭菌。用于霍乱弧菌培养。由于本培养基 pH 较高，故能抑制杂菌生长，有利于霍乱弧菌繁殖。

29. 庆大霉素-碱性蛋白胨琼脂

【制法与用途】

将葡萄糖 0.1g、无水亚硫酸钠 0.3g 及 NaCl 2.5g 加入 100ml 营养琼脂内，煮溶，调 pH8.8，待温度降至 50℃，以无菌手续加入庆大霉素 50U、多粘菌素 B 600U 及 0.5%滤过除菌的亚碲酸钾水溶液 0.1ml，混匀，倾注平板。用于分离霍乱弧菌。

30. Skirrow 琼脂

【制法与用途】

将蛋白胨 1.5g、胰蛋白胨 0.25g、酵母浸膏 0.5g、NaCl 0.5g、琼脂 2g 加入 100ml 蒸馏水，煮溶，调 pH7.2，常规灭菌，待温度降至 50℃，以无菌手续加入磺胺增效剂（TMP）0.5μg、万古霉素 1mg、多粘菌素 B 250U、马血清 5ml 及脱纤维羊血 5ml、充分混匀，立即倾注平板。用于培养幽门螺杆菌。

31. Kustigian 尿素酶检测培养基（尿素试剂）

【制法与用途】

先将酵母浸膏 0.1g、磷酸二氢钾 0.091g、磷酸氢二钠 0.095g、酚红 0.01g 加入 900ml 蒸馏水中，煮溶，调 pH6.8，常规灭菌。再将尿素配成 20%浓度，滤过除菌。然后以无菌手续将 1 份尿素溶液与 9 份培养基液混合后，分装小管备用。若直接用活检组织标本检测，可在培养基液中加入 3g 琼脂（以提高灵敏度）。用于检测幽门螺杆菌。

32. 肝浸液、肝浸液琼脂

【制法与用途】

将去脂牛或猪肝绞碎，取 500g 加入 1 000ml 蒸馏水，浸泡过夜，次日煮沸 1h，边煮边补充水分。过滤后再补足蒸馏水至 1 000ml，加入蛋白胨 15g、枸橼酸钠 10g、NaCl 5g，煮溶，调 pH7.0，分装常规灭菌，为肝浸液。如在该液中加入 2%浓度琼脂，趁热倾碟为肝浸液琼脂平板。用于培养布氏杆菌（在 10%CO_2 环境下培养更佳）。

33. 博-金培养基（B－G 平板）

【制法与用途】

将马铃薯去皮切碎，取 250g 与 NaCl 9g 及 500ml 蒸馏水混合，加热至马铃薯烂，双层纱布过滤，并补足水分至 500ml 为马铃薯浸出液。另将蛋白胨 20g、甘油 20ml、琼脂 60g 加入 1 500ml 蒸馏水中，煮溶后加入马铃薯浸出液，混匀，调 pH7.0。分装每瓶 100ml，常规灭菌。待冷至 50℃左右，于每瓶以无菌手续加入脱纤维羊血 8ml、青霉素 30U 及无菌鸡蛋清液 2ml，充分混匀，倾碟。用于培养百日咳杆菌。

34. 马丁（Martin）肉汤琼脂

【制法与用途】

将去脂鲜猪胃绞碎，取 350g 加入 50℃ 1 000ml 蒸馏水中，再加入浓盐酸 10ml，混合后置 56℃水浴消化 24h（经常搅拌），过滤，补水至 1 000ml，此为蛋白胨液。将该液 500ml 与肉汤 500ml 混合，加热至 80℃，加冰醋酸 1ml，煮沸 5min，调 pH7.2。继续煮沸 10min，滤纸过滤后，加入葡萄糖 10g 混匀，常规灭菌，此为马丁肉汤。如于马丁肉汤内加入 2%浓度琼脂灭菌后，趁热倾碟，为马丁肉汤平板。用于培养鼠疫耶尔森菌、白喉棒状杆菌。

35. 罗（Lowenstein）氏培养基

【制法与用途】

将无水磷酸二氢钾 0.96g、硫酸镁 0.04g、枸橼酸镁 0.12g、天门冬素 0.72g、中性甘油 2.4ml 加入 100ml 蒸馏水中煮溶。将马铃薯粉 6g 用 20ml 蒸馏水调开，加入上述液中，搅拌煮沸 30min，待冷至 65℃加入全蛋液 200ml（5～8 个鸡蛋）及 4.1%孔雀绿水溶液 8ml，混匀，分装无菌试管，于间歇灭菌器内，摆成斜面，并经间歇灭菌三次后备用。用于培养结核分枝杆菌。

【说明】

鲜鸡蛋要先倒入无菌含玻璃球三角瓶内打碎；pH 值通常在 6.8 左右，一般无须矫正；

孔雀绿有抑制杂菌生长作用；培养基制成后，管内应含有凝固水，便于结核分枝杆菌经较长时培养时，培养基不至干裂。

36. 疱肉培养基

【制法与用途】

将制备牛肉浸液时剩下的牛肉渣，装于试管，再加入高于肉渣 1.5 倍量牛肉浸液（pH7.6），然后，将溶化凡士林加入管内，高约 0.3cm，高压 0.11 MPa、121℃、25min 灭菌。用于培养厌氧菌。

【说明】

牛肉渣经蒸馏水洗数次，矫正 pH7.8，沥干后，经高压灭菌，置 70℃烘干可长期备用。干肉渣制备该培养基时，要相应多加入肉浸液。

37. 紫乳培养基

【制法与用途】

将 1.6%溴甲酚紫水溶液 0.1ml 加入 100ml 脱脂牛乳，分装试管，每管 2ml。于每管加入融化凡士林数滴，高约 0.3cm，间歇灭菌三次备用。用于产气荚膜梭菌“汹涌发酵”实验。

【说明】

溴甲酚紫遇酸变黄为指示剂。脱脂牛乳是将牛乳置 100℃水浴加热 15min，待凉，置 4℃4h 以上，让脂肪上浮，用吸管吸出脱脂牛乳，滤纸过滤再分装即可。

38. 硫乙醇酸盐培养基

【制法与用途】

将硫乙醇酸钠 0.1g、葡萄糖 1g、琼脂 0.05g、0.2%美蓝水溶液 0.1ml 加入 100ml pH8.0 肉汤中，摇匀，分装试管，常规灭菌备用。用于厌氧菌培养。

【说明】

美蓝培养基为氧的指示剂，有氧呈蓝绿色，无氧不显色，故在培养基液面显绿色。少量琼脂有助于培养基厌氧状态形成。

39. BCYE 琼脂（Buffered charcoal yeast extract）

【制法与用途】

将 ACES（N-2-乙酰胺基-2-氨基乙烷磺酸）10g 加入 980ml 蒸馏水中，40～45℃水浴溶解。加入氢氧化钾 2.5g 摇匀后，倾入盛有 10g 酵母浸膏、2g 活性炭、18g 琼脂的三角瓶中混匀、调 pH7.0，高压 0.11MPa、121℃、15min 灭菌。待冷却至 50℃，以无菌手续先加入 10ml 内含 0.4g 盐酸半胱氨酸（L-cysteine HCl·H_2O）滤过除菌液，充分混匀，再加入 10ml 内含 0.25g 可溶性焦磷酸铁滤过除菌液，摇匀。如用于初次分离军团菌，此时，应加入万古霉素 0.5μg/ml、多粘菌素 B 40μg/ml、多粘菌素 E 16μg/ml、先锋霉素 14μg/ml、放线菌酮 80μg/ml，充分混匀倾碟（传代培养无须加入抗生素）。该培养基用于培养军团菌。

40. 吕（Loeffler）氏斜面培养基

【制法与用途】

将 1%葡萄糖肉汤（pH7.4）1 份与牛血清或兔血清 3 份混匀，分装试管，每管 3ml。斜置试管于血清凝固器内，加热 85℃ 2h，培养基凝固后，间歇灭菌三次备用。如培养基内加入 5%～10%甘油，则白喉棒状杆菌异染颗粒更为明显。用于培养白喉棒状杆菌。

41. 亚碲酸盐血清平板

【制法与用途】

将琼脂 3g 加入肉浸液 100ml 内，加热溶解，待冷至 50℃，以无菌手续加入无菌的 1% 亚碲酸钾水溶液 2ml、0.5%胱氨酸水溶液 2ml 及 5ml 小牛血清，混匀，倾注平板。用于培养白喉棒状杆菌。

【说明】

白喉棒状杆菌能使亚碲酸钾还原为碲，故菌落呈黑色。亚碲酸钾能抑制 G^- 菌、G^+ 菌如葡萄球菌、链球菌生长。胱氨酸及小牛血清能促进白喉棒状杆菌生长。胱氨酸水溶液和亚碲酸钾水溶液，应采用滤过除菌。

42. 血清肉汤

【制法与用途】

以无菌手续将无菌血清 0.5ml 加入灭菌的 3ml 肉汤管内。用于培养乙型溶血性链球菌。

43. 杜（Dolman）氏培养基

【制法与用途】

将蛋白胨 2g、氯化钠 0.5g、无水磷酸氢二钾 0.1g、无水磷酸二氢钾 0.1g、硫酸镁 0.02g、氯化钙 0.01g 加入 100ml 蒸馏水中，煮溶，调 pH7.4。再加入琼脂 0.3g 煮化，分装、高压 0.11MPa、121℃、15min 灭菌。用于培养葡萄球菌产肠毒素。

【说明】

本培养基虽为半固体，但在接种葡萄球菌时，应使用接种环将细菌接种在培养基表面，并置含 30%CO_2 环境中，37℃40h 培养。培养物取出后摇匀，离心 3 000r/min 20min，取上清煮沸 20min，待该液冷却，作幼猫试验（腹腔注射）。

44. Elek 琼脂

【制法与用途】

将水解蛋白胨 2g、甘油 1ml 及 1 ml 吐温-80 与双蒸水 100ml 煮溶为甲液。将琼脂粉 2g、氯化钠 0.5g 与双蒸水 100ml 煮溶为乙液，二液均调 pH7.8，并将甲液 1 份与乙液 4 份混合，高压 0.07MPa、115℃、15min，倾注平板。用于测定白喉棒状杆菌毒素。

45. 沙保弱（Sabouraud）培养基

【制法与用途】

将蛋白胨 1g、麦芽糖 4g、琼脂 2g 加入 100ml 蒸馏水中，煮溶、分装、高压 0.07MPa、115℃、10min 灭菌备用（由于真菌可在酸性环境下生长，因此一般不矫正 pH）。用于普通真菌培养。

46. 马铃薯葡萄糖琼脂

【制法与用途】

将马铃薯 20g、葡萄糖 2g、琼脂 2g 加入 100ml 蒸馏水中，煮溶，分装，高压灭菌 0.07MPa、115℃、10min 备用。用于多种真菌培养。

47. 玉米粉琼脂

【制法与用途】

将玉米粉 4g 加入 50ml 蒸馏水，100℃煮 15min，双层纱布过滤，补足水分，加入 0.5g 琼脂粉，加塞，高压 0.07MPa、115℃、15min 灭菌，趁热灌注无菌钢圈小室。用于培养白色念珠菌厚膜孢子。

48. 柯索夫（Korthof）培养基

【制法与用途】

将蛋白胨 0.4g、氯化钠 0.7g、氯化钾 0.02g、碳酸氢钠 0.01g、氯化钙 0.02g、磷酸二氢钾 0.09g、磷酸氢二钠 0.48g 加入 460ml 蒸馏水中，煮溶，调 pH7.2，高压 0.11Mpa、121℃、20min 灭菌，待冷却加入经 56℃水浴灭活 1h 的 40ml 兔血清，混匀，分装无菌试管备用。用于培养钩端螺旋体。

49. 枝原体液体培养基

【制法与用途】

将去脂牛心绞碎，称 250g 与氯化钠 5g、蒸馏水 900ml 混合。另取胰蛋白酶 2.5g 溶于 0.5％氯化钠溶液 100ml 中，并与上述牛心混合，置 56℃水浴，消化 2h（不断搅拌）。取出，双层纱布过滤，滤液煮沸 5min，加入酵母浸膏 1g、蛋白胨 10g、煮溶，调 pH8.0，再加热至出沉淀，滤纸过滤，补水至 1 000ml，分装三角瓶，每瓶 70ml，常规高压灭菌，此为牛心消化液。待该液温度降至 60℃加入无菌小牛血清 20ml 和 25％鲜酵母浸液（将鲜酵母粉 25g 加入蒸馏水 100ml 中，煮沸 2min，待凉，置 4℃过夜，使之沉淀，次日吸上清，调 pH8.0 即可）10ml，混匀，为枝原体传代用液体培养基。

50. 枝原体琼脂

【制法与用途】

于牛心消化液 70ml 内，加入琼脂粉 1.4g，常规高压灭菌，待温度降至 60℃，加入无菌小牛血清 20ml、25％鲜酵母浸液 10ml，1％醋酸铊水溶液 2.5ml、20 万 U/ml 青霉素 G 溶液 0.5ml、0.5μg/ml 两性霉素溶液 0.1ml，充分混匀，倾碟。用于枝原体分离培养。

51. 枝原体美蓝琼脂

【制法与用途】

在上述枝原体琼脂中 每 100ml 内加入无菌 1％美蓝水溶液 0.2ml，混合倾碟。用于分离肺炎枝原体。

52. 枝原体半固体琼脂

【制法与用途】

除琼脂粉用 0.1g 及不加二性霉素外，其他成分与枝原体琼脂相同。可用于枝原体保存。

53. 枝原体鉴别用培养基

【制法与用途】

于 100ml 传代用枝原体液体培养基内加入 1％酚红酒精溶液 0.2ml 和葡萄糖 1g 或于 90ml 传代用枝原体液体培养基内加入 1％酚红酒精溶液 0.2ml、尿素溶液 10ml，为鉴别用培养基。枝原体经分纯后，转种于含葡萄糖培养基，如利用葡萄糖产酸，指示剂变黄，为能分解葡萄糖的枝原体（如肺炎枝原体）；若转种于含尿素培养基，能利用尿素产碱，使指示剂变红者，为能分解尿素的枝原体（如溶脲脲原体）。

54. 枝原体双相培养基

【制法与用途】

将不加两性霉素的枝原体琼脂分装于试管，置成斜面（每管 3ml），为固相层。将 100ml 传代用枝原体液体培养基加入葡萄糖 1g、1％美蓝液 0.1ml、1％酚红酒精溶液 2ml、高压 0.07MPa、115℃、15min，冷却后，再加入 1％醋酸铊 2.5ml、20 万 IU/ml 青霉素 G 溶液 0.5ml，然后在上述固相层上，每管加入此液体培养基 3ml，为液相层。用于培养肺炎枝原体。

附录Ⅱ 微生物染色法

1. 石炭酸复红单染法

【染液配制】

将碱性复红 0.1g 溶于 95%乙醇 10ml 中，再与 5%石炭酸水溶液 90ml 混合为贮存液，使用时用蒸馏水 1：10 稀释即成为石炭酸复红稀释液。

【染色方法】

常规涂片。

将染液覆盖菌膜、室温、1min、水洗，印干镜检。

【染色结果】

菌体呈红色。

2. 碱性美蓝单染法

【染液配制】

将美蓝 0.3g、氢氧化钾 0.01g 溶于 100ml 蒸馏水。

【染色方法】

同石炭酸复红法。

【染色结果】

菌体呈蓝色。

3. 革兰（Gram）染色法

【染液配制】

第一液（初染液）：将结晶紫 2g 溶于 95%乙醇 20ml 后，再与 1%草酸铵水溶液 80ml 混匀，24h 后，过滤备用。

第二液（媒染液即 Lugol 碘液）：先将碘化钾 2g 溶于 50ml 蒸馏水中，然后加入碘 1g 使之完全溶解，再加蒸馏水至 300ml，贮于棕色瓶内备用。

第三液（脱色液）：95%乙醇。

第四液（复染液）：同石炭酸复红单染液。

【染色方法与结果】

见革兰氏染色实验。

4. 抗酸染色法

【染液配制】

第一液（初染液）：同石炭酸复红染液。

第二液（脱色液）：于 95%乙醇 97ml 中加入 3ml 盐酸。

第三液（复染液）：同碱性美蓝单染液。

【染色方法与结果】

见抗酸染色实验。

5. 异染颗粒染色法（Albert 法）

【染液配制】

第一液：将甲苯胺蓝 0.15g、孔雀绿 0.2g 溶于 95%乙醇 2ml 中，再加入冰醋酸 1ml，加蒸馏水至100ml，置室温24h后过滤备用。

第二液：同革兰染液第二液（Lugol液）

【液色方法】

（1）将白喉棒状杆菌常规涂片。

（2）用第一液染4min，水洗。

（3）用第二液染1min、水洗，印干镜检。

【染色结果】

菌体呈绿色，异染颗粒呈蓝黑色。

6. 荚膜染色法

【染液配制】

第一液：将结晶紫饱和乙醇溶液5ml或碱性复红饱和乙醇溶液5ml，加入95ml蒸馏水中。

第二液：20％硫酸铜水溶液。

【染色方法】

（1）将产荚膜细菌（肺炎链球菌或产气荚膜梭菌）进行活体组织涂片（涂片宜薄）。

（2）用第一液染加温染色1min至有蒸汽出现。

（3）用第二液冲洗第一液，再水洗 ，印干镜检。

【染色结果】

菌体呈深紫色或红色，荚膜围绕菌体呈透明状。

7. 芽孢染色法

【染液配制】

第一液：5％孔雀绿水溶液。

第二液：0.5％沙黄水溶液。

【染色方法】

（1）将产生芽孢细菌常规涂片。

（2）用第一液加热染5min，加热时勿使染液干涸，待冷，水洗。

（3）用第二液染1min，水洗，印干镜检。

【染色结果】

菌体呈红色，芽孢呈绿色。

8. 镀银染色法

【染液配制】

第一液（固定液）：取冰醋酸1ml、甲醛液2ml与蒸馏水97ml混匀。

第二液（媒染液）：取鞣酸（单宁酸）5g、石炭酸1g与蒸馏水100ml混匀。

第三液（镀银染液）：取2g硝酸银溶于100ml蒸馏水中，取出20ml做回滴液，在剩余80ml银溶液中滴加氢氧化铵，待液中白色沉淀消失，滴加回滴液至液中雾状出现。

【染色方法】

（1）将螺旋体常规涂片。

（2）用第一液固定涂片1～2min，水洗。

（3）用第二液加热媒染30s至蒸汽出现，水洗。

（4）用第三液加热镀银染色30s至蒸汽出现，水洗，待干，封片镜检。

【染色结果】

螺旋体呈棕黑色。

9. 鞭毛染色法（本系改良法）

【染液配制】

第一液（媒染液）：取 4g 鞣酸加于 100ml 蒸馏水中，加热溶解后，加入三氯化铁 2g，混匀。该液放 4℃可保存数月。临用前，于此液内加入 1∶50 双氧水（蒸馏水配制）1ml。

第二液（镀银染液）：同镀银染色法第三液。

第三液（复红染液）：取 0.4g 碱性复红，溶于 30ml 无水乙醇，再加入 70ml 蒸馏水。稀酸液：在 100ml 蒸馏水中加入少量浓盐酸使其 pH2.0。

洗复红液：取 800ml 蒸馏水或自来水，置于 1 000ml 烧杯内。

于染色前将上述各液均置 50℃水浴备用。

【染色方法】

（1）将细菌液体培养物用蒸馏水离心 3 000r/min，10min，洗 2 次。弃上清，取沉淀悬浮于蒸馏水中（3×10^{8}/ml 浓度左右）或挑取上述菌液，轻涂于无油玻片上，制成涂片，待自然干燥。

（2）将涂片于火焰上方稍加热（有利于染料均匀附着），不等凉，滴加第一液媒染 3～5min，见媒染液颜色由透明变成不透明白色雾状时，用稀酸液冲去媒染液，再立即用水洗掉酸液。

（3）滴加第二液银染 2～5s，见菌膜出现黄色，用稀酸液冲去镀银染液，见白色沉淀脱下，立即用水洗掉酸液。

（4）滴加第三液染 1～2s，立刻将玻片放入经 50℃浴热蒸馏水或自来水中漂洗，洗下复红液，取出玻片用自来水冲去浮色。待干、封片镜检。

【染色结果】

菌体和鞭毛呈红色。

【注意事项】

第一染液在使用时为对抗还原作用，可随时加入少量 1∶50 双氧水（1～2 滴）和三氯化铁（0.1～0.2g）

10. 军团菌染色法

【染液配制】

第一液（石炭酸复红工作液）：将石炭酸复红稀释液（该液基本同石炭酸复红单染液，只是采用 4%石炭酸液进行配制）4ml 与 pH7.45 磷酸盐缓冲液 10ml 充分混匀。

第二液：0.8%孔雀绿草酸盐水溶液。

【染色方法】

（1）常规涂片。

（2）加第一液染 3～5min，水洗。

（3）加第二液染 1min，水洗（如涂片不显绿色，可再加第二液染数秒钟）。待干，镜检。

【染色结果】

军团菌染成红色，背景为绿色。

11. 新型隐球菌荚膜染色法

【染液配制】

过滤墨汁。

【染色方法】

将1滴生理盐水滴于玻片上，再加新型隐球菌培养物，接种环，然后加墨汁1滴混合，加盖盖玻片，并用蜡将四周封密，置高倍镜下观察。此法为背景着色而菌体不着色，属负染色法。

【染色结果】

菌体周围有一圈发亮的厚荚膜，背景为黑色。

12. 真菌染色法

【染液配制】

将煮溶石炭酸20ml、乳酸20ml、甘油40ml、蒸馏水20ml，混合微加热溶解，加入棉蓝0.05g，摇匀，滤纸过滤。

【染色方法】

取洁净玻片，加染液1滴，再将真菌培养物与染液混合，加盖盖玻片，并稍加热，除去气泡后，高倍镜观察。

【染色结果】

菌丝和孢子可呈蓝色。

13. 细菌核质染色法

【染液配制】

用蒸馏水分别配制1%锇酸水溶液、0.5%美蓝水溶液及1mol/L盐酸。

【染色方法】

将幼龄菌涂片反盖于装有1%锇酸液的瓶口上，用锇酸蒸汽固定5min后，将玻片置经56℃浴热的1mol/L盐酸液中6min，取出水洗后，用美蓝液染1/2min，水洗，印干镜检。

【染色结果】

胞浆内见核质呈分散的蓝色颗粒状。

14. 细菌细胞壁染色法

【染液配制】

用蒸馏水分别配制5%鞣酸、5%结晶紫、5%刚果红水溶液。

【染色方法】

将自然干燥的涂片，插入5%鞣酸液中，经40min，取出滴加结晶紫液染2min，水洗。滴加刚果红液染2min，水洗，待干镜检。

【染色结果】

细胞浆无色，细胞壁呈紫色。

15. 麦（Machiavello）氏染色法

【染液配制】

用蒸馏水分别配制0.25g%碱性复红液（复红应用少量95%乙醇溶解后，再加蒸馏水）、0.5%枸橼酸液、1%美蓝液。

【染色方法】

将含有立克次体的材料（如卵黄囊膜、鼠肺、腹腔液、睾丸鞘膜）涂于洁净玻片，自然干燥后，经火焰固定。加复红液染4min，倾去复红，不经水洗，加枸橼酸液脱色5s，立即水洗。加美蓝液复染10min，水洗，待干镜检。

【染色结果】

立克次体为红色，细胞及背景为蓝色。

16. 柯兹罗夫斯基染色法

【染液配制】

用蒸馏水分别配制0.5%沙黄液及0.5%孔雀绿水溶液。

【染色方法】

将布氏杆菌涂片，自然干燥，火焰固定后，用沙黄液加温染3min至出现蒸汽，待冷、水洗后，加孔雀绿染40min，水洗、吸干，镜检。

【染色结果】

布氏杆菌呈红色，其他细胞呈绿色。

17. 瑞特（Wright）染色法

【染液配制】

将瑞特粉0.1g于乳钵内研溶于60ml甲醇中，加入3ml甘油，混匀装入棕色瓶中塞紧。

【染色方法】

将瑞特液加于涂片上，再加等量蒸馏水与染液混匀，染5min，水洗，印干镜检。

【染色结果】

该法可对立克次体、螺旋体、血涂片等多种材料进行染色。不同材料染色结果不同。如立克次体与螺旋体可染成红色。血涂片中，红细胞呈粉红色；酸性粒细胞呈红色，嗜碱性粒细胞呈蓝紫色；小淋巴细胞核呈蓝紫色，胞浆为淡蓝色。

（曹杰）

附录Ⅲ 常用指示剂、试剂、溶液和缓冲液

一、培养基制作常用指示剂

1. 6%溴甲酚紫乙醇溶液：溴甲酚紫（bromic cresol purple）1.6g置玛瑙钵中，加入少许95%乙醇，研磨使其全溶，然后用95%乙醇洗入量筒中至100ml，盛入棕色严密玻璃塞瓶中备用。

2. 0.5%溴麝香草酚蓝乙醇溶液：溴麝香草酚蓝（bromic thymol blue）0.5g，置玛瑙钵中，加入少许95%乙醇，研磨使其全溶，然后用95%乙醇洗入量筒中至100ml，盛入棕色严密玻璃塞瓶中备用。

3. 1%中性红溶液：中性红（neutral red）1g置玛瑙钵中，加入少许98%乙醇，研磨使其全溶，然后用98%乙醇洗入量筒中至70ml，再加蒸馏水至100ml，混匀，盛入棕色严密玻璃塞瓶中备用。

4. 0.5%酚红水溶液：酚红（phenol red）0.5g，置玛瑙钵中，边研磨边加入0.01mol/L NaOH约12ml，使其全溶，加双蒸水至100ml，充分混匀，15磅15min灭菌后分装保存，可用1个月。

5. 0.02%酚红水溶液：酚红0.1g，置玛瑙钵中，加入少许95%乙醇，研磨使其全溶。然后用95%乙醇洗入500ml量筒中，加95%乙醇至300ml，最后加蒸馏水至500ml，混匀，盛入棕色严密玻璃塞瓶中备用。

6. 0.6%美蓝水溶液：美蓝（methylene blue）0.5g蒸馏水100ml，使其全溶即可。

7. 2%伊红水溶液：伊红（eosin）2g，蒸馏水100ml，使其全溶即可。

8. 1%孔雀绿水溶液：孔雀绿（malachite green）1g，研磨，溶于蒸馏水100ml。

9. 0.02%伊文思蓝液：伊文思蓝0.2g，0.01mol/L磷酸盐缓冲论（PBS）100ml，溶解后置室温保存，使用时再用PBS 10倍稀释，作为荧光抗体稀释液。

10. 1%蔷薇色酸乙醇溶液：蔷薇色酸（rosalic acid）1g，置玛瑙钵中，加95%乙醇少许，研磨使其全溶，然后用95%乙醇洗入量筒中至100ml，盛入棕色严密玻璃塞瓶中备用。

11. 0.2%甲基红水溶液：甲基红（methyl red）1g，置玛瑙钵中，加入少许95%乙醇，研磨使其全溶。然后用95%乙醇洗入量筒中至300ml，加95%乙醇至300ml，最后加蒸馏水至500ml，混匀，盛入棕色严密玻璃塞瓶中备用。

12. 1%中国蓝水溶液：中国蓝1g，蒸馏水100ml，煮沸使其全溶，置室温过夜，次日用滤纸过滤。10磅15min灭菌，置冰箱备用。

13. 0.1%煌绿水溶液：煌绿（brilliant green）0.1g，蒸馏水100ml，煮沸使其全溶，置室温过夜，次日滤纸过滤，保存于棕色严密玻璃塞瓶中备用。

14. 10%碱性复红乙醇溶液：碱性复红（basic fuchsin）10g，溶于100ml 95%乙醇，摇动使其全溶，盛入棕色严密玻璃塞瓶中备用。此液已达饱和，可能有染料析出，用时仔细吸取上清液。

15. 1%酸性复红水溶液：酸性复红（acid fuchsin）1g，蒸馏水100ml，15磅15min灭菌后备用。

16. 石蕊乙醇溶液：石蕊8g，40%乙醇30ml，将石蕊研碎，先加40%乙醇15ml煮沸

1min，再加其余 15ml 煮沸 1min，最后补足在煮沸过程中所蒸发掉的乙醇量。

17. 常用指示剂的变色范围和 pH 值范围（表 1）

表 1　常用指示剂的变色范围和 pH 值范围

指示剂名称	变色范围	pH 值范围
溴麝香草酚蓝	黄→蓝	6.0→7.8
溴酚蓝	黄→蓝	3.0→4.6
甲基红	红→黄	4.4→6.0
溴甲酚紫	黄→紫	5.2→6.8
中性红	红→黄	6.8→8.0
酚红	黄→红	6.8→8.4
中国蓝	蓝→红	6.0→8.0
石蕊	红→蓝	4.5→8.3
蔷薇色酸	黄→红	6.8→8.2

二、细菌生化反应试剂

1. V－P 试验试剂：甲液：α－萘酚 6g，95％乙醇 100ml。乙液：KOH 40g，蒸馏水 100ml。

2. 吲哚试验试剂：对二甲基氨基苯甲醛 2g，95％乙醇 190ml，浓 HCl40ml，混合即成。瓶口要严密，以免挥发。

3. 甲基红试剂：甲基红 0.04g，95％乙醇 60ml，蒸馏水 40ml，先使甲基红溶解于乙醇中，再加入蒸馏水，混匀即可。

4. 硝酸盐还原试验试剂：甲液：氨基苯黄酸 0.4g，5mol/L 冰醋酸 50ml。乙液：α－萘酚 0.75g，5mol/L 冰醋酸 50ml。

5. 氧化酶试验试剂：10％盐酸二甲基对苯二胺水溶液，临用时新鲜配制。

三、等渗液和缓冲液

1. 0.85％生理盐水：NaCl 0.85g，蒸馏水 100ml。

2. pH 值 8.0 缓冲生理盐水：NaCl 17g，Na_2HPO_4 1.59g，KH_2PO_4 0.09g，蒸馏水 100ml，混合后即成缓冲原液。取此缓冲原液 50ml，加双蒸水 950ml，经高压灭菌后即可应用。

3. pH 值 7.0 缓冲生理盐水：NaCl 17g，Na_2HPO_4 1.13g，KH_2PO_4 0.27g，双蒸水 100ml，混合后即成缓冲原液。取此缓冲原液 50ml，加双蒸水 950ml，经高压灭菌后即可应用。

4. 0.075 mol/L KCl 溶液：KCl 0.0559g，双蒸水 100ml，室温保存备用。

5. pH 值 9.0～9.5 的 0.5 mol/L 碳酸盐缓冲液：Na_2CO_3 0.6g，$NaHCO_3$ 3.7g，蒸馏水1 000ml,测 pH 值，塞紧瓶口，4℃保存。

6. 巴比妥钠缓冲液：甲液：0.2 mol/L 巴比妥钠（巴比妥钠 41.2g，蒸馏水 100ml）。

乙液：0.2 mol/L HCl。使用时取甲液 50ml，乙液相应量，稀释至 200ml，即为 0.5 mol/L 巴比妥钠缓冲液（表 2）。

表 2　不同 pH 值的巴比妥钠缓冲液的配制

甲液（ml）	乙液（ml）	pH 值	甲液（ml）	乙液（ml）	pH 值
50	2.5	9.0	50	22.2	7.8
50	4.0	8.8	50	27.5	7.6
50	6.0	8.6	50	32.5	7.4
50	9.0	8.4	50	39.0	7.2
50	12.7	8.2	50	43.0	7.0
50	17.5	8.0	50	45.0	6.8

7. 0.05 mol/L pH 值 8.6 巴比妥缓冲液：巴比妥 13g，1 mol/LNaOH 6.1ml，蒸馏水 1 200ml。用于制备电泳琼脂。

8. 0.1 mol/L 磷酸盐缓冲液（PBS）：甲液：0.2 mol/L NaH_2PO_4 溶液（NaH_2PO_4 27.8g，蒸馏水 1 000ml）。乙液：0.2 mol/L $NaHPO_4$ 溶液（Na_2HPO_4 53.65g，蒸馏水 1 000ml）。使用时取甲液 X ml，乙液 Y ml，稀释至 200ml，即成不同 pH 值的缓冲液。

9. 1/15 mol/L 磷酸盐缓冲液（PBS）：甲液：1/15 mol/L Na_2HPO_4 溶液（$NaHPO_4$ 9.456g，蒸馏水 1 000ml）。乙液：1/15 mol/L KH_2PO_4 溶液（KH_2PO_4 9.07g，蒸馏水 1 000ml）。若用带各种结晶水的磷酸盐，称量时要按带水的克分子除以 15。使用时取甲液 X ml，乙液 Y ml，即为不同 pH 值的缓冲液（表 3）。

表 3　不同 pH 值的 0.1mol/L PBS 液的配制

甲液（ml）	乙液（ml）	pH 值
39.0	61.0	7.0
28.0	72.0	7.2
19.0	81.0	7.4
13.0	87.0	7.6
8.5	91.5	7.8
5.3	94.5	8.0
12.0	88.0	6.0
18.0	82.0	6.2
27.0	73.0	6.4
37.0	63.0	6.6
49.0	51.0	6.8
63.0	37.0	7.0

续表

甲液（ml）	乙液（ml）	pH 值
73.0	27.0	7.2
81.0	19.0	7.4
86.8	13.2	7.6
91.5	8.5	7.8
94.4	5.6	8.0
96.8	3.2	8.2
98.0	2.0	8.4

10. 0.01 mol/L 不同 pH 值 PBS 缓冲液：按 Na_2HPO_4 及 NaH_2PO_4 的分子质量各配成 0.2 mol/L 储存液，再按下列配方配成 0.2 mol/L 磷酸缓冲液。工作液为以 0.85%NaCl 溶液将 0.2 mol/L 磷酸缓冲液稀释 20 倍而成（表 4）。

表 44　0.01mol/L 不同 pH 值的 PBS 液的配制

Na_2HPO_4（ml）	NaH_2PO_4（ml）	pH 值
8.0	92.0	5.8
12.3	87.7	6.0
18.5	81.5	6.2
26.5	73.5	6.4
37.5	62.5	6.6
49.0	51.0	6.8
61.0	39.0	7.0
72.0	28.0	7.2
81.0	19.0	7.4
87.0	13.0	7.6
91.5	8.5	7.8
94.7	5.3	8.0

$Na_2HPO_4 \cdot 2H_2O$ 分子质量为 178.05　0.2mol/L 溶液含 35.61g/L。

$Na_2HPO_4 \cdot 12H_2O$ 分子质量为 358.22　0.2mol/L 溶液含 71.64g/L。

$NaH_2PO_4 \cdot H_2O$ 分子质量为 138.01　0.2mol/L 溶液含 27.6g/L。

$NaH_2PO_4 \cdot 2H_2O$ 分子质量为 156.03　0.2mol/L 溶液含 31.21g/L。

11. 0.05 mol/L Tris 缓冲液：甲液：0.2 mol/L Tris（Tris 24.2g，蒸馏水 1 000ml）。乙液：0.2 mol/L NaCl。取甲液 50ml，乙液相应量，稀释至 200ml 即成不同 pH 值的 Tris 缓冲液（表 5）。

表 5　不同 pH 值的 0.05mol/L Tris 缓冲液的配制

甲液（ml）	乙液（ml）	pH 值
50	44.2	7.2
50	41.4	7.4
50	38.4	7.6
50	32.5	7.8
50	26.8	8.0
50	21.9	8.2
50	16.5	8.4
50	12.2	8.6
50	8.1	8.8

四、酶联免疫吸附试验（ELISA）常用液

1. 包被液：pH 值 9.6　0.5 mol/L Na_2CO_3 - $NaHCO_3$ 缓冲液：$NaHCO_3$ 0.29g，Na_2CO_3 0.16g，NaN_3 0.02g，蒸馏水 100ml，4℃保存 2 周。

2. 稀释液：pH7.4　0.05 mol/L PBS - Tween20：NaCl 18g，KH_2PO_4 0.2g，KCl 0.2g，$Na_2HPO_4 \cdot H_2O$ 2g，NaN_3 0.2g，蒸馏水 1 000ml，最后加 Tween20　0.5ml，4℃ 保存，临用前加 10%小牛血清。

3. 洗涤液：pH7.4　0.02 mol/L Tris - HCl - Tween20：Tris 2.4g，Tween20　0.5ml，蒸馏水 1 000ml。

4. 基质液：pH5.0 磷酸盐-柠檬酸缓冲液：柠檬酸 0.52g，Na_2HPO_4 1.8g，蒸馏水 100ml，备用。

临用前加入邻苯二胺 40mg，30%H_2O_2 0.15ml，避光保存。

5. 终止液：2mol/L H_2SO_4。

五、传代细胞培养液

1. 洗涤液：pH7.2　0.01 mol/L PBS。

2. 消化液：胰酶- EDTA：1%胰酶 5ml，1%EDTA 2ml，pH7.2 PBS 加至 100ml。

3. 生长液：MEM 88ml，小牛血清 10ml，双抗液 1ml，3%谷氨酰胺 1ml，用 $NaHCO_3$ 溶液调 pH 值至 7.2。

4. 维持液：MEM 93ml，小牛血清 5ml，3%谷氨酰胺 1ml，双抗液 1ml，用 $NaHCO_3$ 溶液调 pH 值至 7.2。

5. 0.25%胰酶：胰酶 0.25g，Hank's 液 100ml，置 37℃水浴使其完全溶解，过滤除菌，分装，低温保存。

6. 1%EDTA：EDTA 1g，NaCl 0.8g，KCl 0.02g，Na_2HPO_4 0.115g，KH_2PO_4 0.02g，葡萄糖 0.02g，双蒸水 100ml，溶解后分装，10 磅 15min，4℃冰箱备用。

7. 双抗液：青霉素液：青霉素 120 万 U，加无菌双蒸水 60ml。链霉素液：链霉素 1g，加无菌双蒸水 50ml。取两液各 50ml 混合，分装，低温保存。

8. 3%谷氨酰胺：谷氨酰胺 1.5g，双蒸水 50ml，加温 80℃溶解，过滤除菌，低温保存。

9. 5.6% $NaHCO_3$：$NaHCO_3$ 5.6g，双蒸水 100ml，溶解后分装，10 磅压力灭菌 10min，冷却后，置 4℃保存备用。

六、抗凝剂和保存液

1. 3.8%枸橼酸钠抗凝剂：枸橼酸钠 3.8g，蒸馏水 100ml，混合摇匀，定量分装，高压灭菌后备用。

2. 1%肝素（heparin）：肝素 1g，蒸馏水 100ml，混合摇匀，每管分装 0.2ml，经 100℃烘干，抗凝量为 10～15ml。市售肝素多为钠盐溶液，含肝素 12 500IU/ml，相当于 125mg 肝素粉按 1%水溶液配制。

3. 阿氏（Alsever's）血球保存液：葡萄糖 2.05g，枸橼酸钠 0.8g，枸橼酸 0.055g，NaCl 0.42g，蒸馏水 100ml，溶解后滤纸过滤，8 磅 20min 灭菌，4℃保存备用。

附录Ⅳ 实验动物的管理、接种、采血及解剖法

一、实验动物的管理

1. 实验室中常用的动物有家兔、豚鼠（也叫荷兰猪）、小白鼠、大白鼠、绵羊、鸡及猴等。欲使动物实验准确可靠，应选用健康无病动物，最好能自行繁殖并系纯种动物。如需购买时，一般至少要观察10天，证明无隐性传染病方可使用。

2. 实验动物必须与正常动物分开饲养，动物室内要经常保持清洁，空气畅通，并应有防蚊、防蝇、防逃跑及保暖设备。

3. 实验动物要有详细记录，包括性别、体重、体表特征、接种物、接种日期、次数、途径和剂量，以及接种后的变化如体温等。对家兔、豚鼠等可用金属牌穿耳编号来区别。对小白鼠、大白鼠等可用复红（红色）与苦味酸（黄色）等染料涂于身体不同的部位，以助识别。

4. 实验动物接种后，要每天观察一、二次，注意动物的活动能力，饮食与大便情况，体温升降，以及注射处有无局部反应或全身症状，如不安、耸毛、软弱、震颤、弓背、抽搐、麻痹以及死亡等，并宜详细记录之。

5. 应严防实验动物逃跑，对动物排泄物以及使用的笼罩等要严格消毒，一般规定，做过实验的动物，不应再做其他试验用。

二、接种法

1. 小白鼠的接种：

（1）腹腔接种法：

1）用左手拇指与食指捏住小白鼠颈部皮肤，再用右手拉住小白鼠尾部，翻转鼠体使腹部向上，用左手无名指与小指将鼠尾部都压于手掌下，即可将鼠固定。

2）将鼠的左或右下腹部消毒，使鼠头略下倾，针头由其下腹部刺入腹腔，注射量一般约为0.2～0.5ml。

（2）肌肉接种法：左手固定小白鼠，右手持注射器自其大腿内侧近腹股沟处，将针头垂直刺入肌肉内，缓缓注入。注射前后均应消毒局部皮肤。

（3）鼻腔内接种法：先用乙醚麻醉，至其呼吸均匀为度。左手持鼠，用手指固定其头部，应趁动物吸气时自鼻孔滴入。滴入量0.03～0.05ml。

（4）脑内（颅腔内）接种法：

1）用左手拇指与食指固定小白鼠的头部，切勿过度用力，以免死亡。

2）消毒颅部，由鼠内角与耳底联线的中部刺入颅腔。注射量0.02～0.03ml。注射毕，应再以碘酒消毒注射孔外。

2. 豚鼠与家鼠的接种：

（1）皮内注射法：使豚鼠或家兔侧卧，拔除其腹部或背部的毛，消毒皮肤。针头平刺入皮肤内，将注射物缓缓注入，若皮肤呈白色豆状隆起，其上毛孔明显可见，即表示注入皮内。注射量0.1～0.2ml。注射毕，应将针头旋转半周再拔出，可免液体随针孔流出。

（2）皮下接种法：使豚鼠或家兔仰卧，拔除其腹股沟附近发毛，消毒皮肤。用左手拇指

与食指将注射部位皮肤拉起，直接刺入。注射量不超过1ml。

（3）家兔静脉注射法：

1）将家兔固定，消毒其耳外缘部皮肤。用左手固定兔耳，右手持注射器将针头刺入血管内，徐徐注入，若注射畅通无阻表示已注入血管内。

2）注射毕，以棉球压住注射处，至血凝。

3）注意：若需作多次静脉注射时，应自兔耳尖的部位开始，逐渐移向耳根部，以免静脉梗塞。吸取注射液时注射器内不得附有气泡，否则形成气栓致动物死亡。

三、采血法

1. 家兔或豚鼠心脏采血（或注射）法

（1）将动物仰卧固定，拔除其胸部左侧的毛，用碘酒与乙醇消毒。

（2）用右手按触动物心跳最明显的部位，即可用7～9号针头自胸壁直接刺入，若确已刺入心脏，可觉出针尖随心跳而搏动，稍抽针筒即有血流出，此时即可进行采血或注射。家兔每次可采血15～20ml，豚鼠2～4ml。如不见血液抽出时，可把针头前后缓缓移动，切勿搅动，若仍无血抽出，宜将针头拔出重行刺入，并检查针头是否堵塞。

2. 绵羊颈静脉采血法

（1）将绵羊侧卧于地上用绳缠住四脚或用固定架固定。

（2）将其一侧颈部的毛剪短或剃去，用碘酒与乙醇彻底消毒皮肤。

（3）于颈部缠以橡皮带，或由助手压迫颈静脉的近心端使其隆起便于注射。此时即可用已灭菌的粗针头刺入颈静脉内取出血液，取毕将针头拔出，用棉球按于针刺处片刻以免继续出血。成年羊每隔2～4周可采血200～400ml。

3. 鸡采血法　自两翼内侧翼静脉抽取。也可直接自心脏取血。

四、感染动物剖检法

1. 小白鼠尸体解剖法：当实验动物发病死亡或人工杀死后，应立即解剖，否则需放冰箱内保存。

（1）解剖前一切解剖用具（如剪、刀、镊子）等应煮沸10min，或行高压灭菌。

（2）将动物放入3%甲酚皂溶液（来苏水）缸内浸泡5min，取出后放在解剖板上，使其腹部向上，四肢伸展，并用大头针或图钉固定。

（3）用碘酒与乙醇消毒胸部与腹部皮肤。

（4）用镊子提起趾骨联合部皮肤，用剪刀剪开，并沿正中线直剪至下颌部，剥离皮下组织，使皮肤向外翻转。

（5）检查注射局部，皮下组织，腹股沟及腋下淋巴腺。如有腹水可用注射器或尖吸管刺入腹腔内提取，供培养及涂片检查。

（6）自耻骨至横膈膜剪开腹腔，由切口横切，便于向外翻转，并暴露出腹部各脏器。检查各脏器内有无病变，取材作培养涂片。

（7）剪断胸骨两侧肋软骨翻起胸骨，取出心脏与肺脏进行观察，并取材作培养及涂片。

（8）解剖毕，将动物放消毒桶内浸泡24h后焚化。解剖板用2%甲酚皂溶液消毒，解剖器械可沸煮或用高压杀菌。

2. 小白鼠鼠脑解剖法：用手术剪刀剪破小鼠颈动脉，放血致死，以5%苯酚溶液（石炭酸）浸泡一次后，固定于解剖板上，分别用碘酒、乙醇消毒后，头部用无菌剪刀剪开头皮，暴露头骨，换剪镊，在顶骨与枕骨缝处剪开，在顶骨与枕骨边缘，掀开颅骨，用小镊子从颅底取出鼠脑，如不及时应用，放－20℃以下冰箱保存，或将鼠脑放在50％甘油生理盐水中，置4℃冰箱保存。

附录Ⅴ 实验仪器介绍

一、离心机

1. 低速离心机一般最高转速在 6 000r/min 以下。实验室中常用于分离制备。

2. 高速离心机带有能够冷却的离心腔制冷设备，这类离心机的速度控制比上述的低速离心机来得准确，工作时的实际速度和温度可通过仪表显示；配有一定类型及规格的转子，可根据需要选用。此类离心机的最高转速在 25 000r/min 以下，常用于生物大分子的分离制备。

3. 超速离心机由四个部分组成，即驱动和速度控制；温度控制；真空系统以及转子。至今超速离心机最高转速为 85 000r/min（可达 600 000g 左右）。常用于分离亚细胞器、病毒粒子、DNA、RNA 和蛋白质分子，在分离时无须加入可能引起被分离物质结构改变的物质，故为观察它们的“天然”结构与功能提供了手段。

二、CO_2培养箱

广泛应用于医学、免疫学、遗传学、微生物、农业科学、药物学的研究和生产，已经成为上述领域实验室最普遍使用的常规仪器之一，其通过在培养箱箱体内模拟形成一个类似细胞/组织在生物体内的生长环境如恒定的酸碱度（pH 值：7.2～7.4）、稳定的温度（37℃）、较高的相对湿度（95%）、稳定的 CO_2 水平（5%），来对细胞/组织进行体外培养的一种装置。CO_2 培养箱主要控制模拟活体内环境相关的 3 个基本变量：稳定的 CO_2 水平、温度、相对湿度。

三、流式细胞仪

流式细胞仪就是进行流式细胞分析的仪器，它集电子技术、计算机技术、激光技术、流体理论于一体，是一种非常先进的检测仪器，被誉为试验室的“CT”。流式细胞术（Flow CytoMeter，FCM）是一种在功能水平上对单细胞或其他生物粒子进行定量分析和分选的检测手段，它可以高速分析上万个细胞，并能同时从一个细胞中测得多个参数，与传统的荧光镜检查相比，具有速度快、精度高、准确性好等优点，成为当代最先进的细胞定量分析技术。

四、酶标仪

酶标仪测定原理是：在特定波长下，检测被测物的吸光值。

检测单位：

光通过被检测物，前后的能量差异即是被检测物吸收掉的能量，特定波长下，同一种被检测物的浓度与被吸收的能量成定量关系。

检测单位用 OD 值表示，OD 是 optical density（光密度）的缩写，表示被检测物吸收掉的光密度，OD＝log（1/trans），其中 trans 为检测物的透光值。根据 Bouger－amberT－beer 法则，OD 值与光强度成下述关系：$E=OD=\log I_0/I$ 其中 E 表示被吸收的光密度，I_0 为在检测物之前的光强度，I 为从被检测物出来的光强度。

OD值由下述公式计算：E＝OD＝C×D×E，其中C为检测物的浓度，D为检测物的厚度，E为摩尔因子。

如果选择其他的波长段，就会造成检测结果的不准确。因此，在测定检测物时，我们选择特定的波长进行检测，称为测量波长。但是每一种物质对光能量还存在一定的非特异性吸收，为了消除这种非特异性吸收，我们再选取一个参照波长，以消除这个不准确性。在参照波长下，检测物光的吸收最小。检测波长和参照波长的吸光值之差可以消除非特异性吸收。

五、荧光显微镜

以紫外线为光源，照射被检物体，使之发出荧光，然后在显微镜下观察物体的形状及其所在位置。荧光显微镜用于研究细胞内物质的吸收、运输、化学物质的分布及定位等。细胞中有些物质，如叶绿素等，受紫外线照射后可发荧光；另有一些物质本身虽不能发荧光，但如果用荧光染料或荧光抗体染色后，经紫外线照射亦可发荧光，荧光显微镜就是对这类物质进行定性和定量研究的工具之一。

荧光显微镜和普通显微镜有以下的区别：

1. 照明方式通常为落射式，即光源通过物镜投射于样品上；

2. 光源为紫外光，波长较短，分辨力高于普通显微镜；

3. 有两个特殊的滤光片，光源前的用以滤除可见光，目镜和物镜之间的用于滤除紫外线，用以保护人眼。

五、紫外可见分光光度计

分子的紫外可见吸收光谱是由于分子中的某些基团吸收了紫外可见辐射光后，发生了电子能级跃迁而产生的吸收光谱。它是带状光谱，反映了分子中某些基团的信息。可以用标准光谱图再结合其他手段进行定性分析。

根据Lambert－Beer定律：$A=\varepsilon bc$（A为吸光度，ε为摩尔吸光系数，为液池厚度，c为溶液浓度），可以对溶液进行定量分析。

六、移液器

1. 使用合适的吸头：为确保准确性和精度，建议移液量在吸头的35%～100%量程范围内。

2. 吸头的安装：对于大多数品牌的移液器，特别是多道移液器，安装吸头并非易事：为追求良好的密封性，需要将移液套柄插入吸头后，左右转动或前后摇动用力上紧。也有人会用移液器反复撞击吸头来上紧，但这样操作会导致吸头变形而影响精度，严重的则会损坏移液器，所以应当避免这样的操作。RAININ（瑞宁）的多道移液器没有O型环，配合有前挡点的吸头，只需轻压一下即可达致理想密封，为多道移液器使用者提供了方便。

3. 吸头浸入角度和深度：吸头浸入角度控制在倾斜20°之内，保持竖直为佳；吸头浸入深度建议如下所示：

移液器规格	吸头浸入深度
2μl和10μl	1 mm
20μl和100μl	2～3 mm
200μl和1000μl	3～6 mm

5000μl 和 10 ml　　　　6～10 mm

对常温样品，吸头润洗有助于提高准确性；但是对于高温或低温样品，吸头润洗反而降低操作准确性，请使用者特别注意。

4. 吸液速度：移液操作应保持平顺、合适的吸液速度；过快的吸液速度容易造成样品进入套柄，带来活塞和密封圈的损伤以及样品的交叉污染。

参考文献

1. 朱万孚，陈冠英主编．生物医学安全与法规．1版．北京：北京大学医学出版社，2007.
2. 朱万孚．医学微生物学实验指导．北京：北京大学医学出版社，2003.
3. Boyd RF，Hoerl BG. Laboratory manual to accompany basic medical microbiology. Little，Brown and Company. 1981.
4. 管远志，王艾琳，李坚．医学微生物学实验技术．北京：化学工业出版社，2006.
5. 孙长贵译．抗微生物药物敏感性试验执行标准．第十六版信息增刊，2006，26.
6. Kauffmann F，Edwards PR. A revised，simplified Kauffmann－White schema. Acta Pathol Microbiol Scand 1957 41，242－246.
7. Parkhill J，Dougan G，James K D，et al. Complete genome sequence of a multiple drug resistant Salmonella enterica serovar Typhi CT18. Nature，2001，413：848－852.
8. Deng W，Liou S R，Plunkett G，et al. Comparative genomics of Salmonella enterica serovar Typhi strains Ty2 and CT18. J Bacteriol，2003，185：2330－2337.
9. McClelland M，Sanderson KE，Spieth J，et al. Complete genome sequence of Salmonella enterica serovar Typhimurium LT2. Nature ，2001，413：852－856.
10. McClelland M，Sanderson KE，Clifton SW，et al. Comparison of genome degradation in Paratyphi A and Typhi，human－restricted serovars of Salmonella enterica that cause typhoid. Nat Genet，2004，36：1268－1274.
11. Chiu CH，Tang P，Chu C，et al. The genome sequence of Salmonella enterica serovar Choleraesuis，a highly invasive and resistant zoonotic pathogen. Nucleic Acids Res，2005，33：1690－1698.
12. Liu SL，Sanderson KE. A physical map of the Salmonella typhimurium LT2 genome made by using XbaI analysis. J Bacteriol，1992，174：1662－1672.
13. Wong KK，McClelland M. A BlnI restriction map of the Salmonella typhimurium LT2 genome. J Bacteriol，1992，174：1656－1661.
14. Liu GR，Rahn A，Liu WQ，et al. The evolving genome of Salmonella enterica serovar Pullorum. J Bacteriol，2002，184：2626－2633.
15. Liu GR，Edwards K，Eisenstark A，et al. Genomic diversification among archival strains of Salmonella enterica serovar typhimurium LT7. J Bacteriol，2003，185：2131－2142.
16. Liu SL，Hessel A，Sanderson KE. The XbaI－BlnI－CeuI genomic cleavage map of Salmonella typhimurium LT2 determined by double digestion，end labelling，and pulsed － field gel electrophoresis. J Bacteriol，1993，175：4104－4120.
17. Liu SL，Sanderson KE. Genomic cleavage map of Salmonella typhi Ty2. J Bacteriol，1995，177：5099－5107.
18. Liu SL，Sanderson KE. The chromosome of Salmonella paratyphi A is inverted by recombination between rrnH and rrnG. J Bacteriol，1995，177：6585－6592.
19. Neal BL，Brown PK，Reeves PR. Use of Salmonella phage P22 for transduction in Escherichia coli. J Bacteriol，1993，175：7115－7118.
20. Liu SL，Hessel A，Sanderson KE. The XbaI－BlnI－CeuI genomic cleavage map of Salmonella enteritidis shows an inversion relative to Salmonella typhimurium LT2. Mol Microbiol，1993，10：655－664.
21. Liu SL，Hessel A，Cheng HY，Sanderson KE. The XbaI－BlnI－CeuI genomic cleavage map of Salmonella

paratyphi B. J Bacteriol，1994，176：1014－1024.

22. Liu SL，Ezaki T，Miura H，et al. Intact motility as a Salmonella typhi invasion－related factor. Infect Immun，1988，56：1967－1973.

23. Liu SL，Schryvers AB，Sanderson KE，et al. Bacterial phylogenetic clusters revealed by genome structure. J Bacteriol，1999，181：6747－6755.

24. 杜平．医学实验病毒学．北京：人民军医出版社．1958：102－105.

25. Reed LJ，Muench H. A manual of simple method of estimating fifty percent endpoints. Am J Hyg，1938，27：493－497.

26. 陈慰峰主编．医学免疫学（4 版）．北京：人民卫生出版社，2005.

27. 白惠卿主编．医学免疫学与微生物学．北京：北京大学医学出版社，2004.

28. 裴晓言，顾名夏，黄鹤等．牛乳中的免疫球蛋白与健康的研究．现代生物医学进展，2007，7（03）418－421.

29. 王月丹，陈慰峰．免疫信息学、自然科学进展，2004，14（10）：2－6.

30. 王月丹，谢雍，陈慰峰．SARS 病毒表面蛋白抗原决定簇的免疫信息学分析．北京大学学报（医学版），2003，S70.

31. Wang YD，Sin WY，Xu GB，et al. T－cell epitopes in severe acute respiratory syndrome（SARS）coronavirus spike protein elicit a specific T－cell immune response in patients who recover from SARS. J Virol，2004，78（11）：5612－5618.

32. Wang YD，Chen WF. Detecting specific cytotoxic T lymphocytes against SARS－coronavirus with DimerX HLA－A2：Ig fusion protein. Clin Immunol，2004 ，113（2）：151－154.

33. Wang YD，Li Y，Xu GB，et al. Detection of antibodies against SARS－CoV in serum from SARS－infected donors with ELISA and Western blot. Clin Immunol，2004，113（2）：145－150.